U0140657

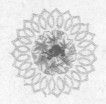

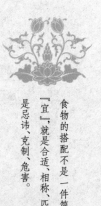

食物的搭配不是一件简单的事情，所谓「宜」，就是合适、相称、匹配；而「忌」，就是忌讳、克制、危害。

食物相宜与相忌

速查全书

苏若 编著

北京联合出版公司
Beijing United Publishing Co.,Ltd.

图书在版编目（CIP）数据

食物相宜与相忌速查全书/苏若编著. — 北京:北京联合出版
公司,2013.11（2022.3重印）

ISBN 978-7-5502-2110-9

Ⅰ.①食… Ⅱ.①苏… Ⅲ.①忌口－基本知识 Ⅳ.①R155

中国版本图书馆CIP数据核字（2013）第250591号

食物相宜与相忌速查全书

编　著：苏　若
责任编辑：李　征
封面设计：韩　立
内文排版：李丹丹

北京联合出版公司出版
（北京市西城区德外大街83号楼9层　100088）
三河市华成印务有限公司印刷　新华书店经销
字数400千字　720毫米×1020毫米　1/16　20印张
2014年1月第1版　2022年3月第2次印刷
ISBN 978-7-5502-2110-9
定价：68.00元

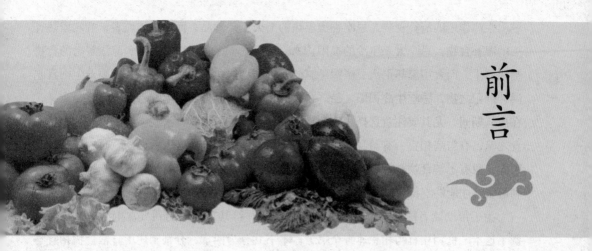

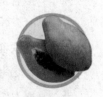

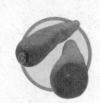

我国自古以来就很讲究食物的搭配，重视食物之间相宜相忌的搭配原则。食物的搭配不是一件简单的事情，所谓"宜"，就是合适、相称、匹配；而"忌"，就是忌讳、危害。搭配相宜会促进营养的吸收，对健康有益，如韭菜与鸡蛋同食有补肾、行气之效；搭配相忌不仅会破坏营养价值、影响吸收，还会危害身体健康，严重者还会引发中毒或导致疾病，如两种寒性的食物搭配在一起有伤脾胃。正所谓"搭配得宜能益体，搭配失宜则成疾"，不是所有的食物都可以同时食用，因为每一种食物都有其独特的成分、性味归经和功效，不同的食物搭配在一起会产生或好或坏两种截然不同的效果。对此，明代名医贾铭曾有精辟论述："饮食藉以养生，而不知物性有相宜相忌，丛然杂进，轻则五内不和，重则立兴祸患……"也就是说，如果不了解食物之间的相宜相忌关系，任意食用，轻则身体不适，重则引发疾病，甚至会危及生命。

食物的相宜相忌理论包含了复杂而丰富的内容，历代医家认为，人有男女老幼、强壮羸弱之分，食物有四气五味、升降沉浮之别，病有寒热虚实、轻重缓急之异，时有春夏秋冬、严寒酷暑之殊。因此，应了解食物的性味归经及功用，同时考虑自身体质、疾病属性、时令节气的影响，合理安排养生。如阴虚体质者，宜吃有滋阴生津作用的清补食物，忌吃香燥温热的上火温补食品；而阳虚体质者，宜吃温热补火的温补食物，忌吃大寒生冷的损阳食物。炎夏之季，食用清凉生津、除烦解暑的食物则能养生，而食用温热上火、辛辣肥腻的食物则会损体；而到了寒冬，若要养生则宜吃温补助阳之物，忌吃生冷损阳之品。食物的相宜相忌原理对于治疗疾病也有重要意义，在患病期间，尤其要注意选择相宜的食物，避开禁忌的食物，汉代《金匮要略》中"所食之味，有与病相宜，有与身为害，若得宜则补体，害则成疾"所说的就是这个道理。因此，只有了解食物之间相宜相忌的关系，我们才能够根据自身情况合理安排膳食，趋利避害，才能够吃得健康，吃得科学，吃得营养。

为了帮助读者深入了解食物相宜相忌观，并将其巧妙运用到日常生活中，我们编撰了这本《食物相宜与相忌速查全书》。本书共分为四章，分别阐述了日常食物相宜与相忌、常见病症饮食相宜与相忌、特定人群饮食相宜与相忌、四季养生饮食宜忌。不仅把食物的性味归经、营养及功用仔细讲述明白，还列举了它们与日常食物之间相宜的好处，方便读者迅速查找并据此合理调整饮食习惯；而后，对各种疾病的相关常识、患病表现、致病原因和日常饮食宜忌进行详解，方便读者预防和配合治疗；针对不同的特定人群，提出了相应的饮食宜忌理念，并罗列了很多常见食物，方便读者查找并安排日常调养；最后是四季养生饮食宜忌，这部分将四季应注意的养生宜忌讲述给读者，帮助读者提高时令养生的意识，注意随时节安排养生。

不懂饮食宜忌知识和常识，就会吃出病来，吃坏身体。反之，则可以把吃出来的病吃回去，吃出好身体，吃出长寿来。愿这样一部百科全书式的《食物相宜与相忌速查全书》，成为您居家生活好帮手，健康的守护神。

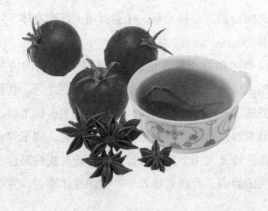

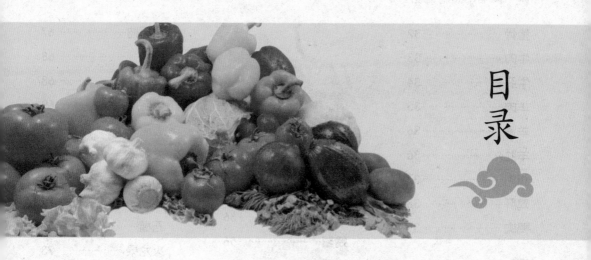

目录

第一章

日常食物饮食相宜与相忌

第二章

常见病症饮食相宜与相忌

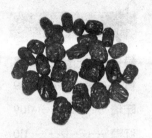

皮肤科、外科、骨科疾病

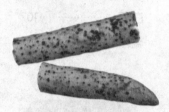

妇科疾病

男科疾病

儿童疾病

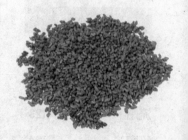

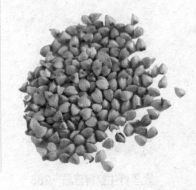

第三章

特定人群饮食相宜与相忌

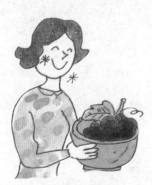

第四章

四季养生饮食宜忌

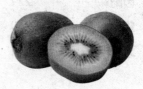

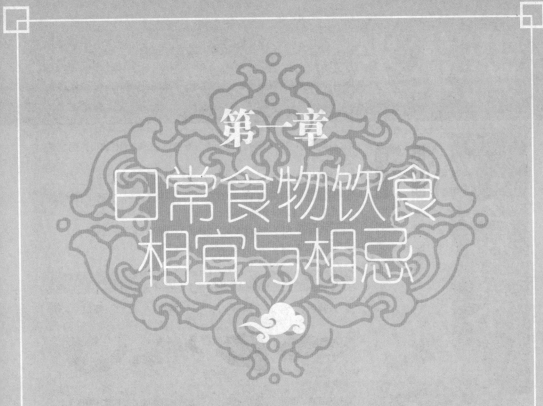

第一章

日常食物饮食
相宜与相忌

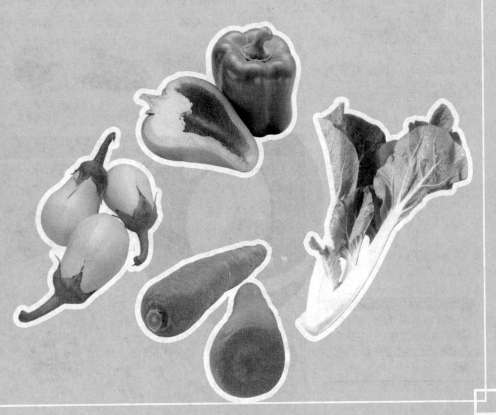

蔬菜类

蔬菜是人们日常饮食中必不可少的食物之一。蔬菜中含有多种维生素、矿物质以及相关的化学物质等，所以蔬菜不仅是低糖、低盐、低脂的健康食物，同时还对各种疾病起预防作用。

白菜

别名 大白菜、黄芽菜、黄矮菜、菘。

性味归经 性平，味苦、辛、甘。归肠、胃经。

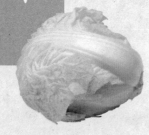

营养成分 含蛋白质、脂肪、多种维生素、粗纤维、钙、磷、铁、锌等。

选购 挑选包得紧实、新鲜、无虫害的白菜为宜。

贮存 若温度在0℃以上，可在白菜叶上套上塑料袋，口不用扎，根朝下戳在地上。

适宜人群 脾胃气虚者、大小便不利者、维生素缺乏者。

不宜人群 胃寒者、腹泻者、肺热咳嗽者。

✓ 相宜食物搭配及功效

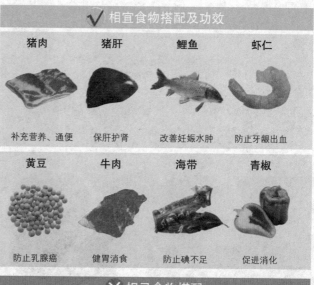

猪肉	猪肝	鲤鱼	虾仁
补充营养、通便	保肝护肾	改善妊娠水肿	防止牙龈出血
黄豆	牛肉	海带	青椒
防止乳腺癌	健胃消食	防止碘不足	促进消化

✗ 相忌食物搭配

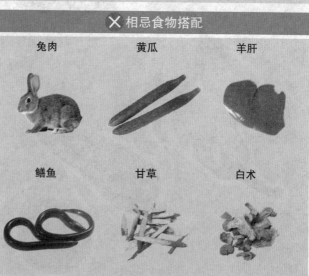

兔肉	黄瓜	羊肝
鳝鱼	甘草	白术

功效

白菜具有通利肠胃、清热解毒、止咳化痰、利尿养胃的功效，是营养极为丰富的蔬菜。常食可增强人体抗病能力和降低胆固醇，对伤口难愈、牙齿出血有防治作用，还有降低血压、降低胆固醇、预防心血管疾病的功用。

烹饪提示

切白菜时，宜顺丝切，这样白菜易熟；宜用大火快炒；白菜的做法有熘、炝、烧、炒、拌、做馅、腌等。

菠菜

别　名 赤根菜、鹦鹉菜、波斯菜、菠棱菜。

性味归经 性凉，味甘、辛。无毒。归肠、胃经。

营养成分 含蛋白质、脂肪、碳水化合物、维生素、铁、钾、胡萝卜素、叶酸、草酸、磷脂等。

选　购 宜选择个大、叶柄粗、叶片肥大的菠菜。

贮　存 贮藏前要去除烂叶、黄叶。

适宜人群 电脑工作者，爱美者，糖尿病患者，高血压患者，便秘者，贫血者，坏血病患者，皮肤粗糙、过敏者。

不宜人群 肾炎患者、肾结石患者、脾虚便溏者。

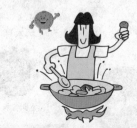

✔ 相宜食物搭配及功效

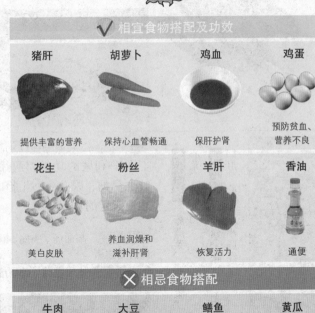

猪肝	胡萝卜	鸡血	鸡蛋
提供丰富的营养	保持心血管畅通	保肝护肾	预防贫血、营养不良

花生	粉丝	羊肝	香油
美白皮肤	养血润燥和滋补肝肾	恢复活力	通便

✘ 相忌食物搭配

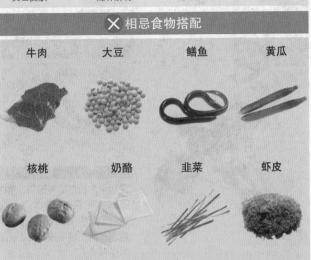

牛肉	大豆	鳝鱼	黄瓜
核桃	奶酪	韭菜	虾皮

功效 菠菜具有促进肠道蠕动的作用，利于排便，对于痔疮、慢性胰腺炎、便秘、肛裂等病症有食疗作用，能促进生长发育，增强抗病能力，促进人体新陈代谢，延缓衰老。

· 烹饪提示 · 菠菜宜焯水后再进行烹调，以降低草酸含量。

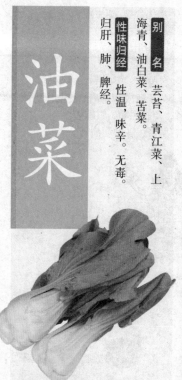

油菜

别名 芸苔、青江菜、上海青、油白菜、苦菜。

性味归经 性温，味辛。无毒。归肝、肺、脾经。

功效 油菜具有活血化瘀、消肿解毒、促进血液循环、润便利肠、美容养颜、强身健体的功效，对游风丹毒、手足疔肿、乳痈、习惯性便秘、老年人缺钙等病症有食疗作用。

适宜人群 口腔溃疡者，口角湿白者，齿龈出血、牙齿松动者，淤血腹痛者，癌症患者。

不宜人群 孕早期妇女，小儿麻疹后期患者、患有疥疮和狐臭的人。

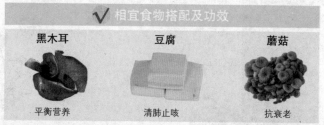

✓ 相宜食物搭配及功效

黑木耳	豆腐	蘑菇
平衡营养	清肺止咳	抗衰老

✗ 相忌食物搭配

螃蟹	黄瓜	南瓜

空心菜

别名 藤藤菜、通心菜、无心菜、竹叶菜。

性味归经 性寒，味甘。无毒。归肝、心、大、小肠经。

功效 空心菜有促进肠蠕动、通便解毒、清热凉血、利尿的功效，可用于防暑解热，对食物中毒、吐血鼻衄、尿血、小儿胎毒、痈疮、疔肿、丹毒等症状也有一定的食疗作用。

适宜人群 高血压、头痛、糖尿病、鼻血、便秘、淋浊、痔疮、痈肿等患者。

不宜人群 体质虚弱、脾胃虚寒、大便溏泄者。

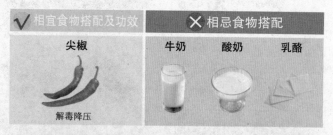

✓ 相宜食物搭配及功效	✗ 相忌食物搭配		
尖椒	牛奶	酸奶	乳酪
解毒降压			

· 注解 ·

空心菜为蔓性草本植物，全株光滑，地下无块根。其梗中心是空的，故称"空心菜"。其叶互生，椭圆状卵形或长三角形，开白色喇叭状花，也有紫红色或粉红色花。空心菜原产东亚，主要分布于亚洲温热带地区，对土壤要求不高，适应性广，无论旱地水田，还是沟边地角都可栽植。

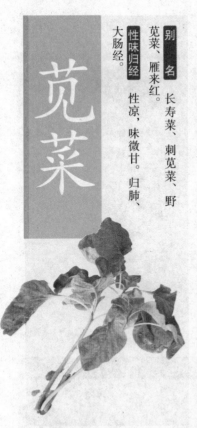

别名 长寿菜、雁来红、苋菜、刺苋菜、野苋菜。

性味归经 性凉,味微甘。归肺、大肠经。

功效 苋菜富含易被人体吸收的钙质,对牙齿和骨骼的生长可起到促进作用,并能维持正常的心肌活动,防止肌肉痉挛。它含有丰富的铁、钙和维生素K,具有促进凝血、增加血红蛋白含量、提高携氧能力、促进造血等功能。

适宜人群 老人、儿童、女性、减肥者、急慢性肠炎患者、痢疾患者、大便秘结者、临产孕妇。

不宜人群 消化不良者、腹满、肠鸣、大便稀薄等脾胃虚寒者。

✔ 相宜食物搭配及功效

猪肝	猪肉	鸡蛋
增强免疫	治疗慢性尿道疾病	滋阴润燥

✘ 相忌食物搭配

菠菜	牛奶	甲鱼

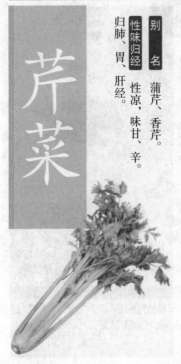

别名 蒲芹、香芹。

性味归经 性凉,味甘、辛。归肺、胃、肝经。

功效 芹菜有清热除烦、平肝、利水消肿、凉血止血的作用,对高血压、头痛、头晕、暴热烦渴、黄疸、水肿、小便热涩不利、妇女月经不调、赤白带下、瘰疬、疔腮等病症有食疗作用。

营养成分 含蛋白质、甘露醇、食物纤维,含有丰富的维生素A、维生素C、钙、铁、磷等。

选购 要选色泽鲜绿、叶柄厚、茎部稍呈圆形、内侧微向内凹的芹菜。

贮存 用保鲜膜将茎叶包严,根部朝下,竖直放入清水盆中,水没过芹菜根部5厘米,可保持芹菜一周内不老不蔫。

适宜人群 高血压患者、动脉硬化患者、缺铁性贫血者及经期妇女。

不宜人群 脾胃虚寒者、肠滑不固者。

· 烹饪提示 ·

烹饪时先将芹菜放沸水中焯烫,焯水后马上过凉,除了可以使成菜颜色翠绿,还可以减少炒菜的时间,减少油脂对蔬菜"入侵"的时间。

✔ 相宜食物搭配及功效

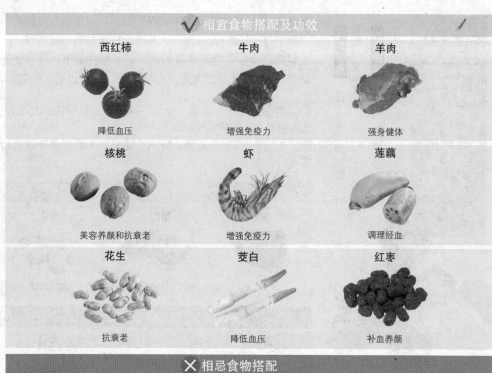

西红柿	牛肉	羊肉
降低血压	增强免疫力	强身健体
核桃	虾	莲藕
美容养颜和抗衰老	增强免疫力	调理经血
花生	茭白	红枣
抗衰老	降低血压	补血养颜

✘ 相忌食物搭配

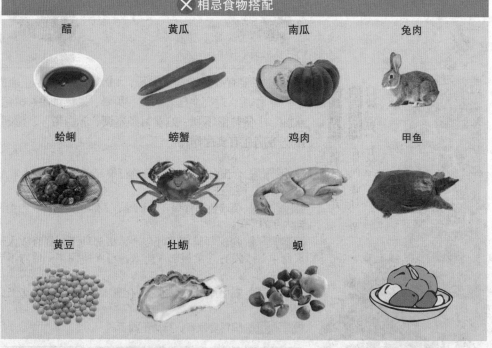

醋	黄瓜	南瓜	兔肉
蛤蜊	螃蟹	鸡肉	甲鱼
黄豆	牡蛎	蚬	

· 注解 ·

芹菜属伞形科植物，有水芹、旱芹两种，其功能相近，药用以旱芹为佳。旱芹香气较浓，又名"香芹"，亦称"药芹"。芹菜含有多种营养素，不仅有丰富的胡萝卜素、维生素 C 和粗纤维，还含有大量的钙、磷、铁、钾、钠等矿物质，有"厨房里的药物"之称。

西红柿

别名 番茄、番李子、洋柿子、毛蜡果。

性味归经 性凉，味甘、酸。归肝、胃、肺经。

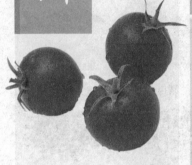

营养成分 富含有机碱、番茄碱和维生素A、B族维生素、维生素C及钙、镁、钾、钠、磷、铁等矿物质。

选购 要选颜色粉红，而且蒂的部位圆润的，如果蒂部再带着淡淡的青色，就是最沙最甜的了。

贮存 放入食品袋中，扎紧口，放在阴凉通风处，每隔一天打开口袋透透气，擦干水珠后再扎紧。

适宜人群 热性病发热、口渴、食欲不振、习惯性牙龈出血、贫血、高血压、急慢性肝炎、急慢性肾炎、夜盲症和近视眼者。

不宜人群 急性肠炎、菌痢患者。

功效 西红柿具有止血、降压、利尿、健胃消食、生津止渴、清热解毒、凉血平肝的功效，可以预防宫颈癌、膀胱癌和胰腺癌等。另外，还能美容和治愈口疮（可含些西红柿汁，使其接触疮面，每次数分钟，每日数次，效果显著）。

·烹饪提示·
剥西红柿皮时把开水浇在西红柿上，或者把西红柿放入开水里焯一下，皮就能很容易被剥掉了。

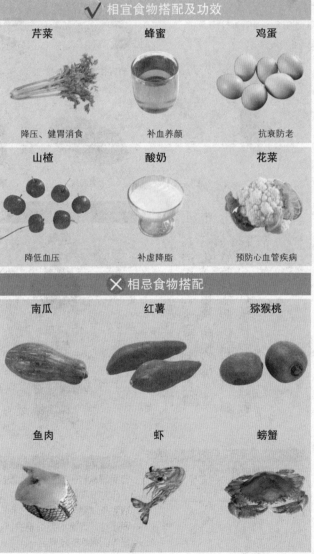

✔ **相宜食物搭配及功效**

芹菜	蜂蜜	鸡蛋
降压、健胃消食	补血养颜	抗衰防老

山楂	酸奶	花菜
降低血压	补虚降脂	预防心血管疾病

✘ **相忌食物搭配**

南瓜	红薯	猕猴桃
鱼肉	虾	螃蟹

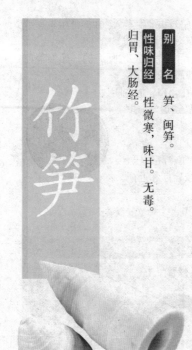

归胃、大肠经。

性味归经 性微寒，味甘。无毒。

别名 笋、闽笋。

竹笋

营养成分 含有丰富的蛋白质、氨基酸、脂肪、糖类、钙、磷、铁、胡萝卜素、维生素 B_1、维生素 B_2 和维生素 C。

选购 竹笋节与节之间的距离要近，距离越近的笋越嫩；外壳色泽鲜黄或淡黄略带粉红；笋壳完整且饱满光洁。

贮存 竹笋适宜在低温条件下保存，但不宜保存过久，否则质地变老会影响口感，建议保存 1 周左右。

适宜人群 肥胖者、习惯性便秘者、糖尿病患者、心血管疾病患者。

不宜人群 慢性肾炎、泌尿系结石、寒性疾病患者。

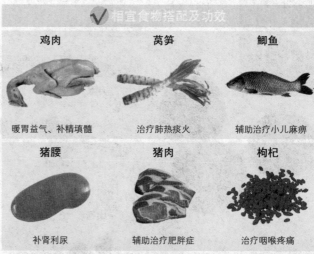

✔ 相宜食物搭配及功效

鸡肉	莴笋	鲫鱼
暖胃益气、补精填髓	治疗肺热痰火	辅助治疗小儿麻痹
猪腰	猪肉	枸杞
补肾利尿	辅助治疗肥胖症	治疗咽喉疼痛

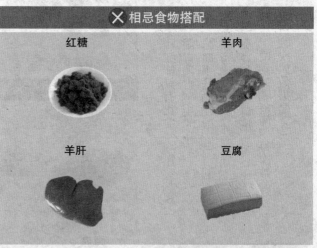

✘ 相忌食物搭配

红糖	羊肉
羊肝	豆腐

功效 竹笋具有清热化痰、益气和胃、治消渴、利水道、利膈爽胃、帮助消化、去积食、防便秘等功效。

另外，竹笋含脂肪、淀粉很少，属天然低脂、低热量食品，是肥胖者减肥的佳品。

·烹饪提示· 竹笋用温水煮好后熄火，自然冷却，再用水冲洗，可去除涩味。

·注解· 竹笋是从竹子的根状茎上发出的幼嫩的发育芽，一长出地面就被砍下作为一种蔬菜，尤其被中国人和日本人所喜食。在中国，其自古被当作"菜中珍品"。竹笋一年四季皆有，但唯有春笋、冬笋的味道最佳。烹调时无论是凉拌、煎炒，还是熬汤，其味均鲜嫩清香，是人们喜欢的佳肴之一。

芦笋

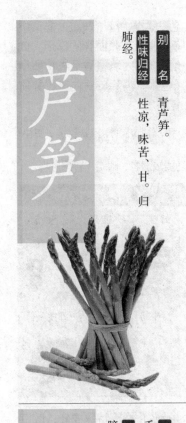

别名 青芦笋。

性味归经 性凉，味苦、甘。归肺经。

功效 经常食用芦笋，对心脏病、高血压、心律不齐、疲劳症、水肿、膀胱炎、肝功能障碍和肥胖等病症有一定的食疗效果。芦笋可以使细胞生长正常化，具有防止癌细胞扩散的功能。夏季食用有清凉降火作用，能消暑止渴。

适宜人群 高血压、高脂血、癌症、动脉硬化患者，体质虚弱、气血不足、营养不良、贫血、肥胖、习惯性便秘者及肝功能不全、肾炎水肿、尿路结石者。

不宜人群 痛风者。

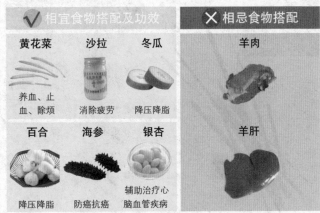

✔ 相宜食物搭配及功效			✘ 相忌食物搭配
黄花菜	**沙拉**	**冬瓜**	**羊肉**
养血、止血、除烦	消除疲劳	降压降脂	
百合	**海参**	**银杏**	**羊肝**
降压降脂	防癌抗癌	辅助治疗心脑血管疾病	

莴笋

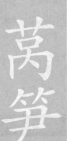

别名 莴苣、白苣、莴菜、千金菜。

性味归经 性凉，味甘、苦。归胃、膀胱经。

功效 莴笋有增进食欲、刺激消化液分泌、促进胃肠蠕动等功能，具有促进利尿、降低血压、预防心律紊乱的作用。莴笋能改善消化系统和肝脏功能。

适宜人群 小便不通、尿血、水肿、糖尿病、肥胖、神经衰弱症、高血压、心律不齐、失眠患者；妇女产后缺奶或乳汁不通者。

不宜人群 多动症儿童，眼病、痛风、脾胃虚寒、腹泻便溏者。

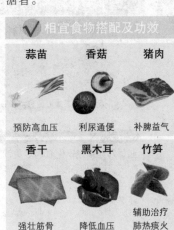
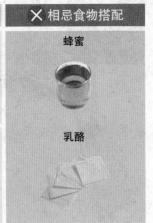

✔ 相宜食物搭配及功效			✘ 相忌食物搭配
蒜苗	**香菇**	**猪肉**	**蜂蜜**
预防高血压	利尿通便	补脾益气	
香干	**黑木耳**	**竹笋**	**乳酪**
强壮筋骨	降低血压	辅助治疗肺热痰火	

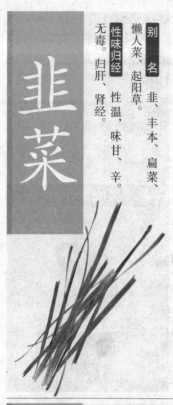

别名 韭、丰本、扁菜、懒人菜、起阳草。

性味归经 性温，味甘、辛。无毒。归肝、肾经。

韭菜

功效 韭菜能温肾助阳、益脾健胃、行气理血。韭菜中的含硫化合物具有降血脂及扩张血脉的作用。此外，这种化合物还能使黑色素细胞内酪氨酸系统功能增强，从而改变皮肤毛囊的黑色素，消除皮肤白斑，并使头发乌黑发亮。

适宜人群 夜盲症、干眼病患者，体质虚寒、皮肤粗糙、便秘、痔疮患者。

不宜人群 消化不良、肠胃功能较弱者，眼疾、胃病患者。

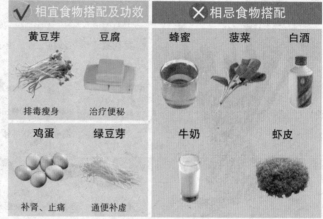

✔ 相宜食物搭配及功效		✘ 相忌食物搭配		
黄豆芽	豆腐	蜂蜜	菠菜	白酒
排毒瘦身	治疗便秘			
鸡蛋	绿豆芽	牛奶		虾皮
补肾、止痛	通便补虚			

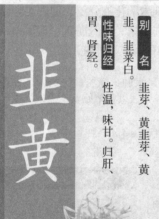

别名 韭芽、黄韭芽、黄韭、韭菜白。

性味归经 性温，味甘。归肝、胃、肾经。

韭黄

功效 韭黄含有挥发性精油及硫化物等特殊成分，散发出一种独特的辛香气味，有助于疏调肝气、增进食欲、增强消化功能。另外，韭黄还对驱寒散瘀、增强体力、续筋骨、疗损伤等有食疗作用。

适宜人群 便秘、产后乳汁不足的女性，寒性体质者。

不宜人群 阴虚内热及有目疾之人。

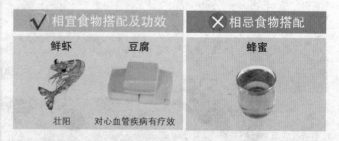

✔ 相宜食物搭配及功效		✘ 相忌食物搭配
鲜虾	豆腐	蜂蜜
壮阳	对心血管疾病有疗效	

·注解·

韭黄为韭菜经软化栽培变黄的品种。韭菜隔绝光线，完全在黑暗中生长，因无阳光供给，不能产生光合作用、合成叶绿素，就会变成黄色，称之为"韭黄"。韭黄因不见阳光而呈黄白色，其营养价值要逊于韭菜。

洋葱

别　名 玉葱、葱头、洋葱头、圆葱。

性味归经 性温，味甘、微辛。归肝、脾、胃、肺经。

营养成分 富含蛋白质、粗纤维及胡萝卜素、维生素 B_1、维生素 B_2 和维生素 C 等，还含有咖啡酸、多糖和多种氨基酸。

选　购 要挑选球体完整、没有裂开或损伤、表皮完整光滑的。

贮　存 将洋葱放入网袋中，然后悬挂在室内阴凉通风处，或者放在有透气孔的专用陶瓷罐中保存。

适宜人群 高血压、高血脂、动脉硬化、糖尿病、癌症、急慢性肠炎、痢疾等病症患者以及消化不良、饮食减少和胃酸不足者。

不宜人群 皮肤瘙痒性疾病、眼疾以及胃病、肺炎者、热病患者。

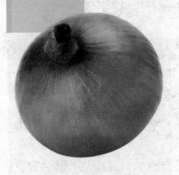

功效 洋葱具有散寒、健胃、发汗、祛痰、杀菌、降血脂、降血压、降血糖、抗癌之功效。常食洋葱可以长期稳定血压，降低血管脆性，保护人体动脉血管，还能帮助防治流行性感冒。

·烹饪提示· 切洋葱前把刀放在冷水里浸一会儿，再切洋葱就不会刺激眼睛了。

✓ 相宜食物搭配及功效

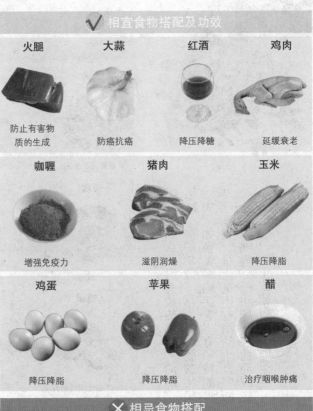

火腿	大蒜	红酒	鸡肉
防止有害物质的生成	防癌抗癌	降压降糖	延缓衰老

咖喱	猪肉	玉米
增强免疫力	滋阴润燥	降压降脂

鸡蛋	苹果	醋
降压降脂	降压降脂	治疗咽喉肿痛

✗ 相忌食物搭配

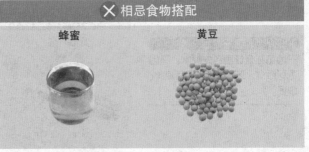

蜂蜜	黄豆

马齿苋

别　名 长寿菜、酸米菜、马齿菜、五行草。

性味归经 性寒，味甘酸。归心、肝、脾、大肠经。

营养成分 含有大量去甲肾上腺素、钾盐、苹果酸、葡萄糖、钙、磷、铁、胡萝卜素、B族维生素、维生素C等。

选　购 要选择叶片厚实、水分充足、鲜嫩肥厚多汁的马齿苋。

贮　存 马齿苋用保鲜袋封好，放在冰箱中可以保存1周左右。

适宜人群 肠炎、痢疾、尿血、尿道炎、湿疹、皮炎、赤白带下、痔疮等患者。

不宜人群 孕妇及脾胃虚寒者。

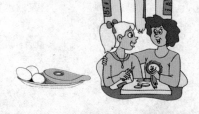

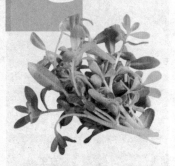

功效 马齿苋具有清热解毒、消肿止痛的功效。马齿苋对肠道传染病，如肠炎、痢疾等，有独特的食疗作用。马齿苋还有消除尘毒、防止吞噬细胞变形和坏死、杜绝矽结节形成、防止矽肺病发生的功能。

·烹饪提示· 马齿苋在烹饪前应先焯水。马齿苋可炒食，又可做馅，还可凉拌、做汤。

✔ 相宜食物搭配及功效

绿豆	猪肠	莲藕
消暑解渴、止痢	治疗痔疮	清热解毒和凉血止咳
蜂蜜	粳米	黄花菜
治疗痢疾	清热、止痢	清热祛毒
鸡蛋	荠菜	
治疗妇女阴部瘙痒	清热凉血	

✕ 相忌食物搭配

黄瓜	茼蒿	胡椒

花菜

别名 菜花、花椰菜、球花甘蓝。

性味归经 性凉，味甘。归胃、肝、肺经。

营养成分 含丰富的钙、磷、铁、维生素 C、维生素 A、维生素 B_1、维生素 B_2 以及蔗糖等。

选购 以花球周边未散开，无异味、无毛花的为佳。

贮存 花菜最好即买即吃，即使温度适宜，也尽量避免存放 3 天以上。

适宜人群 食欲不振者、大便干结者、少年儿童、癌症患者。

不宜人群 尿路结石者。

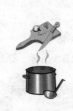

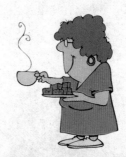

✔ 相宜食物搭配及功效

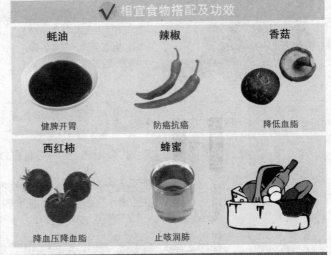

蚝油	辣椒	香菇
健脾开胃	防癌抗癌	降低血脂

西红柿	蜂蜜	
降血压降血脂	止咳润肺	

✘ 相忌食物搭配

猪肝	牛肝	牛奶	豆浆

功效 花菜有爽喉、开音、润肺、止咳的功效。花菜是含有类黄酮最多的食物之一，可以防止感染，阻止胆固醇氧化，防止血小板凝结成块，从而减少患心脏病与中风的危险。常吃花菜还可以增强肝脏的解毒能力，提高机体的免疫力。

·烹饪提示· 将花菜放在盐水里浸泡几分钟，有助于去除残留农药。花菜焯水后，应放入凉开水内过凉，捞出沥净水再用。

·注解· 花菜属十字花科，是甘蓝的变种，花茎可食，原产地中海沿岸，其产品器官为洁白、短缩、肥嫩的花蕾、花枝、花轴等聚合而成的花球，是一种粗纤维含量少、品质鲜嫩、营养丰富、风味鲜美的蔬菜。

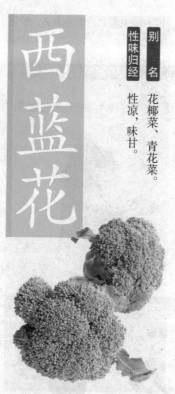

西蓝花

别名 花椰菜、青花菜。

性味归经 性凉，味甘。

功效 西蓝花有爽喉、开音、润肺、止咳的功效。长期食用可以减少乳腺癌、直肠癌及胃癌等癌症的发病概率。西蓝花能够阻止胆固醇氧化，防止血小板凝结成块，因而减少心脏病与中风的危险。

适宜人群 口干口渴、消化不良、食欲不振、大便干结者，癌症患者、肥胖者、体内缺乏维生素 K 者。

不宜人群 尿路结石者。

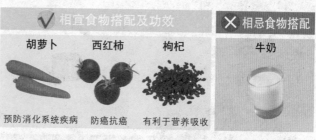

✓ 相宜食物搭配及功效			✕ 相忌食物搭配
胡萝卜	西红柿	枸杞	牛奶
预防消化系统疾病	防癌抗癌	有利于营养吸收	

· 注解 ·

西蓝花为一年生植物。根上生叶，叶上长主茎及支茎，茎上长满小颗粒组成花球，整体很像一个大花朵。西蓝花细嫩，味甘鲜美，食用后很容易消化吸收。

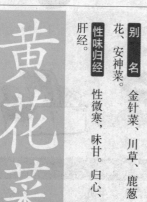

黄花菜

别名 金针菜、川草、鹿葱花、安神菜。

性味归经 性微寒，味甘。归心、肝经。

功效 黄花菜具有清热解毒、止血、止渴生津、利尿通乳、解酒毒的功效，对口干舌燥、大便带血、小便不利、吐血、鼻出血、便秘等有食疗作用。还可用于肺结核等症。

适宜人群 情志不畅、心情抑郁、气闷不舒、神经衰弱、健忘失眠者；气血亏损、体质虚弱、心慌气短、阳痿早泄者。

不宜人群 皮肤瘙痒症、支气管哮喘患者。

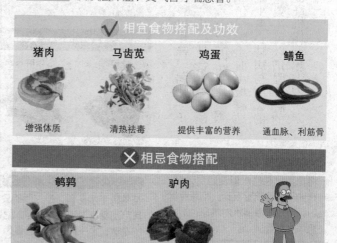

✓ 相宜食物搭配及功效			
猪肉	马齿苋	鸡蛋	鳝鱼
增强体质	清热祛毒	提供丰富的营养	通血脉、利筋骨

✕ 相忌食物搭配		
鹌鹑	驴肉	

雪里蕻

别名 雪里红、春不老。

性味归经 性温，味甘、辛。归肝、胃、肾经。

功效 雪里蕻具有解毒消肿、开胃消食、温中利气的功效，对疮痈肿痛、胸膈满闷、咳嗽痰多、牙龈肿烂、便秘等症有食疗作用。

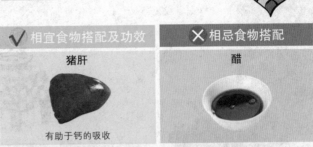

适宜人群 咳嗽多痰者、牙龈肿烂者、便秘者。

不宜人群 小儿消化功能不全者。

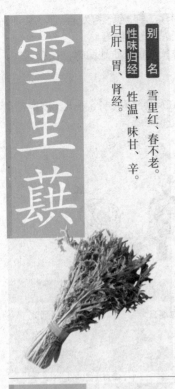

✓ 相宜食物搭配及功效	✗ 相忌食物搭配
猪肝	醋
有助于钙的吸收	

·注解·

雪里蕻的栽培品种为"八根柴"，是多年栽培的农家良种。它耐热性较差，耐寒性较强，适于秋季栽培，从播种到收割只有60天，其叶片为板叶，叶长0.5米左右，肉质根直径约0.03米。

茼蒿

别名 蓬蒿、菊花菜、蒿菜、同蒿菜、艾菜。

性味归经 性温，味甘、涩。归肝、肾经。

功效 茼蒿具有平补肝肾、缩小便、宽中理气的作用，对心悸、怔忡、失眠多梦、心烦不安、痰多咳嗽、腹泻、脘胀、夜尿频繁、腹痛寒疝等病症有食疗作用。

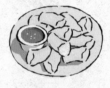

适宜人群 咳嗽痰多、肠胃不和、记忆力减退、习惯性便秘患者。

不宜人群 胃虚腹泻者。

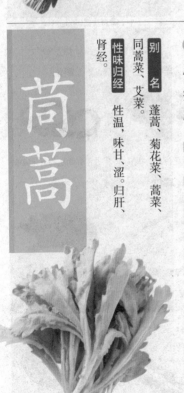

✓ 相宜食物搭配及功效			✗ 相忌食物搭配
鸡蛋	蜂蜜	猪心	醋
帮助充分吸收维生素A	润肺止咳	开胃消食、降压补脑	
粳米	肉类		胡萝卜
健脾养胃	帮助充分吸收维生素		

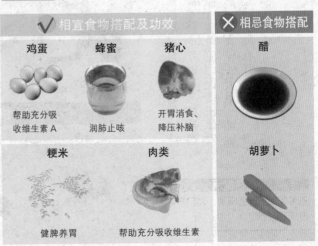

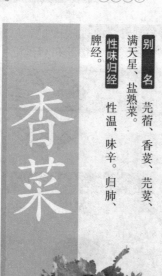

香菜

别　名 芫荽、香荽、芫荽、满天星、盐熟菜。

性味归经 性温，味辛。归肺、脾经。

营养成分 含蛋白质、维生素 C、钾、钙、挥发油、苹果酸钾、甘露醇、黄酮类、正癸醛、壬醛和芳樟醇等。

选　购 以色泽青绿，香气浓郁，质地脆嫩，没有黄叶、烂叶者为佳。

贮　存 不宜长时间贮存。

适宜人群 风寒外感者，脱肛及食欲不振者，小儿出麻疹者。

不宜人群 胃溃疡、脚气、疮疡患者。

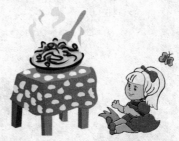

功效 香菜提取液具有显著的发汗清热透疹的功能，其特殊香味能刺激汗腺分泌，促使机体发汗、透疹。香菜辛香升散，能促进胃肠蠕动，具有开胃醒脾、调和中焦的作用。

·烹饪提示· 香菜是重要的香辛菜，爽口开胃，做汤可以添加。

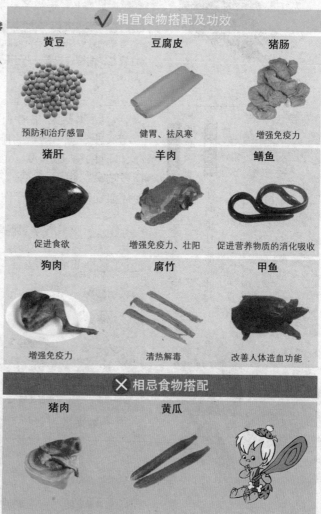

✓ 相宜食物搭配及功效

黄豆	豆腐皮	猪肠
预防和治疗感冒	健胃、祛风寒	增强免疫力

猪肝	羊肉	鳝鱼
促进食欲	增强免疫力、壮阳	促进营养物质的消化吸收

狗肉	腐竹	甲鱼
增强免疫力	清热解毒	改善人体造血功能

✗ 相忌食物搭配

猪肉	黄瓜

白萝卜

别名 莱菔、罗菔。

性味归经 性凉，味辛、甘。归肺、胃经。

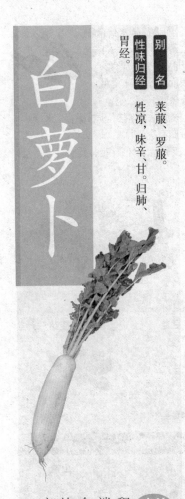

营养成分 含蛋白质、糖类、B族维生素、大量的维生素 C，以及铁、钙、磷、纤维、芥子油和淀粉酶。

选购 以个体大小均匀、根形圆整、表皮光滑的白萝卜为优。

贮存 白萝卜最好能带泥存放。如果室内温度不太高，可放在阴凉通风处。

适宜人群 头屑多、头皮痒者，咳嗽者，鼻出血者。

不宜人群 阴盛偏寒体质者，脾胃虚寒者，胃及十二指肠溃疡者，慢性胃炎者，先兆流产、子宫脱垂者。

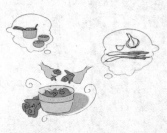

✔ 相宜食物搭配及功效

紫菜	豆腐	羊肉
清肺热、治咳嗽	促吸收	降低血脂
牛肉	金针菇	猪肉
补五脏、益气血	可治消化不良	消食、除胀、通便

✘ 相忌食物搭配

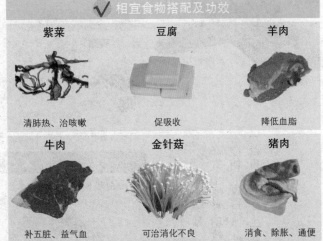

橘子	黄瓜	猪肝	蛇肉
人参	黑木耳	梨	

功效 白萝卜能促进新陈代谢、增进食欲、化痰清热、帮助消化、化积滞，对食积胀满、痰咳失音、吐血、消渴、痢疾、头痛、排尿不利等症有食疗作用。常吃白萝卜可降低血脂、软化血管、稳定血压，还可预防冠心病、动脉硬化、胆石症等疾病。

·烹饪提示· 可炒，可生吃，可腌、酱、拌、炝、煮、蒸、做馅、做汤等。

胡萝卜

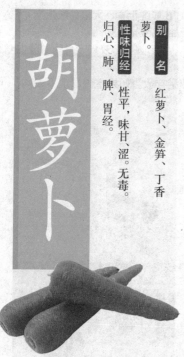

别 名 红萝卜、金笋、丁香萝卜。

性味归经 性平，味甘、涩。无毒。归心、肺、脾、胃经。

营养成分 富含糖类、蛋白质、脂肪、碳水化合物、胡萝卜素、B 族维生素、维生素 C。

选 购 要选根粗大、心细小，质地脆嫩、外形完整的胡萝卜。另外，表面光泽、感觉沉重的才是好的胡萝卜。

贮 存 将胡萝卜加热，放凉后用密封容器保存，冷藏可保鲜 5 天，冷冻可保鲜 2 个月左右。

适宜人群 癌症、高血压、夜盲症、干眼症、营养不良、食欲不振、皮肤粗糙者。

不宜人群 脾胃虚寒者。

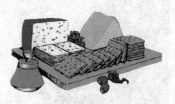

✓ 相宜食物搭配及功效

香菜	豆芽	菠菜
开胃消食	排毒瘦身	防止中风

✗ 相忌食物搭配

白萝卜	酒	山楂
醋	柑橘	红枣
桃子	柠檬	草莓

功效

胡萝卜有健脾和胃、补肝明目、清热解毒、壮阳补肾、透疹、降气止咳等功效，对于肠胃不适、便秘、夜盲症、性功能低下、麻疹、百日咳、小儿营养不良等症状有食疗作用。

· 烹饪提示 ·

胡萝卜素是一种脂溶性物质，消化吸收率极低，烹调时应用食油烹制。

冬瓜

别名 白瓜、白冬瓜、枕瓜。

性味归经 性凉，味甘。归肺、大肠、小肠、膀胱经。

营养成分 含有矿物质、维生素，冬瓜子中含有脂肪、瓜氨酸、不饱和脂肪酸等。

选购 挑选时用指甲掐一下，皮较硬，肉质致密，种子已成熟变成黄褐色的冬瓜口感好。

贮存 买回来的冬瓜如果吃不完，可用比较大的保鲜膜贴在冬瓜的切面上，用手抹紧贴满，可保存3～5天。

适宜人群 心烦气躁、热病口干烦渴、小便不利者。

不宜人群 脾胃虚弱、肾脏虚寒、久病滑泄、阳虚肢冷患者。

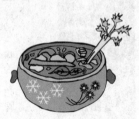

功效 冬瓜具有清热解毒、利水消肿、减肥美容的功效；能减少体内脂肪，有利于减肥。常吃冬瓜，还可以使皮肤光洁；另外对慢性支气管炎、肠炎、肺炎等感染性疾病有一定的治疗效果。

·烹饪提示· 冬瓜是一种解热利尿比较理想的日常食物，连皮一起煮汤，效果更明显。

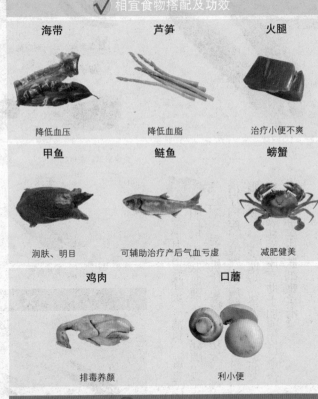

✔ 相宜食物搭配及功效

海带	芦笋	火腿
降低血压	降低血脂	治疗小便不爽
甲鱼	鲢鱼	螃蟹
润肤、明目	可辅助治疗产后气血亏虚	减肥健美
鸡肉	口蘑	
排毒养颜	利小便	

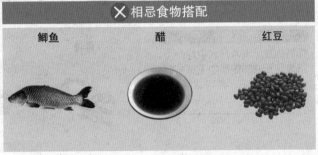

✗ 相忌食物搭配

鲫鱼	醋	红豆

別名：凉瓜、癞瓜。

性味归经：性寒，味苦。归脾、胃、心、肝经。

苦瓜

营养成分 含胰岛素、蛋白质、脂肪、淀粉、维生素 C、粗纤维、胡萝卜素和钙、磷、铁等多种矿物质。

选购 苦瓜身上一粒一粒的果瘤，是判断苦瓜好坏的特征。颗粒愈大愈饱满，表示瓜肉也愈厚。

贮存 苦瓜不耐保存，即使在冰箱中存放也不宜超过2天。

适宜人群 糖尿病、癌症、痱子患者。

不宜人群 脾胃虚寒者及孕妇。

功效

苦瓜有清暑除烦、清热、解毒、明目、降低血糖、补肾健脾、益气壮阳、提高机体免疫力的功效。对治疗痢疾、疮肿、热病烦渴、痱子过多、眼结膜炎、小便短赤等病有一定的食疗作用。此外，还有助于加速伤口愈合，多食有助于皮肤细嫩柔滑。

·烹饪提示·
切好的苦瓜放入开水中焯一下，或放在无油的热锅中干煸一会，或用盐腌一下，都可减轻它的苦味。

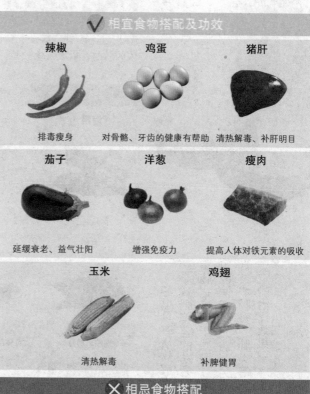

✔ 相宜食物搭配及功效

辣椒 — 排毒瘦身
鸡蛋 — 对骨骼、牙齿的健康有帮助
猪肝 — 清热解毒、补肝明目
茄子 — 延缓衰老、益气壮阳
洋葱 — 增强免疫力
瘦肉 — 提高人体对铁元素的吸收
玉米 — 清热解毒
鸡翅 — 补脾健胃

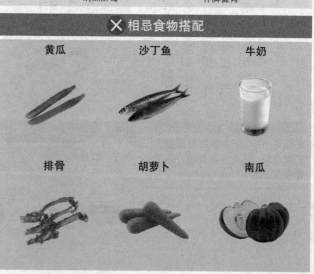

✘ 相忌食物搭配

黄瓜　沙丁鱼　牛奶
排骨　胡萝卜　南瓜

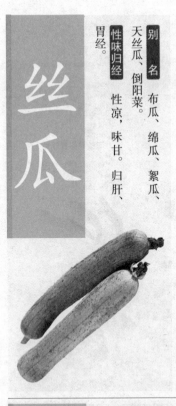

丝瓜

别　名 布瓜、绵瓜、絮瓜、天丝瓜、倒阳菜。

性味归经 性凉，味甘。归肝、胃经。

功效 丝瓜有清暑凉血、解毒通便、祛风化痰、润肌美容、通经络、行血脉、下乳汁、调理月经不顺等功效，还能用于治疗身热烦渴、痰喘咳嗽、肠风痔漏、崩漏、带下、血淋、疔疮痈肿、妇女乳汁不下等病症。

适宜人群 月经不调者，身体疲乏、痰喘咳嗽、产后乳汁不通的妇女。

不宜人群 体虚内寒、腹泻者。

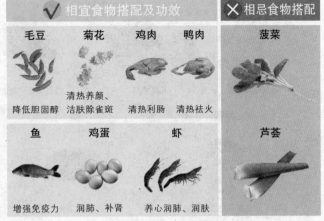

✔ 相宜食物搭配及功效				✕ 相忌食物搭配
毛豆	菊花	鸡肉	鸭肉	菠菜
降低胆固醇	清热养颜、洁肤除雀斑	清热利肠	清热祛火	
鱼	鸡蛋	虾		芦荟
增强免疫力	润肺、补肾	养心润肺、润肤		

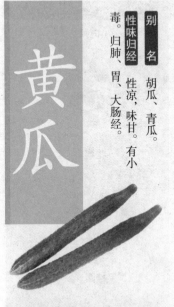

黄瓜

别　名 胡瓜、青瓜。

性味归经 性凉，味甘。有小毒。归肺、胃、大肠经。

功效 黄瓜具有除湿、利尿、降脂、镇痛、促消化的功效。尤其是黄瓜中所含的纤维素能促进肠内腐败食物排泄，而所含的丙醇、乙醇和丙醇二酸还能抑制糖类物质转化为脂肪，对肥胖者和高血压、高血脂患者有利。

营养成分 含有蛋白质、食物纤维、矿物质、维生素、乙醇、丙醇等，并含有多种游离氨基酸。

选　购 选购黄瓜，色泽应亮丽，若外表有刺状凸起，而且黄瓜头上顶着新鲜黄花的为最好。

贮　存 保存黄瓜要先将它表面的水分擦干，再放入密封保鲜袋中，封好袋口后冷藏即可。

适宜人群 热病患者，肥胖、高血压、高血脂、水肿、癌症、嗜酒者及糖尿病患者。

不宜人群 脾胃虚弱、胃寒、腹痛腹泻、肺寒咳嗽患者。

· 注解 ·
黄瓜原产于喜马拉雅山南麓的热带雨林地区，最初为野生，瓜带黑刺，味道非常苦，不能食用，后经长期的栽培、改良，才成为现在脆甜可口的黄瓜。中国各地普遍栽培，初春育苗后移栽，或春季、夏季直接播种，也可温室栽培。黄瓜食用部分为幼嫩子房。果实颜色呈油绿或翠绿。鲜嫩的黄瓜顶花带刺，果肉脆甜多汁，具有清香口味。

· 烹饪提示 ·
黄瓜尾部含有较多的苦味素，苦味素有抗癌的作用，所以不宜把黄瓜尾部全部丢掉。

✓ 相宜食物搭配及功效

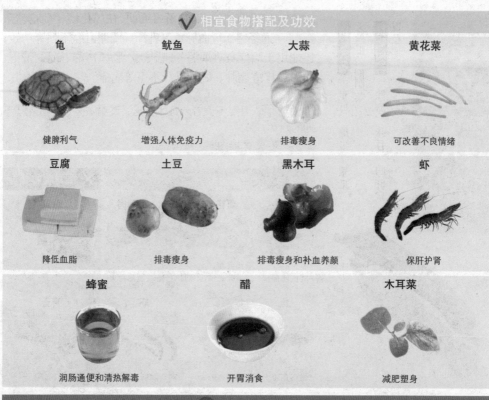

龟	鱿鱼	大蒜	黄花菜
健脾利气	增强人体免疫力	排毒瘦身	可改善不良情绪

豆腐	土豆	黑木耳	虾
降低血脂	排毒瘦身	排毒瘦身和补血养颜	保肝护肾

蜂蜜	醋	木耳菜
润肠通便和清热解毒	开胃消食	减肥塑身

✗ 相忌食物搭配

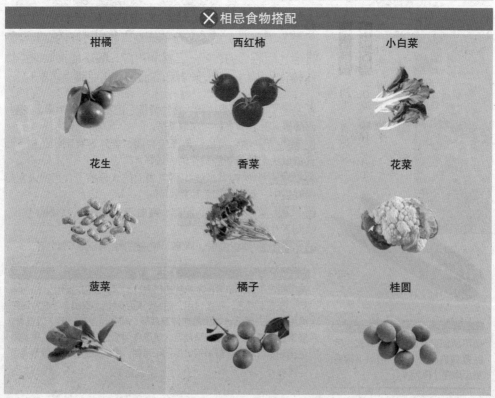

柑橘	西红柿	小白菜
花生	香菜	花菜
菠菜	橘子	桂圆

南瓜

别　名 麦瓜、番瓜、倭瓜、金冬瓜

性味归经 性温，味甘。归脾、胃经。

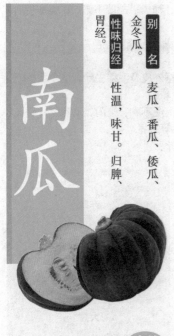

营养成分 含蛋白质、淀粉、糖类、胡萝卜素、维生素 B_1、维生素 B_2、维生素 C 和膳食纤维，以及钾、磷、钙、铁、锌等。

选　购 挑选外形完整，最好是瓜梗蒂连着瓜身，这样的南瓜说明新鲜。

贮　存 南瓜切开后，可将南瓜子去掉，用保鲜袋装好后，放入冰箱冷藏保存。

适宜人群 糖尿病、动脉硬化、胃黏膜溃疡、肋间神经痛等患者，脾胃虚弱者、营养不良者、肥胖者、便秘者以及中老年人。

不宜人群 有脚气、黄疸、时病疳症、下痢胀满、产后痧痘、气滞湿阻病症患者。

✔ 相宜食物搭配及功效

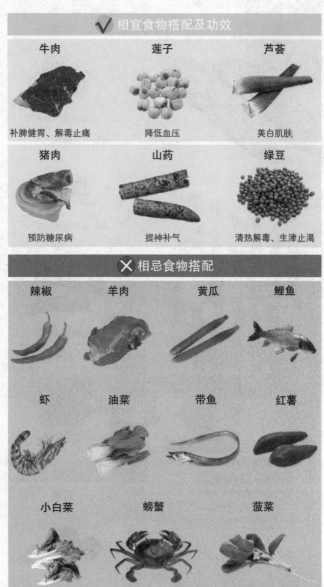

牛肉	莲子	芦荟
补脾健胃、解毒止痛	降低血压	美白肌肤
猪肉	山药	绿豆
预防糖尿病	提神补气	清热解毒、生津止渴

✘ 相忌食物搭配

辣椒	羊肉	黄瓜	鲤鱼
虾	油菜	带鱼	红薯
小白菜	螃蟹	菠菜	

功效

南瓜具有润肺益气、化痰、消炎止痛、降低血糖、驱虫、解毒、止喘、美容等功效。可减少粪便中毒素对人体的危害，防止结肠癌的发生，对高血压及肝脏的一些病变的预防和治疗有一定食疗作用。另外，南瓜中胡萝卜素含量较高，可保护眼睛。

·烹饪提示·

南瓜所含的类胡萝卜素耐高温，加油脂烹炒，更有助于人体摄取吸收。

·注解·

南瓜为葫芦科南瓜属一年生草本植物。起源于美洲，2000 年前已有栽培。现广泛分布于全世界和中国各地。南瓜嫩果味甘适口，是夏秋季节的瓜菜之一。老瓜可做饲料或杂粮，所以有很多地方又称为饭瓜。在西方，南瓜常用来做成南瓜派，即南瓜甜饼。南瓜瓜子可以做零食。

玉米

别名 苞米、包谷、珍珠米。

性味归经 性平，味甘。归脾、肺经。

营养成分 含蛋白质、脂肪、糖类、胡萝卜素、B族维生素、维生素E及丰富的钙、铁、铜、锌等多种矿物质。

选购 玉米以整齐、饱满、无缝隙、色泽金黄、表面光亮者为佳。

贮存 保存玉米棒子需将外皮及毛须去除，洗净后擦干，用保鲜膜包起来放入冰箱中冷藏。

适宜人群 水肿、脚气病、小便不利、腹泻、动脉粥样硬化、冠心病、习惯性流产、不育症等患者。

不宜人群 遗尿、糖尿病患者。

功效 玉米有开胃益智、宁心活血、调理中气等功效，还能降低血脂肪，还可延缓人体衰老，预防脑功能退化，增强记忆力。玉米中含有一种特殊的抗癌物质——谷胱甘肽，它进入人体内可与多种致癌物质结合，使其失去致癌性。

·烹饪提示· 玉米棒可直接煮食，玉米粒可煮粥、炒菜或加工成副食品。

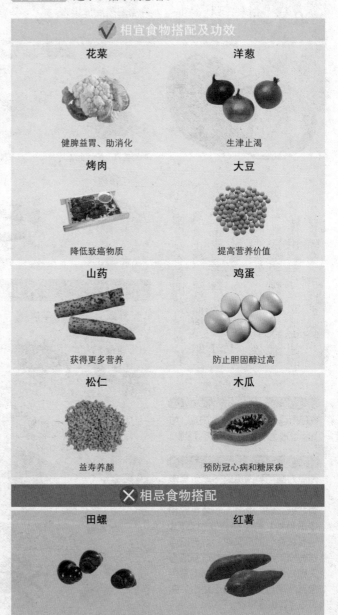

✔ 相宜食物搭配及功效

花菜	洋葱
健脾益胃、助消化	生津止渴
烤肉	大豆
降低致癌物质	提高营养价值
山药	鸡蛋
获得更多营养	防止胆固醇过高
松仁	木瓜
益寿养颜	预防冠心病和糖尿病

✘ 相忌食物搭配

田螺	红薯

山药

别名 怀山药、淮山药、土薯、山薯、玉延。

性味归经 性平，味甘。归肺、脾、肾经。

营养成分 含多种氨基酸和糖蛋白、黏液质、胡萝卜素、维生素 B_1、维生素 B_2、维生素 C、淀粉酶、多酚氧化酶等。

选 购 山药要挑选表皮光滑无伤痕、薯块完整肥厚、颜色均匀有光泽、不干枯、无根须的。

贮 存 尚未切开的山药，可存放在阴凉通风处。如果切开了，则可盖上湿布保湿，放入冰箱冷藏室保鲜。

适宜人群 糖尿病腹胀、病后虚弱、慢性肾炎、长期腹泻者。

不宜人群 大便燥结者。

相宜食物搭配及功效

芝麻	红枣
预防骨质疏松	补血养颜
玉米	羊肉
增强人体免疫力	补脾健胃
扁豆	鸭肉
增强人体免疫力	滋阴润肺
甲鱼	
养心润肺	

相忌食物搭配

鲫鱼	黄瓜	菠菜

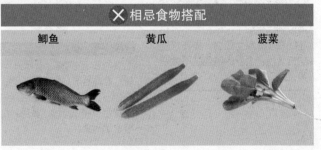

功效 山药具有健脾补肺、益胃补肾、固肾益精、聪耳明目、助五脏、强筋骨，长志安神、延年益寿的功效，对脾胃虚弱、倦怠无力、食欲不振、久泄久痢、肺气虚燥、痰喘咳嗽、下肢痿弱、消渴尿频、遗精早泄、皮肤赤肿、肥胖等病症有食疗作用。

烹饪提示 做山药泥时，将山药先洗净，再煮熟去皮，这样不麻手，而且山药洁白如玉。削皮的山药可以放入醋水中，以防止变色。

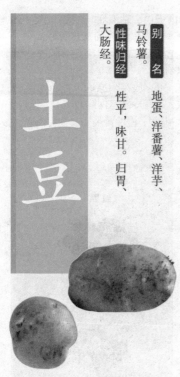

别　名 地蛋、洋番薯、洋芋、马铃薯。

性味归经 性平，味甘。归胃、大肠经。

营养成分 富含糖类，还含有蛋白质、脂肪、维生素 B_1、维生素 B_2 和钙、磷、铁等，并含有丰富的钾盐。

选　购 应选择个头结实、没有出芽、颜色单一的土豆。

贮　存 土豆可以与苹果放在一起，因为苹果产生的乙烯会抑制土豆芽眼处的细胞产生生长素。

适宜人群 妇女白带者、皮肤瘙痒者、急性肠炎患者、习惯性便秘者、皮肤湿疹患者、心脑血管疾病患者。

不宜人群 糖尿病患者、腹胀者。

功效 土豆具有和胃调中、健脾益气、补血强肾等多种功效。土豆富含维生素、钾、纤维素等，可预防癌症和心脏病，帮助通便，并能增强机体免疫力。

✔ **相宜食物搭配及功效**

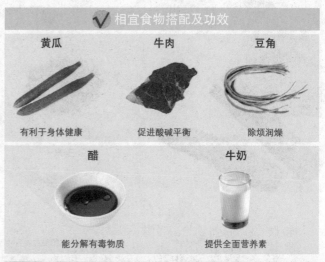

黄瓜	牛肉	豆角
有利于身体健康	促进酸碱平衡	除烦润燥

醋	牛奶
能分解有毒物质	提供全面营养素

✘ **相忌食物搭配**

西红柿	石榴

香蕉	柿子

·烹饪提示· 土豆切块，冲洗完之后要先晾干，再放到锅里炒，这样它就不会粘在锅底了。煮土豆时，先在水里加几滴醋，土豆的颜色就不会变黑了。

·注解· 土豆为多年生草本，但做一年生或一年两季栽培。其地下块茎呈圆、卵、椭圆等形，有芽眼，皮红、黄、白或紫色；地上茎有棱，有毛；奇数羽状复叶；聚伞花序顶生，花白、红或紫色；浆果球形，绿或紫褐色；种子肾形，黄色。土豆多用地下块茎繁殖，可供烧煮，作粮食或蔬菜。

肉禽类

肉禽类可分为畜肉和禽肉两种，前者包括猪肉、牛肉、羊肉和兔肉等，后者包括鸡肉、鸭肉和鹅肉等。肉禽类食物中含有丰富的脂肪、蛋白质、矿物质和维生素，不含植物纤维素。本节主要介绍肉禽类食物的饮食相宜与相忌。

猪肉

别　名 豕肉、豚肉、彘肉等。

性味归经 性温，味甘、咸。归脾、胃、肾经。

营养成分 含蛋白质、脂肪、碳水化合物、磷、钙、铁、维生素 B_1、维生素 B_2、烟酸等。

选　购 新鲜猪肉肌肉有光泽、红色均匀，用手指压肌肉后凹陷部分能立即恢复。

贮　存 买回的猪肉先用水洗净，然后分割成小块，装入保鲜袋，再放入冰箱保存。

适宜人群 身体虚弱者、老人、儿童、孕产妇。

不宜人群 体胖、舌苔厚腻者，冠心病、高血压、高血脂等患者以及风邪偏盛者。

✔ 相宜食物搭配及功效

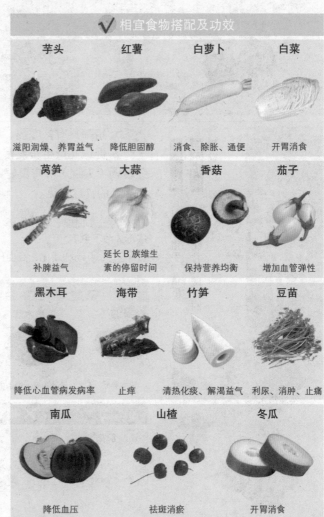

芋头	红薯	白萝卜	白菜
滋阳润燥、养胃益气	降低胆固醇	消食、除胀、通便	开胃消食

莴笋	大蒜	香菇	茄子
补脾益气	延长 B 族维生素的停留时间	保持营养均衡	增加血管弹性

黑木耳	海带	竹笋	豆苗
降低心血管病发病率	止痒	清热化痰、解渴益气	利尿、消肿、止痛

南瓜	山楂	冬瓜
降低血压	祛斑消瘀	开胃消食

功效 猪肉具有滋阴润燥、补虚养血的功效，对消渴羸瘦、热病伤津、便秘、燥咳等病症有食疗作用。猪肉既可提供血红素（有机铁）和促进铁吸收的半胱氨酸，又可提供人体所需的脂肪酸，所以能从食疗方面来改善缺铁性贫血。

· 烹饪提示 · 猪肉要斜切，剔除猪颈等处灰色、黄色或暗红色的肉疙瘩。

✖ 相忌食物搭配

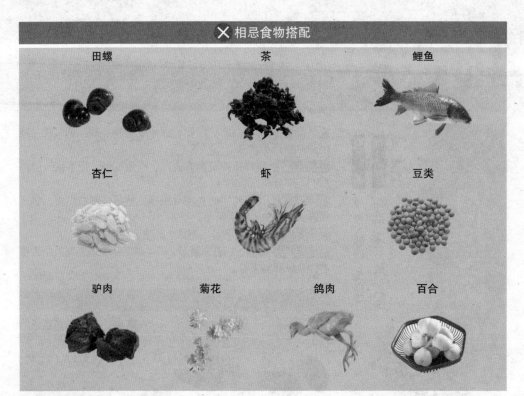

田螺　　　　茶　　　　鲤鱼

杏仁　　　　虾　　　　豆类

驴肉　　　菊花　　　鸽肉　　　百合

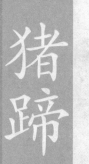

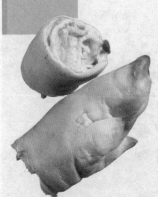

猪蹄

别名　猪脚、猪手、猪爪。

性味归经　性平，味甘、咸。归胃经。

功效　猪蹄具有补虚弱、填肾精等功效，对延缓衰老和促进儿童生长发育具有特殊的作用，对老年人神经衰弱（失眠）等有良好的改善作用，是老人、女性和失血者的食疗佳品。

适宜人群　血虚、老年体弱、产后缺奶、腰脚软弱无力、痈疽疮毒久溃不愈者。

不宜人群　动脉硬化、高血压患者。

✔ 相宜食物搭配及功效

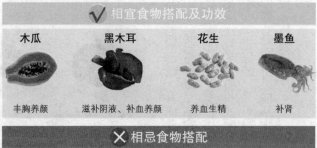

木瓜　　　黑木耳　　　花生　　　墨鱼

丰胸养颜　　滋补阴液、补血养颜　　养血生精　　补肾

✖ 相忌食物搭配

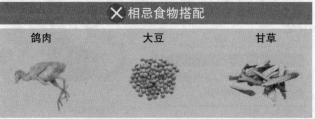

鸽肉　　　大豆　　　甘草

猪腰

别名 猪肾。

性味归经 性平，味甘、咸。归肾经。

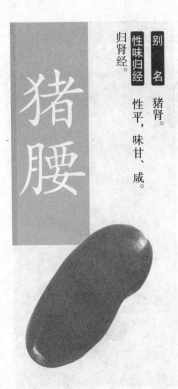

功效 妊娠期间肾血流量由孕前的800毫升/分增至1200毫升/分，肾脏负担增加，因此，孕妇应该适当吃些猪腰以滋补肾脏。猪腰含有蛋白质、脂肪、碳水化合物、钙、磷、铁和维生素等，有健肾补腰、和肾理气之功效。

适宜人群 腰酸背痛、遗精、盗汗者，肾虚热、性欲较差的女性以及肾虚、耳聋、耳鸣的老年人。

不宜人群 高血压、高血脂患者。

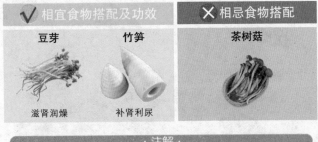

✔ 相宜食物搭配及功效		✘ 相忌食物搭配
豆芽	竹笋	茶树菇
滋肾润燥	补肾利尿	

·注解·

猪腰指的是猪的肾脏。中国医学理论有"以脏养脏"之学说，即常吃动物的脏器就可以滋补人的同种脏器。这一学说已经被现代医学证实。

猪肝

别名 血肝。

性味归经 性温，味甘、苦。归肝经。

功效 常食猪肝可预防眼睛干涩、疲劳，可调节和改善贫血病人造血系统的生理功能，还能帮助去除机体中的一些有毒成分。猪肝中含有一般肉类食品中缺乏的维生素C和微量元素硒，能增强人体的免疫力、抗氧化、防衰老，并能抑制肿瘤细胞的产生。

营养成分 含蛋白质、脂肪、维生素A、维生素B$_1$、维生素B$_2$、维生素B$_{12}$、维生素C、烟酸以及微量元素等。

选购 新鲜的猪肝呈褐色或紫色，用手按压坚实有弹性，有光泽，无腥臭异味。

贮存 切好的肝一时吃不完，可用豆油将其涂抹搅拌，然后放入冰箱内，会延长保鲜期。

适宜人群 气血虚弱、面色萎黄、缺铁者，电脑工作者以及癌症患者。

不宜人群 高血压、肥胖症、冠心病及高血脂患者。

·烹饪提示·

买回猪肝后要在自来水龙头下冲洗一下，然后置于盆内浸泡1～2小时消除残血，注意水要完全浸没猪肝。

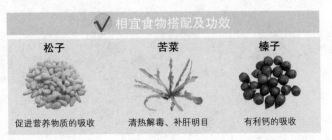

✔ 相宜食物搭配及功效		
松子	苦菜	榛子
促进营养物质的吸收	清热解毒、补肝明目	有利钙的吸收

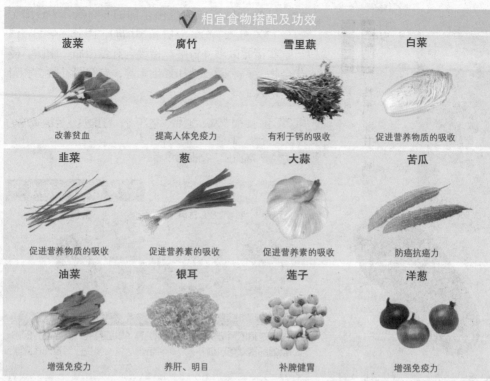

✔ 相宜食物搭配及功效

菠菜	腐竹	雪里蕻	白菜
改善贫血	提高人体免疫力	有利于钙的吸收	促进营养物质的吸收

韭菜	葱	大蒜	苦瓜
促进营养物质的吸收	促进营养素的吸收	促进营养素的吸收	防癌抗癌力

油菜	银耳	莲子	洋葱
增强免疫力	养肝、明目	补脾健胃	增强免疫力

✘ 相忌食物搭配

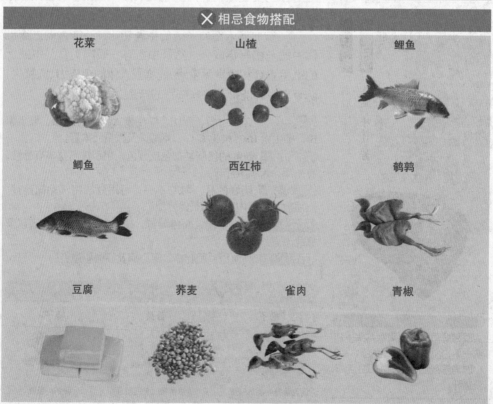

花菜　　　　　山楂　　　　　鲤鱼

鲫鱼　　　　　西红柿　　　　鹌鹑

豆腐　　　荞麦　　　雀肉　　　青椒

猪肚

别名 猪胃。

性味归经 性微温，味甘。归脾、胃经。

营养成分 富含蛋白质、脂肪、维生素A、维生素E以及钙、钾、镁、铁等元素。

选购 新鲜猪肚黄白色，手摸劲挺、黏液多，肚内无块和硬粒，弹性足。

贮存 猪肚用盐腌好，放于冰箱保存。

适宜人群 虚劳羸弱、脾胃虚弱、中气不足、气虚下陷、小儿疳积、腹泻、胃痛者以及糖尿病患者。

不宜人群 湿热痰滞内蕴者及感冒者。

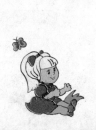

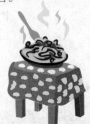

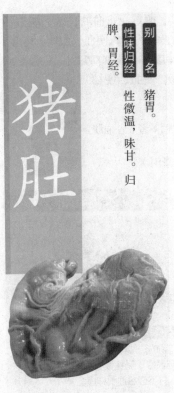

功效

猪肚不仅可供食用，而且有很好的药用价值。有补虚损、健脾胃的功效，多用于脾虚腹泻、虚劳瘦弱、消渴、小儿疳积、尿频或遗尿。

·烹饪提示·

猪肚烧熟后，切成长条或长块，放入碗中，加点汤水，放进锅中蒸，猪肚会涨厚，鲜嫩好吃。

✔ 相宜食物搭配及功效

豆芽	莲子	金针菇
增强免疫力	补脾健胃	开胃消食

生姜	糯米	
阻止胆固醇的吸收	益气补中	

✘ 相忌食物搭配

白糖	樱桃	杨梅

芦荟	豆腐	

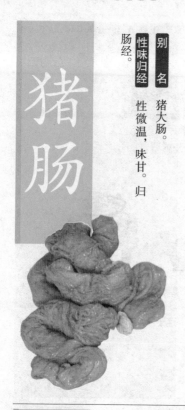

别　名　猪大肠。

性味归经　性微温，味甘。归肠经。

猪肠

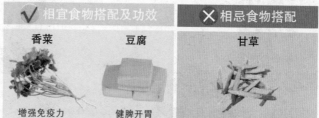

功效　猪肠有润肠、祛风、解毒、止血的功效，能去下焦风热、止小便数，主治肠风便血、血痢、痔漏、脱肛等症。还有润燥、补虚、止渴的功效。可用于治疗虚弱口渴、脱肛、痔疮、便血、便秘等症。

适宜人群　痔疮患者、小便频多者、便血脱肛者。

不宜人群　感冒患者、脾虚滑泻者。

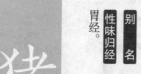

✓ 相宜食物搭配及功效		✗ 相忌食物搭配
香菜	豆腐	甘草
增强免疫力	健脾开胃	

·注解·

猪肠为猪科动物猪的肠，根据猪肠的功能可分为大肠、小肠和肠头，它们的脂肪含量是不同的，小肠最瘦，肠头最肥。猪肠是用于输送和消化食物的，有很强的韧性，并不像猪肚那样厚。

别　名　猪排骨、猪大骨。

性味归经　性温，味甘、咸。归脾、胃经。

猪骨

功效　猪骨有补脾、润肠胃、生津液、丰机体、泽皮肤、补中益气、养血健骨的功效。儿童经常喝骨头汤，能及时补充人体所必需的骨胶原等物质，增强骨髓造血功能，有助于骨骼的生长发育。成人喝可延缓衰老。

适宜人群　一般人，尤其是儿童和老年人。

不宜人群　急性肠道炎感染者、感冒者。

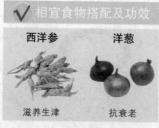

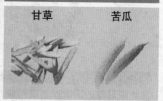

✓ 相宜食物搭配及功效		✗ 相忌食物搭配	
西洋参	洋葱	甘草	苦瓜
滋养生津	抗衰老		

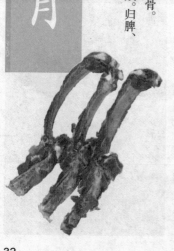

·注解·

猪骨即猪科动物猪的骨头。我们经常食用的是排骨和腿骨。猪骨除含蛋白质、脂肪、维生素外，还含有大量磷酸钙、骨胶原、骨黏蛋白等。

牛肉

别名 黄牛肉。

性味归经 性平，味甘。归脾、胃经。

营养成分 含蛋白质、脂肪、维生素 B_1、维生素 B_2、钙、磷、铁等，还含有多种特殊的成分，如肌醇、黄嘌呤、牛磺酸等。

选购 新鲜牛肉有光泽，红色均匀，脂肪洁白或淡黄色；外表微干或有风干膜，不粘手，弹性好。

贮存 如不慎买到老牛肉，可急冻再冷藏一两天，肉质可稍变嫩。

适宜人群 高血压、冠心病、血管硬化和糖尿病患者，老年人、儿童以及身体虚弱者。

不宜人群 内热者、皮肤病、肝病、肾病患者。

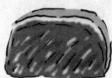

相宜食物搭配及功效

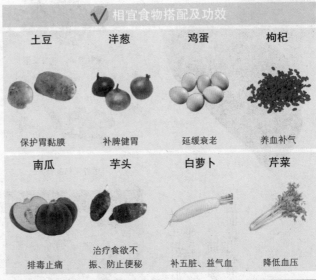

土豆	洋葱	鸡蛋	枸杞
保护胃黏膜	补脾健胃	延缓衰老	养血补气

南瓜	芋头	白萝卜	芹菜
排毒止痛	治疗食欲不振、防止便秘	补五脏、益气血	降低血压

相忌食物搭配

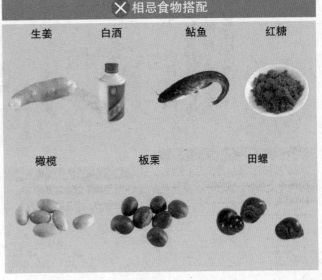

生姜	白酒	鲇鱼	红糖
橄榄	板栗	田螺	

功效 牛肉补脾胃、益气血、强筋骨。对虚损羸瘦、消渴、脾弱不运、癖积、水肿、面色萎黄、腰膝酸软、久病体虚、头晕目眩等病症有食疗作用。多吃牛肉，对肌肉生长有好处。

·烹饪提示· 炒牛肉片之前，先用啤酒将面粉调稀，淋在牛肉片上，拌匀后腌30分钟，可增加牛肉的鲜嫩程度。

牛肝

性味归经 性平，味甘、微苦。

归肝经。

营养成分 富含优质蛋白、维生素 A、B 族维生素、维生素 C 以及铁、铜等矿物元素。

选　购 颜色鲜亮，湿润的牛肝为好。

贮　存 放入冰箱冷藏，不宜超过一个星期。

适宜人群 夜盲症患者、视力减退者、近视者、营养不良贫血者。

不宜人群 高血压、动脉粥硬化、心脑血管疾病、痛风等患者。

✔ 相宜食物搭配及功效

枸杞	玄参
滋补肝肾、明目益精	补肝明目
菠菜	葱
营养素相互补充	开胃消食

✘ 相忌食物搭配

香椿	白萝卜	芥菜	芜菁
鲇鱼	鳗鱼	麻雀肉	

功效 牛肝补肝、养血、明目。对肝血虚所致的头晕眼花有食疗作用，对面色萎黄、消瘦、病后或产后血虚也有很好的食疗效果。

· 烹饪提示 ·

烹饪牛肝时宜适当延长加工时间，确保煮透炖烂，通常用于煨菜及砂锅菜。

· 注解 ·

牛肝是黄牛或水牛的肝脏。牛肝富含优质蛋白、铁、铜及维生素 A、维生素 B、维生素 C 等。

羊肉

别名 古称之为羝肉、羯肉。

性味归经 性热，味甘。归脾、胃、肾、心经。

营养成分 含有丰富的蛋白质和纤维素。

选 购 新鲜羊肉肉色鲜红而均匀，有光泽，肉质细而紧密，有弹性，外表略干，不粘手。

贮 存 买回的新鲜羊肉要及时进行冷却或冷藏，使肉温降到5℃以下，以便减少细菌污染，延长保鲜期。

适宜人群 体虚胃寒、反胃者，中老年体质虚弱者。

不宜人群 感冒发热、高血压、肝病、急性肠炎和其他感染病者。

功效 寒冬常吃羊肉可益气补虚、促进血液循环、使皮肤红润、增强御寒能力。羊肉还可增加消化酶，保护胃壁，帮助消化。中医认为，羊肉还有补肾壮阳的作用。

·烹饪提示·
在白萝卜上戳几个洞，放入冷水中和羊肉同煮，滚开后将羊肉捞出，再单独烹调，即可去除膻味。

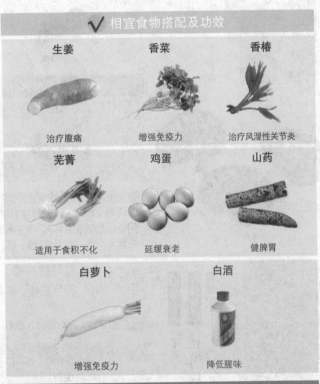

✓ 相宜食物搭配及功效

生姜	香菜	香椿
治疗腹痛	增强免疫力	治疗风湿性关节炎
芜菁	鸡蛋	山药
适用于食积不化	延缓衰老	健脾胃
白萝卜	白酒	
增强免疫力	降低腥味	

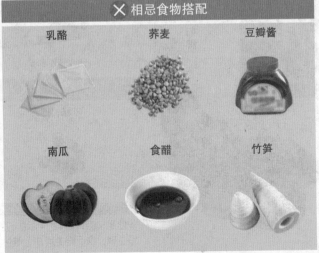

✗ 相忌食物搭配

乳酪	荞麦	豆瓣酱
南瓜	食醋	竹笋

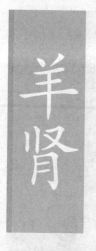

羊肾

别名：羊腰子。

性味归经：性微温，味甘、咸。归肾经。

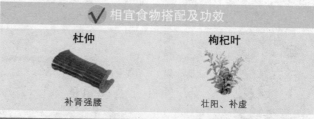

功效 羊肾能补肾气，益精髓。用于肾虚劳损、腰脊酸痛、足膝软弱、耳聋、阳痿、尿频等症。

适宜人群 腰酸腰痛、头晕耳鸣、消渴、尿频、遗精、阳痿者。

不宜人群 感冒发烧者。

✔ 相宜食物搭配及功效

杜仲
补肾强腰

枸杞叶
壮阳、补虚

✘ 相忌食物搭配

南瓜

奶酪

· 注解 ·

羊肾为羊的肾脏。羊肾含有蛋白质、脂肪、碳水化合物、胆固醇，另外还含有维生素A、维生素 B_1、维生素 B_2、烟酸、维生素C、维生素E、钾、磷、镁、铁、锰、锌、铜、钙等，营养价值非常高。

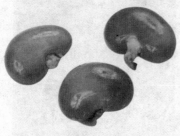

羊肚

别名：羊胃。

性味归经：性温，味甘。归脾、肾经。

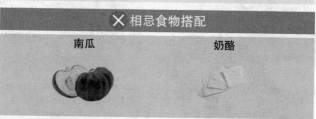

功效 羊肚有健脾补虚、益气健胃、固表止汗之功效；用于虚劳羸瘦、不能饮食、消渴、盗汗、尿频等症。

适宜人群 体虚瘦弱、尿频、盗汗者。

✔ 相宜食物搭配及功效

山药
治疗脾胃虚弱

葱
补脾健胃

✘ 相忌食物搭配

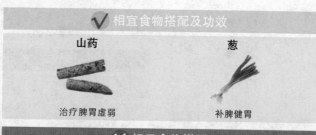

杨梅

红豆

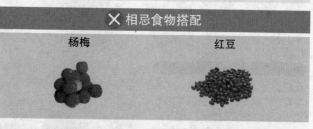

· 注解 ·

羊肚是羊的胃。羊肚中所含的营养成分有蛋白质、脂肪、碳水化合物、钙、磷、铁、维生素 B_1、维生素 B_2、烟酸等。

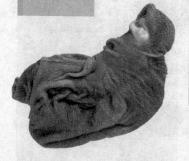

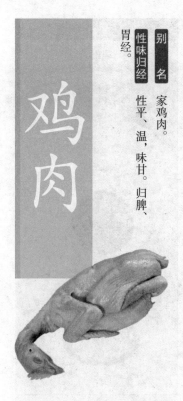

鸡肉

别名 家鸡肉。

性味归经 性平、温，味甘。归脾、胃经。

营养成分 富含蛋白质、脂肪、碳水化合物、维生素 B_1、维生素 B_2、烟酸、钙、磷、铁以及钾、钠、氯、硫等。

选购 新鲜的鸡肉肉质紧密，颜色呈干净的粉红色且有光泽，鸡皮呈米色，并有光泽和张力，毛囊突出。

贮存 鸡肉较容易变质，购买后要马上放进冰箱。如果一时吃不完，最好将剩下的鸡肉煮熟保存，而不要生的保存。

适宜人群 虚劳瘦弱、营养不良、气血不足、面色萎黄者，以及体质虚弱或乳汁缺乏的产妇。

不宜人群 内火偏旺、痰湿偏重、感冒发热、胆囊炎、胆石症、肥胖症、热毒疖肿、高血压、高血脂、严重皮肤疾病等患者。

功效 鸡肉具有温中益气、补精填髓、益五脏、补虚损、健脾胃、强筋骨的功效。冬季多喝些鸡汤可提高自身免疫力，流感患者多喝点鸡汤有助于缓解感冒引起的鼻塞、咳嗽等症状。鸡皮中含有大量胶原蛋白，能补充人体所缺少的水分，延缓皮肤衰老。

·烹饪提示· 鸡肉用药膳炖煮，营养更全面。带皮的鸡肉含有较多的脂类物质，所以较肥的鸡应该去掉鸡皮再烹制。

✔ 相宜食物搭配及功效

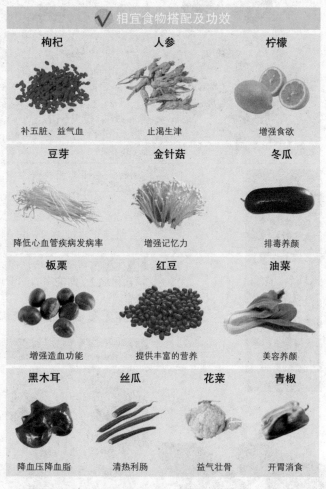

枸杞	人参	柠檬
补五脏、益气血	止渴生津	增强食欲

豆芽	金针菇	冬瓜
降低心血管疾病发病率	增强记忆力	排毒养颜

板栗	红豆	油菜
增强造血功能	提供丰富的营养	美容养颜

黑木耳	丝瓜	花菜	青椒
降血压降血脂	清热利肠	益气壮骨	开胃消食

·注解· 鸡肉适合多种烹饪方法，有热炒、炖汤，而且比较适合凉拌冷食。但切忌吃过多的鸡肉类食品，以免引起肥胖。

✕ 相忌食物搭配

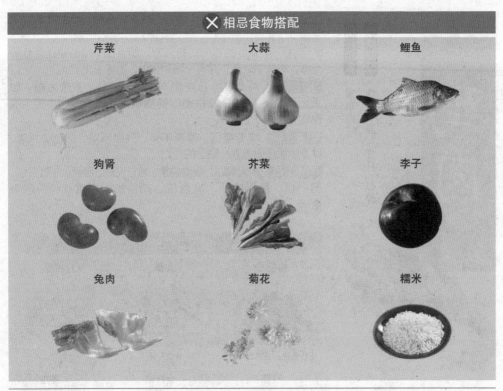

芹菜	大蒜	鲤鱼
狗肾	芥菜	李子
兔肉	菊花	糯米

鸡肝

性味归经 性微温，味甘、苦。归肝、肾经。

功效 鸡肝铁质含量丰富，是补血食品中最常用的食物。鸡肝中的维生素A含量远远超过奶、蛋、肉、鱼等食品，具有维持正常生长和生殖功能的作用，能保护眼睛，维持正常视力，防止眼睛干涩、疲劳，维持健康的肤色。

适宜人群 肝虚目暗、视力下降、夜盲症、小儿疳眼（角膜软化症）、佝偻病、妇女产后贫血、肺结核及孕妇先兆流产者。

不宜人群 高胆固醇血症、肝病和高血压患者。

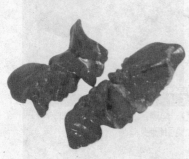

| ✓ 相宜食物搭配及功效 | ✕ 相忌食物搭配 |

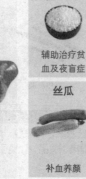

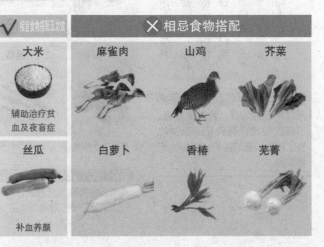

大米	麻雀肉	山鸡	芥菜
辅助治疗贫血及夜盲症			
丝瓜	白萝卜	香椿	芜菁
补血养颜			

鸭肉

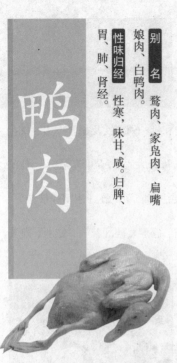

别名 鹜肉、家凫肉、扁嘴娘肉、白鸭肉。

性味归经 性寒，味甘、咸。归脾、胃、肺、肾经。

营养成分 富含蛋白质、B族维生素、维生素E以及铁、铜、锌等微量元素。

选购 要选择肌肉新鲜、脂肪有光泽的鸭肉。

贮存 保存鸭肉的方法很多，中国农村用熏、腊、风、腌等方法保存。

适宜人群 体内有热、上火、水肿、虚弱、食少、大便秘结、癌症、糖尿病、肝硬化腹水、慢性肾炎水肿等患者。

不宜人群 阳虚脾弱、外感未清、便泻肠风患者。

功效 鸭肉具有养胃滋阴、清肺解热、大补虚劳、利水消肿之功效，用于治疗咳嗽痰少、咽喉干燥、阴虚阳亢之头晕头痛、水肿、小便不利。鸭肉不仅脂肪含量低，且所含脂肪主要是不饱和脂肪酸，能起到保护心脏的作用。

·烹饪提示· 炖制老鸭时，加几片火腿或腊肉，能增加鸭肉的鲜香味。

✔ 相宜食物搭配及功效

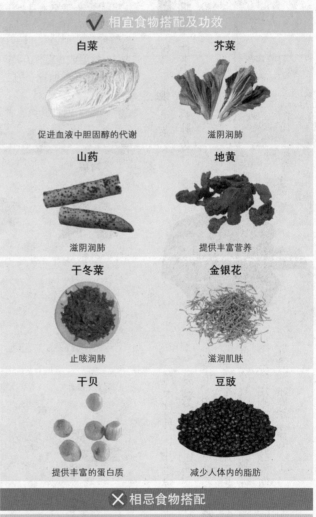

白菜	芥菜
促进血液中胆固醇的代谢	滋阴润肺

山药	地黄
滋阴润肺	提供丰富营养

干冬菜	金银花
止咳润肺	滋润肌肤

干贝	豆豉
提供丰富的蛋白质	减少人体内的脂肪

✘ 相忌食物搭配

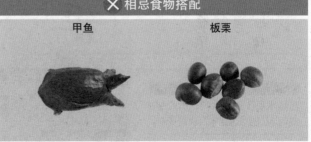

甲鱼	板栗

菌菇类

菌菇类的营养价值十分丰富，含有较多的蛋白质、碳水化合物、维生素等，还有微量元素和矿物质，多吃可增强人体免疫力。本章节详细介绍了常见的菌菇的功效、相宜食物搭配及功效、相忌食物搭配。

黑木耳

性味归经 性平，味甘。归肺、胃、肝经。

别名 树耳、木蛾、黑菜。

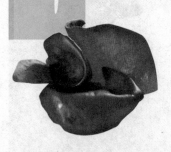

功效 黑木耳具有补血气、活血、滋润、强壮、通便之功效，对痔疮、胆结石、肾结石、膀胱结石等病症有食疗作用。黑木耳可防止血液凝固，有助于减少动脉硬化，经常食用则可预防脑溢血、心肌梗死等致命性疾病的发生。

· 烹饪提示 ·
将黑木耳放入温水中，加点盐，浸泡半小时可以让木耳快速变软。

营养成分 含蛋白质、脂肪和钙、磷、铁及胡萝卜素、维生素 B_1 等，还含磷脂、固醇等。

选　购 干黑木耳越干越好，朵大适度，朵面乌黑但无光泽，朵背略呈灰白色的为上品。

贮　存 保存干黑木耳要注意防潮，最好用塑胶袋装好、封严，常温或冷藏保存均可。

适宜人群 脑血栓、冠心病、癌症、硅沉着病、结石、肥胖患者。

不宜人群 慢性肠炎患者。

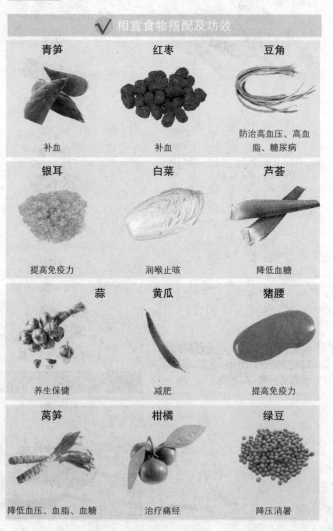

✔ 相宜食物搭配及功效

青笋	红枣	豆角
补血	补血	防治高血压、高血脂、糖尿病
银耳	**白菜**	**芦荟**
提高免疫力	润喉止咳	降低血糖
蒜	**黄瓜**	**猪腰**
养生保健	减肥	提高免疫力
莴笋	**柑橘**	**绿豆**
降低血压、血脂、血糖	治疗痛经	降压消暑

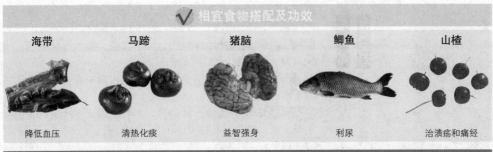

✔ 相宜食物搭配及功效

海带	马蹄	猪脑	鲫鱼	山楂
降低血压	清热化痰	益智强身	利尿	治溃疡和痛经

✘ 相忌食物搭配

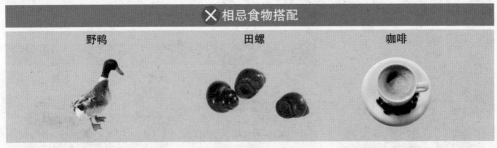

野鸭	田螺	咖啡

· 注解 ·

黑木耳生长于栎树、杨树、榕树、槐树等 120 多种阔叶树的腐木上，单生或群生。在中国主要分布于黑龙江、吉林、福建、台湾、湖北、广东、广西、四川、贵州、云南等地。目前人工培植以椴木的和袋料的为主。黑木耳色泽黑褐，质地柔软，味道鲜美、营养丰富，可素可荤。

草菇

别名 稻草菇、脚苞菇。

性味归经 性平，味甘。归胃、脾经。

功效 草菇具有清热解暑、养阴生津、降血压、降血脂、滋阴壮阳、增加乳汁等功效，可预防坏血病，促进创伤愈合，护肝健胃，增强人体免疫力。

适宜人群 高血压、高血脂、动脉硬化、冠心病、癌症、糖尿病患者，以及体质虚弱、气血不足、营养不良、食欲不振者。

不宜人群 草菇性寒，平素脾胃虚寒之人忌食。

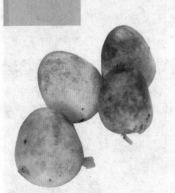

✔ 相宜食物搭配及功效

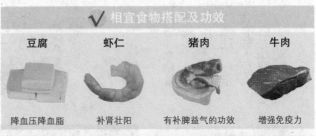

豆腐	虾仁	猪肉	牛肉
降血压降血脂	补肾壮阳	有补脾益气的功效	增强免疫力

✘ 相忌食物搭配

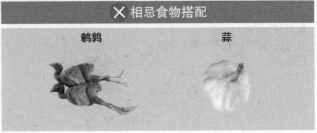

鹌鹑	蒜

银耳

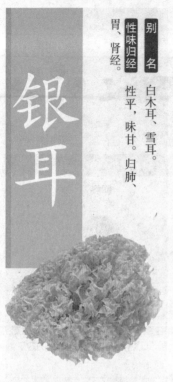

别　名　白木耳、雪耳。

性味归经　性平，味甘。归肺、胃、肾经。

营养成分　含蛋白质、脂肪、碳水化合物、粗纤维、钙、磷、铁、维生素 B_1，维生素 B_2、烟酸以及 16 种氨基酸。

选　购　宜选择色泽黄白、鲜洁发亮、瓣大形似梅花、气味清香、带韧性、胀性好的银耳。

贮　存　银耳易受潮变质，可先装入瓶中密封，再放于阴凉干燥处保存。

适宜人群　虚劳咳嗽、肺结核、神经衰弱、盗汗遗精、白细胞减少症、高血压、肿瘤、肝炎、老年慢性支气管炎、肺源性心脏病患者。

不宜人群　慢性肠炎患者、风寒者。

功效　银耳含有丰富的胶质、多种维生素、无机盐、氨基酸，具有强精补肾、滋肠益胃、补气和血、强心、补脑提神、美容嫩肤、延年益寿的功效。银耳还含有酸性异多糖，能增强机体巨噬细胞的吞噬功能，抑制癌细胞生长。

·烹饪提示·

银耳宜用开水泡发，泡发后应去掉未发开的部分，特别是那些呈淡黄色的东西。银耳主要用来做甜汤。

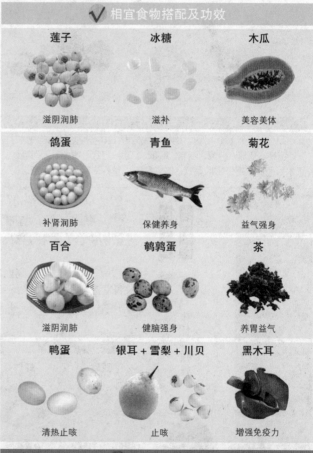

✔ 相宜食物搭配及功效

莲子	冰糖	木瓜
滋阴润肺	滋补	美容美体
鸽蛋	青鱼	菊花
补肾润肺	保健养身	益气强身
百合	鹌鹑蛋	茶
滋阴润肺	健脑强身	养胃益气
鸭蛋	银耳＋雪梨＋川贝	黑木耳
清热止咳	止咳	增强免疫力

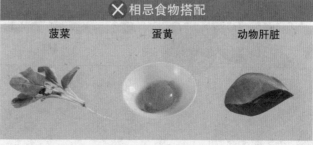

✘ 相忌食物搭配

菠菜	蛋黄	动物肝脏

香菇

别　名 菊花菇、合蕈。

性味归经 性平，味甘。归脾、胃经。

营养成分 富含碳水化合物、钙、磷、铁、维生素、烟酸以及蛋白质类物质，并含有香菇多糖、天门冬素等多种物质。

选　购 首先应当鉴别其香味如何，可用手指头压住菇伞，然后边放松边闻，以香味纯正、伞背呈黄色或白色者为佳。

贮　存 干香菇应放在干燥、低温、避光、密封的环境中储存。发好的香菇要放在冰箱里冷藏才不会损失营养。

适宜人群 肝硬化、高血压、糖尿病、癌症、肾炎、气虚、贫血、痘疹透发不畅、佝偻病患者。

不宜人群 慢性畏寒型胃炎患者、痘疹首发之人。

功效 香菇具有化痰理气、益胃和中、透疹解毒之功效，对食欲不振、身体虚弱、小便失禁、大便秘结、形体肥胖、肿瘤疮疡等病症有食疗功效。

·烹饪提示· 烹饪前,香菇在水里(冬天用温水)提前浸泡1天，经常换水并用手挤出杆内的水，这样既能泡发彻底，又不会造成营养大量流失。

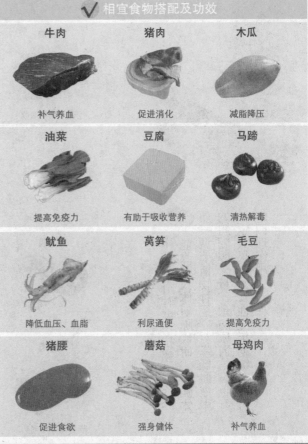

✔ 相宜食物搭配及功效

牛肉	猪肉	木瓜
补气养血	促进消化	减脂降压
油菜	豆腐	马蹄
提高免疫力	有助于吸收营养	清热解毒
鱿鱼	莴笋	毛豆
降低血压、血脂	利尿通便	提高免疫力
猪腰	蘑菇	母鸡肉
促进食欲	强身健体	补气养血

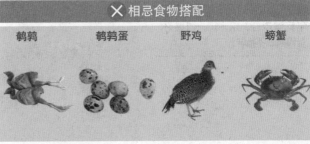

✘ 相忌食物搭配

鹌鹑	鹌鹑蛋	野鸡	螃蟹

平菇

别名 侧耳、糙皮侧耳、蚝菇、黑牡丹菇

性味归经 性微温，味甘。归脾、胃经。

营养成分 含有18种氨基酸、丰富的维生素及钙、磷、铁等矿物质。

选购 应选择菇形整齐不坏、颜色正常、质地脆嫩而肥厚、气味纯正清香、无杂味、无病虫害、八成熟的鲜平菇。

贮存 可以将平菇装入塑料袋中，存放于干燥处。

适宜人群 产妇、心血管疾病、肝炎、慢性胃炎、胃和十二指肠溃疡、软骨病、高血压、高血脂、尿路结石患者。

不宜人群 对菌类食品过敏者不宜食用。

功效 平菇具有补虚、抗癌之功效，能改善人体新陈代谢、增强体质、调节植物神经。对降低血液中的胆固醇含量、预防尿道结石也有一定效果。对女性更年期综合征可起调理作用。

·烹饪提示· 平菇可以炒、烩、烧，口感好、营养高、不抢味。

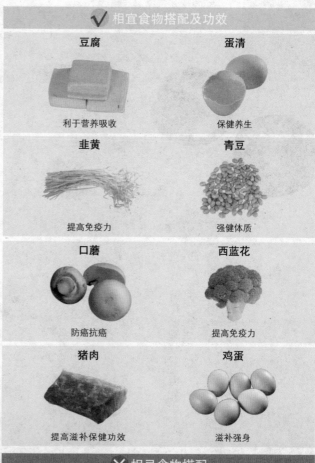

✔ 相宜食物搭配及功效

豆腐	蛋清
利于营养吸收	保健养生

韭黄	青豆
提高免疫力	强健体质

口蘑	西蓝花
防癌抗癌	提高免疫力

猪肉	鸡蛋
提高滋补保健功效	滋补强身

✘ 相忌食物搭配

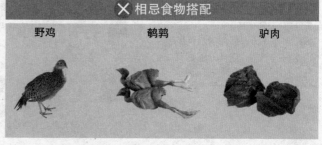

野鸡	鹌鹑	驴肉

猴头菇

别　名 猴菇菌、猴头菌、羊毛菌、刺猬菌。

性味归经 性平，味甘。归脾、胃、心经。

功效 猴头菇具有健胃、补虚、抗癌之功效，对胃癌、食管癌等消化道恶性肿瘤，以及胃溃疡、胃窦炎、消化不良、胃痛腹胀、神经衰弱等病症有一定的食疗作用。

适宜人群 低免疫力人群、高脑力人群，心血管疾病、肠胃疾病、神经衰弱、癌症患者。

不宜人群 对菌类食品过敏者慎用。

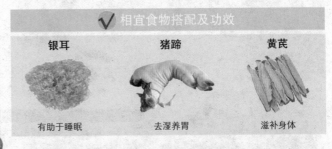

✔ 相宜食物搭配及功效

银耳	猪蹄	黄芪
有助于睡眠	去湿养胃	滋补身体

·注解·

猴头菇是中国传统的名贵菜肴，肉嫩、味香、鲜美可口。猴头菇菌伞表面长有毛茸状肉刺，长 1～3 厘米；子圆而厚，新鲜时白色，干后变浅黄至浅褐色，基部狭窄或略有短柄，上部膨大，直径为 3.5～10 厘米，远远望去似金丝猴头，故称"猴头菇"。

金针菇

别　名 冬蘑、金钱菌、冻菌、金菇。

性味归经 性凉，味甘滑。归脾、大肠经。

功效 金针菇具有补肝、益肠胃、抗癌之功效，对肝病、胃肠道炎症、溃疡、肿瘤等病症有食疗作用。金针菇中锌含量较高，对预防男性前列腺疾病较有助益。金针菇还是高钾低钠食品，可防治高血压，对老年人也有益。

适宜人群 一般人群及气血不足、营养不良的老人、儿童、产妇及癌症、肝脏病、胃肠道溃疡、心脑血管疾病患者。

不宜人群 脾胃虚寒者。

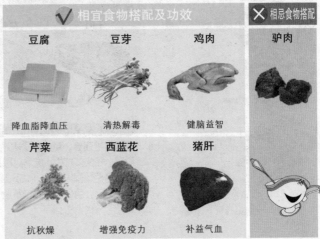

✔ 相宜食物搭配及功效

豆腐	豆芽	鸡肉
降血脂降血压	清热解毒	健脑益智
芹菜	西蓝花	猪肝
抗秋燥	增强免疫力	补益气血

✘ 相忌食物搭配

驴肉

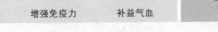

鸡枞

别名

鸡宗、鸡松、鸡脚菇、蚁枞。

性味归经

性寒，味甘。归胃经。

功效 鸡枞具有健脾胃、养血润燥、提高机体免疫力、抑制癌细胞生长的功效，并含有可辅助食疗糖尿病的有效成分，对降低血糖有明显效果。

适宜人群 老年人、儿童、妇女和体质虚弱者。

不宜人群 患有感冒或肠胃不适的人。

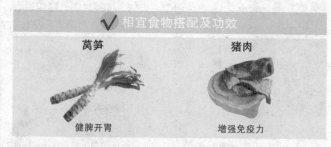

相宜食物搭配及功效

莴笋	猪肉
健脾开胃	增强免疫力

·注解·

鸡枞是一种美味山珍，被称之为"菌中之王"，其肉肥硕壮实、质细丝白、鲜甜脆嫩、清香可口，可与鸡肉媲美，故名鸡枞。在中国，鸡枞仅在西南、东南几省及台湾省的一些地区出产，其中以云南所产者为佳。鸡枞以黑皮和青皮的最好，其次是白皮、花皮、黄皮、土堆鸡枞。

·小贴士·

伞形厚圆、轴部健壮的鸡枞最好。鸡枞吃法很多，生食和炒、煮、煲汤皆可，味道极鲜美。

鸡腿蘑

别名

毛头鬼伞、毛鬼伞、刺蘑菇。

性味归经

性平，味甘。归心、胃二经。

功效 鸡腿蘑能益胃清神、增进食欲、消食化痔，还具有调节体内糖代谢、降低血糖之功效，并能调节血脂，对糖尿病和高血脂患者有保健作用。

适宜人群 一般人群及食欲不振者、糖尿病人、痔疮患者。

不宜人群 痛风患者。

相宜食物搭配及功效		✗ 相忌食物搭配

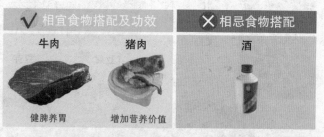

牛肉	猪肉	酒
健脾养胃	增加营养价值	

·注解·

鸡腿蘑常在春、夏、秋季雨后生于田野、林园、路边，甚至茅屋屋顶上。子实体群生，成熟时菌褶变黑，边缘液化。蕾期菌盖圆柱形，连同菌柄状似火鸡腿，"鸡腿蘑"由此得名。鸡腿蘑幼时肉质细嫩、鲜美可口，色、香、味皆不亚于草菇。

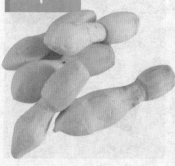

松蘑

别名
松口蘑。

性味归经
性温，味淡。归肾、胃二经。

松菇、松蕈、鸡丝菌、

功效 松蘑具有强身、益肠胃、止痛、理气、化痰等功效。松蘑中含有丰富的铬和多元醇，对糖尿病有食疗作用。所含的抗氧化物质还可以抑制癌细胞生长。

适宜人群 一般人群。

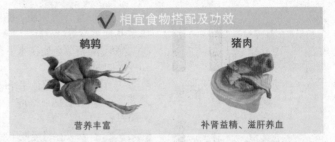

✔ 相宜食物搭配及功效

鹌鹑	猪肉
营养丰富	补肾益精、滋肝养血

·注解·
松蘑是目前不能人工培养的野生菌之一。松蘑的生长环境，除具备一般蘑菇生长条件外，还必须与松树生长在一起，与松树根共生。松蘑肉质肥厚，味道鲜美滑嫩，不但风味极佳、香味诱人，而且是营养丰富的食用菌，有"食用菌之王"的美称。

·小贴士·
松蘑以片大体轻、黑褐色、身干、整齐、无泥沙、带白丝、油润、不霉不碎的为好。

口蘑

别名
白蘑、蒙古口蘑、云盘蘑、银盘。

性味归经
性平，味甘。归肺、心二经。

功效 口蘑能够防止过氧化物损害机体，帮助治疗因缺硒引起的血压升高和血黏度增加，调节甲状腺功能，提高免疫力，可抑制血清和肝脏中胆固醇上升，对肝脏起到良好的保护作用。

适宜人群 一般人群及便秘、糖尿病、高血压、软骨病、肝炎、肺结核、癌症患者。
不宜人群 肾脏疾病患者。

✔ 相宜食物搭配及功效

鸡肉	鹌鹑蛋
补中益气	防治肝炎

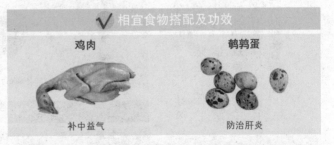

·小贴士·
市场上有泡在液体中的袋装口蘑，食用前一定要多漂洗几遍，以去掉某些化学物质。

·注解·
口蘑原是生长在蒙古草原上的一种白色伞菌属野生蘑菇，一般生长在有羊骨或羊粪的地方，味道异常鲜美。因为蒙古口蘑以前都通过河北省张家口市输往内地，所以被称为"口蘑"。由于产量不大而需求量大，所以口蘑价格昂贵，是目前中国市场上较为昂贵的蘑菇之一。

水产类

草鱼

别　名 混子、草鲩、白鲩、鲩鱼、油鲩。

性味归经 性温，味甘。无毒。归肝、胃经。

营养成分 富含蛋白质、脂肪、钙、磷、铁、维生素 B_1、维生素 B_2、烟酸等。

选　购 将草鱼放在水中，游在水底层，且鳃盖起伏均匀，在呼吸的为鲜活草鱼。

贮　存 将鲜活草鱼宰杀洗净放入冰箱内。

适宜人群 冠心病、高血压、高血脂、水肿、肺结核、风湿头痛患者，体虚气弱者。

不宜人群 女子在月经期不宜食用。

功效

草鱼具有暖胃、平肝、祛风、活痹、截疟、降压、祛痰及轻度镇咳等功能，是温中补虚的养生食品。此外，草鱼对增强体质、延缓衰老有食疗作用。而且，多吃草鱼还可以预防乳腺癌。

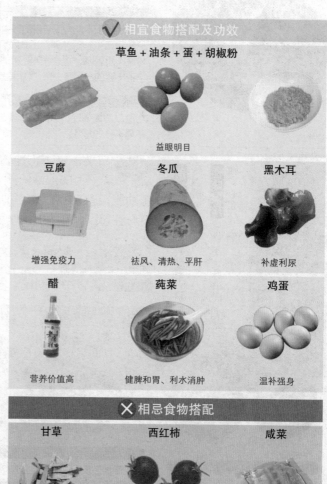

✔ 相宜食物搭配及功效

草鱼＋油条＋蛋＋胡椒粉

益眼明目

豆腐	冬瓜	黑木耳
增强免疫力	祛风、清热、平肝	补虚利尿

醋	莼菜	鸡蛋
营养价值高	健脾和胃、利水消肿	温补强身

✘ 相忌食物搭配

甘草	西红柿	咸菜

·烹饪提示·

烹调草鱼时，不放味精，味道也很鲜美；煎鱼肉的时间不能过长，要用低温油煎至鱼肉变白即可。

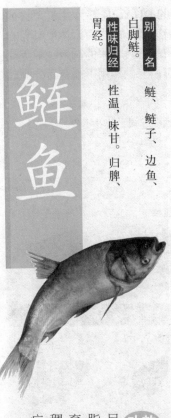

鲢鱼

别　名　鲢、鲢子、边鱼、白脚鲢。

性味归经　性温，味甘。归脾、胃经。

营养成分　富含蛋白质及氨基酸、脂肪、烟酸、钙、磷、铁、糖类、维生素 B_1、维生素 B_2、维生素 D 等。

选　购　选购鲢鱼头时，以头型浑圆者为佳，要选黑鲢鱼头。

贮　存　将鲢鱼宰杀后洗净，切成块分装在塑料袋里放入冷冻室，要吃时拿出解冻。

适宜人群　脾胃气虚、营养不良、肾炎水肿、小便不利、肝炎患者。

不宜人群　甲亢、感冒、发烧、痈疽疔疮、无名肿毒、瘙痒性皮肤病、目赤肿痛、口腔溃疡、大便秘结、红斑狼疮等病症者。

功效　鲢鱼具有健脾、利水、温中、益气、通乳、化湿之功效。

另外，鲢鱼的鱼肉中含蛋白质、脂肪酸很丰富，能促进智力发育，对于降低胆固醇和血液黏稠度，预防心脑血管疾病、癌症等具有明显的食疗作用。

·烹饪提示·
鲢鱼适用于烧、炖、清蒸、油浸等烹调方法，尤以清蒸、油浸最能体现出鲢鱼清淡、鲜香的特点。

·小贴士·
将鱼去鳞剖腹洗净后，放入盆中倒一些黄酒，就能除去鱼的腥味，并能使鱼滋味鲜美。

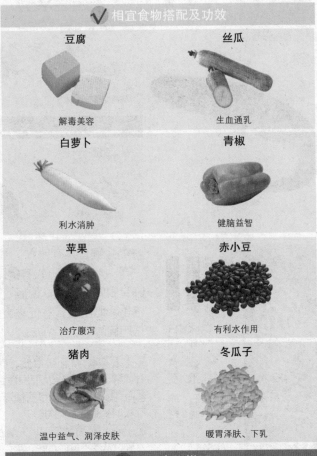

✔ 相宜食物搭配及功效

豆腐 解毒美容	丝瓜 生血通乳
白萝卜 利水消肿	青椒 健脑益智
苹果 治疗腹泻	赤小豆 有利水作用
猪肉 温中益气、润泽皮肤	冬瓜子 暖胃泽肤、下乳

✘ 相忌食物搭配

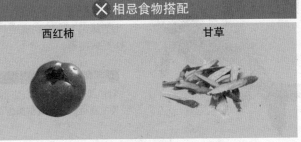

西红柿　　甘草

49

鲇鱼

别　名　鲶鱼、胡子鲢、黏鱼、生仔鱼。

性味归经　性温，味甘。归胃、膀胱经。

功效　鲇鱼不仅含有丰富的DHA，能够为儿童大脑神经系统发育提供丰富营养，并含有人体所必需的各种氨基酸，具有滋阴开胃、催乳利尿的功效。鲇鱼油脂含量低，其肉蛋白在胃蛋白酶的作用下很容易分解成氨基酸，所以消化率达98%。

适宜人群　老年人、儿童。体弱虚损、营养不良、小便不利、水肿者。

不宜人群　瘰疬、疮疡者。

✔ 相宜食物搭配及功效

豆腐	菠菜	茄子
提高营养吸收率	减肥	营养丰富

✘ 相忌食物搭配

荆芥	鹿肉	牛肝

鲤鱼

别　名　白鲤、黄鲤、赤鲤。

性味归经　味甘，性平。归脾、胃、肝、肺经。

功效　鲤鱼具有健胃、滋补、催乳、利水之功效。男性吃雄性鲤鱼，有健脾益肾、止咳平喘之功效。此外，鲤鱼眼睛有黑发、悦颜、明目效果。鲤鱼的脂肪主要是不饱和脂肪酸，有促进大脑发育的作用，还能很好地降低胆固醇。

营养成分　富含蛋白质、碳水化合物、脂肪、多种维生素、甘氨酸、组氨酸以及挥发性含氮物质等成分。

选　购　鲤鱼体呈纺锤形、青黄色，最好的鱼游在水的下层，呼吸时鳃盖起伏均匀。

适宜人群　食欲低下、工作太累和情绪低落、胎动不安、心脏性水肿、营养不良性水肿、肾炎水肿、咳喘等病症患者。

不宜人群　红斑狼疮、痈疽疔疮、荨麻疹、支气管哮喘、小儿腮腺炎、血栓闭塞性脉管炎、恶性肿瘤、淋巴结核、皮肤湿疹等病症者。

· 烹饪提示 ·

鲤鱼两侧皮内有一条似白线的筋，在烹制前要把它抽出，这样可去除它的腥味。烹调鲤鱼的方法较多，以红烧、干烧、糖醋为主。

✔ 相宜食物搭配及功效

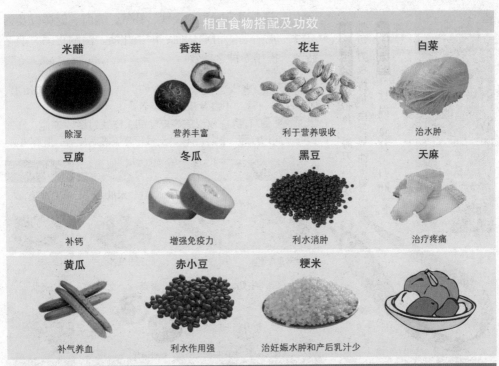

| 米醋 | 香菇 | 花生 | 白菜 |
| 除湿 | 营养丰富 | 利于营养吸收 | 治水肿 |

| 豆腐 | 冬瓜 | 黑豆 | 天麻 |
| 补钙 | 增强免疫力 | 利水消肿 | 治疗疼痛 |

| 黄瓜 | 赤小豆 | 粳米 | |
| 补气养血 | 利水作用强 | 治妊娠水肿和产后乳汁少 | |

✘ 相忌食物搭配

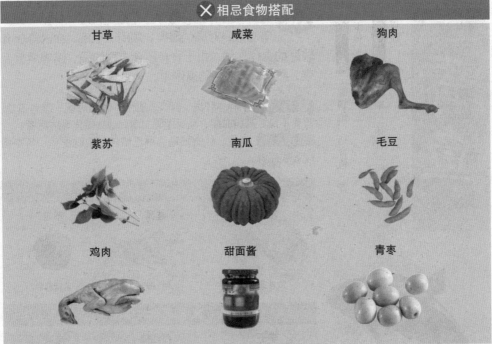

甘草	咸菜	狗肉
紫苏	南瓜	毛豆
鸡肉	甜面酱	青枣

· 注解 ·

鲤鱼因鳞有十字纹理，故得"鲤"名。原产亚洲，属温带性淡水鱼，喜欢生活在平原上的湖泊中或水流缓慢的河里。鲤鱼背鳍的根部长，通常口边有须，但有的也没有须。口腔的深处有咽喉齿，用来磨碎食物。鲤鱼肉质十分细嫩可口，易被消化和吸收。

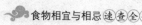

带鱼

别名 裙带鱼、海刀鱼、牙带鱼、刀鱼、鞭鱼、白带鱼、油带鱼。

性味归经 性温，味甘。归肝、脾经。

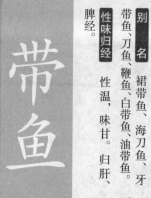

功效 带鱼具有暖胃、泽肤、补气、养血、健美以及强心补肾、舒筋活血、消炎化痰、清脑止泻、消除疲劳、提精养神之功效。

适宜人群 老人、儿童、孕产妇，气短乏力、久病体虚、血虚头晕、营养不良及皮肤干燥者。

不宜人群 有疥疮或湿疹等皮肤病、皮肤过敏、癌症、红斑狼疮、痈疖疔毒、淋巴结核、支气管哮喘等病症者，肥胖者。

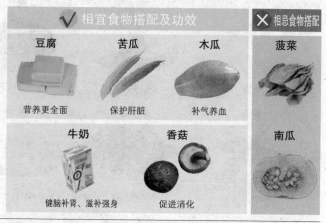

✓ 相宜食物搭配及功效			✗ 相忌食物搭配
豆腐 营养更全面	**苦瓜** 保护肝脏	**木瓜** 补气养血	**菠菜**
牛奶 健脑补肾、滋补强身	**香菇** 促进消化		**南瓜**

青鱼

别名 螺蛳鱼、乌青鱼、青根鱼。

性味归经 性平，味甘。归脾、胃经。

功效 青鱼具有补气、健脾、养胃、化湿、祛风、利水等功效，对脚气湿痹、烦闷、疟疾、血淋等症有较好的食疗作用。由于青鱼还含丰富的硒、碘等微量元素，故有抗衰老、防癌作用。

适宜人群 水肿、肝炎、肾炎、脚气、脾胃虚弱、气血不足、营养不良、高脂血症、高胆固醇血症、动脉硬化等病症者。

不宜人群 癌症、红斑狼疮、淋巴结核、皮肤湿疹、疥疮瘙痒等病症者。

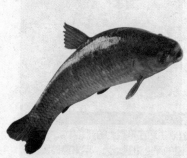

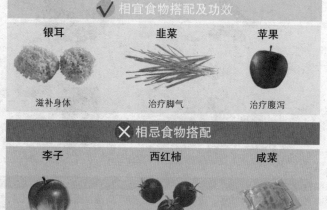

✓ 相宜食物搭配及功效		
银耳 滋补身体	**韭菜** 治疗脚气	**苹果** 治疗腹泻

✗ 相忌食物搭配		
李子	**西红柿**	**咸菜**

鱿鱼

别名 柔鱼、枪乌贼。

性味归经 性温，味甘，归脾、胃、肺经。

营养成分 富含蛋白质、钙、磷、牛磺酸、维生素 B_1。

选购 优质鱿鱼体形完整，呈粉红色，有光泽，体表略现白霜，肉肥厚，半透明，背部不红。

贮存 鱿鱼干应放在干燥通风处，一旦受潮应立即晒干，否则易生虫、霉变。

适宜人群 骨质疏松、缺铁性贫血、月经不调、减肥者。

不宜人群 内分泌失调、甲亢、皮肤病、脾胃虚寒、过敏性体质患者。

功效

鱿鱼具有补虚养气、滋阴养颜等功效，可降低血液中胆固醇的浓度，调节血压、保护神经纤维、活化细胞，对预防血管硬化、胆结石的形成，补充脑力等有一定的食疗功效。

· 烹饪提示 ·

食用新鲜鱿鱼时一定要去除内脏，因为其内脏中含有大量的胆固醇。鱿鱼须煮熟透后再食，因为鲜鱿鱼中有多肽，若未煮透就食用，会导致肠运动失调。

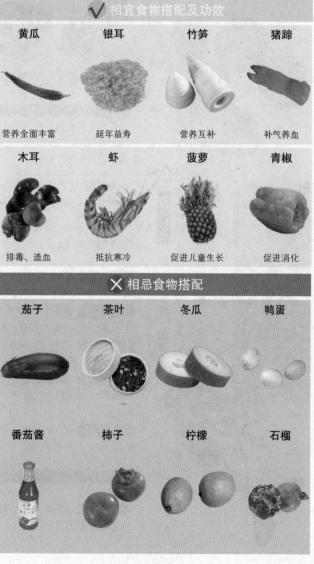

✔ 相宜食物搭配及功效

黄瓜	银耳	竹笋	猪蹄
营养全面丰富	延年益寿	营养互补	补气养血
木耳	虾	菠萝	青椒
排毒、造血	抵抗寒冷	促进儿童生长	促进消化

✘ 相忌食物搭配

茄子	茶叶	冬瓜	鸭蛋
番茄酱	柿子	柠檬	石榴

干贝

别名 江瑶柱、马甲柱、角带子、江珧柱。

性味归经 性平，味甘、咸。归肾经。

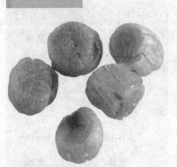

功效 干贝具有滋阴、补肾、调中、下气、利五脏之功效；治疗头晕目眩、咽干口渴、虚痨咳血、脾胃虚弱等症，常食有助于降血压、降胆固醇、补益健身。

适宜人群 营养不良、食欲不振、消化不良或久病体虚、脾胃虚弱、气血不足、五脏亏损、脾肾阳虚、老年夜尿频多、高脂血症、动脉硬化、冠心病等病症者，各种癌症患者放疗化疗后，以及糖尿病、红斑性狼疮、干燥综合征等阴虚体质者。

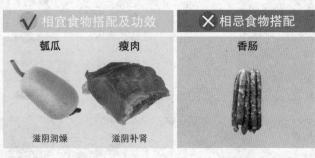

✔ 相宜食物搭配及功效		✕ 相忌食物搭配
瓠瓜	瘦肉	香肠
滋阴润燥	滋阴补肾	

· 注解 ·
干贝为江珧科扇贝的闭壳肌，略呈圆柱形。其鲜品或干品，是一种高蛋白低脂肪的保健营养食物。干贝富含蛋白质、脂肪、多种维生素及钙、磷等矿物质。

虾

别名 虾米、开洋、曲身小子、河虾、草虾、长须公、虎头公。

性味归经 性温，味甘、咸。归脾、肾经。

功效 虾具有补肾、壮阳、通乳之功效，属强壮补精食品。可治阳痿体倦、腰痛、腿软、筋骨疼痛、失眠不寐、产后乳少以及丹毒、痛疽等症；所含有的微量元素硒能有效预防癌症。

营养成分 富含蛋白质、脂肪、碳水化合物、谷氨酸、糖类、维生素 B_1、维生素 B_2、烟酸以及钙、磷、铁、硒等矿物质。

选购 新鲜的虾体形完整，呈青绿色，外壳硬实、发亮，头、体紧紧相连，肉质细嫩，有弹性、有光泽。

贮存 将虾的沙肠挑出，剥除虾壳，然后洒上少许酒，控干水分，再放进冰箱冷冻。

适宜人群 肾虚阳痿、男性不育症者，腰脚虚弱无力、小儿麻疹、水痘、中老年人缺钙所致的小腿抽筋等病症者及孕妇。

不宜人群 高脂血症、动脉硬化、心血管疾病、皮肤疥癣、急性炎症、面部痤疮、过敏性鼻炎、支气管哮喘等病症者。

· 烹饪提示 ·
烹调虾之前，先用泡桂皮的沸水把虾冲烫一下，味道会更鲜美。煮虾的时候滴少许醋，可让煮熟的虾壳颜色鲜红亮丽，吃的时候，壳和肉也容易分离。

✔ 相宜食物搭配及功效

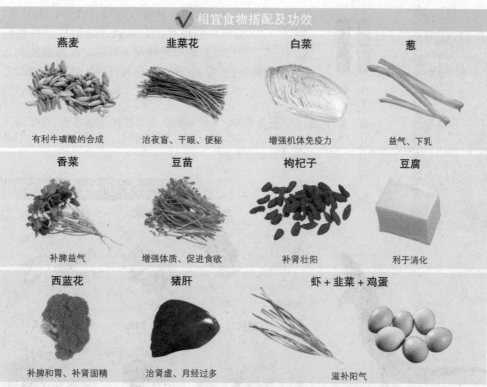

燕麦	韭菜花	白菜	葱
有利牛磺酸的合成	治夜盲、干眼、便秘	增强机体免疫力	益气、下乳

香菜	豆苗	枸杞子	豆腐
补脾益气	增强体质、促进食欲	补肾壮阳	利于消化

西蓝花	猪肝	虾 + 韭菜 + 鸡蛋
补脾和胃、补肾固精	治肾虚、月经过多	滋补阳气

✘ 相忌食物搭配

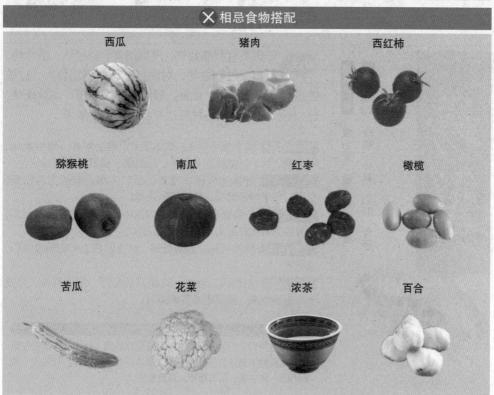

西瓜　　　猪肉　　　西红柿

猕猴桃　　南瓜　　　红枣　　　橄榄

苦瓜　　　花菜　　　浓茶　　　百合

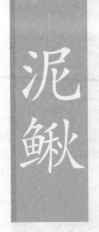

别名　鳅鱼、黄鳅。

性味归经　性平，味甘。归脾、肺、肾经。

泥鳅

功效 泥鳅具有暖脾胃、祛湿、疗痔、壮阳、止虚汗、补中益气、强精补血之功效，是治疗急慢性肝病、阳痿、痔疮等症的辅助佳品。此外，泥鳅皮肤中分泌的黏液即所谓"泥鳅滑液"，有较好的抗菌、消炎作用，对小便不通、热淋便血、痈肿、中耳炎有很好的食疗作用。

适宜人群 老年人，身体虚弱、脾胃虚寒、营养不良、体虚盗汗、癌症、肿瘤、心血管、急性黄疸型肝炎、阳痿、痔疮、皮肤疥癣瘙痒等病症患者。

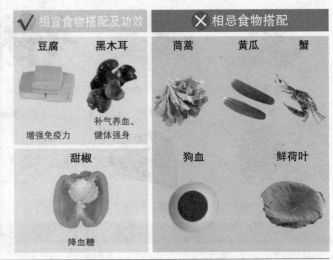

✓ 相宜食物搭配及功效

豆腐　黑木耳
补气养血、健体强身
增强免疫力

甜椒
降血糖

✗ 相忌食物搭配

茼蒿　黄瓜　蟹

狗血　鲜荷叶

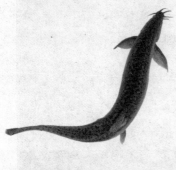

别名　螯毛蟹、梭子蟹、青蟹。

性味归经　性寒，味咸。归肝、胃经。

螃蟹

功效 蟹肉具有舒筋益气、理胃消食、通经络、散诸热、清热、滋阴之功，对跌打损伤、筋伤骨折、过敏性皮炎有食疗作用。此外，蟹肉对于高血压、动脉硬化、脑血栓、高血脂及各种癌症有较好的食疗效果。

营养成分 富含维生素 A、维生素 C、维生素 B_1、维生素 B_2、钙、磷、铁、谷氨酸、甘氨酸、组氨酸、精氨酸、烟碱酸等。

选购 要挑选壳硬、发青、蟹肢完整、有活力的螃蟹。也可以用手捏螃蟹脚，螃蟹脚越硬越好。

贮存 把螃蟹放在盆、缸等容器中，在容器底部铺一层泥，再放些芝麻或打散的鸡蛋，放在阴凉处。

适宜人群 跌打损伤、筋断骨碎、瘀血肿痛、产妇胎盘残留、减肥者。

不宜人群 患伤风、发热、胃痛以及腹泻、慢性胃炎、胃及十二指肠溃疡、脾胃虚寒等病症者。

· 烹饪提示 ·

螃蟹体内常有沙门菌，烹制时一定要彻底加热，否则易导致急性胃肠炎或食物中毒，甚至危及人的生命。在煮食螃蟹时，宜加入一些紫苏叶、鲜生姜，以解蟹毒，减其寒性。

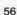

✔ 相宜食物搭配及功效

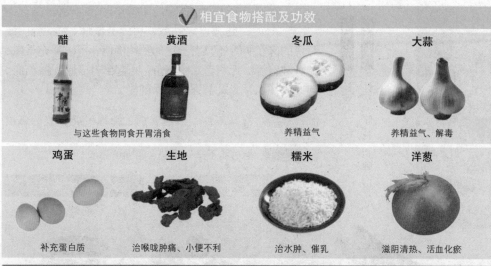

醋	黄酒	冬瓜	大蒜
与这些食物同食开胃消食		养精益气	养精益气、解毒

鸡蛋	生地	糯米	洋葱
补充蛋白质	治喉咙肿痛、小便不利	治水肿、催乳	滋阴清热、活血化瘀

✘ 相忌食物搭配

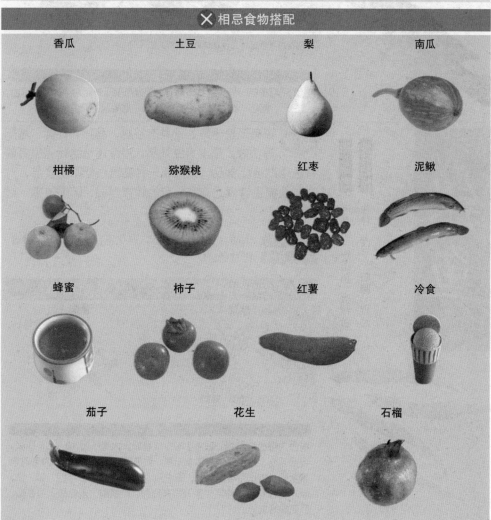

香瓜　　　　土豆　　　　梨　　　　南瓜

柑橘　　　　猕猴桃　　　红枣　　　泥鳅

蜂蜜　　　　柿子　　　　红薯　　　冷食

茄子　　　　花生　　　　石榴

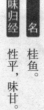

别名 桂鱼。

性味归经 性平，味甘。归脾、胃经。

功效 鳜鱼肉质细嫩、厚实、少刺，营养丰富，具有补气血、健脾胃之功效，可强身健体、延缓衰老。鳜鱼的肉和胆等还具有一定的药用价值，可以补充气血、益脾健胃等。无病者常食鳜鱼，可起到补五脏、益精血、健体的作用，为补益强壮的保健佳品。

适宜人群 营养不良、体质衰弱、脾胃气虚、虚劳羸瘦之人。

不宜人群 肾功能不全、哮喘、咯血的患者。

✓ 相宜食物搭配及功效		✗ 相忌食物搭配
白菜	马蹄	茶

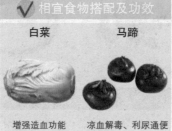
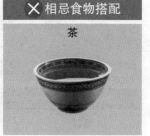

| 增强造血功能 | 凉血解毒、利尿通便 | |

·注解·
鳜鱼是河鱼的一种，营养丰富，主要分布在江河湖泊中。鳜鱼富含蛋白质、脂肪、维生素 B_1、维生素 B_2、烟酸及各种矿物质等。

别名 面条鱼、银条鱼、大银鱼。

性味归经 味甘，性平。归脾、胃经。

功效 银鱼无论干鲜，都具有益脾、润肺、补肾、增阳等功效，是上等滋补品。银鱼还是结肠癌患者的首选辅助治疗食品。银鱼属一种高蛋白低脂肪食品，对高脂血症患者食之亦宜。可治脾胃虚弱、肺虚咳嗽、虚劳诸疾。

适宜人群 体质虚弱、营养不足、消化不良、高脂血症患者。

不宜人群 胃寒者。

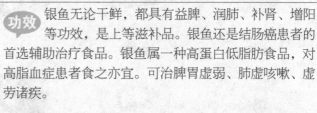

✓ 相宜食物搭配及功效	✗ 相忌食物搭配
蕨菜	甘草

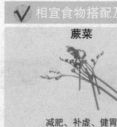
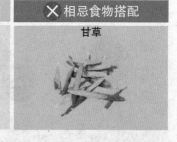

| 减肥、补虚、健胃 | |

·注解·
银鱼为银鱼科动物。银鱼小者仅 3 厘米，大者不过 10～15 厘米。身圆如筋，洁白如银，体柔无鳞。银鱼可食率为 100%，为营养学家所确认的长寿食品之一，被誉为"鱼参"。银鱼富含钙、磷、铁、碳水化合物和多种维生素及异亮氨酸、赖氨酸、蛋氨酸、缬氨酸、苏氨酸等成分。

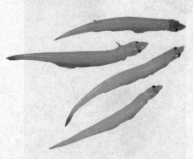

鳕鱼

别名 大头青、大口鱼、大头鱼、鳖鱼

性味归经 性平，味甘。归肠、胃经。

功效 鳕鱼的肉、骨、鳔、肝均可入药，对于跌打损伤、脚气、咯血、便秘、褥疮、烧伤、外伤的创面及阴道、子宫颈炎等有一定食疗效果。鳕鱼胰腺富含大量胰岛素，对糖尿病也有一定的辅助功效。鳕鱼的肝油品质较高，具有抑制结核杆菌、迅速液化坏疽组织等功效。

适宜人群 便秘、脚气、咯血等患者。
不宜人群 幼儿、处于生育年龄的女性、哺乳期女性。

√ 相宜食物搭配及功效		✕ 相忌食物搭配
咖喱	辣椒	香肠
易消化且营养丰富	增进食欲	

·注解·
鳕鱼属深海鱼类，一般生活在水温较低的海水里。大部分布在太平洋、大西洋北方水温 0 ~ 16℃的寒冷海域，在中国主要分布在黄海、渤海及东海北部。鳕鱼富含大量胰岛素和鱼油。

武昌鱼

别名 团头鲂。

性味归经 性温，味甘。归脾、胃、大肠经。

功效 武昌鱼有调治脏腑、开胃健脾、增进食欲之功效，对于贫血症、低血糖、高血压和动脉血管硬化等疾病有一定的食疗作用。

适宜人群 贫血症、低血糖、高血压和动脉血管硬化等疾病患者。

√ 相宜食物搭配及功效
香菇
促进钙的吸收

·注解·
武昌鱼是鳊鱼的一种。体高，侧扁，呈菱形，肉味鲜美，脂肪丰富，为上等食用鱼类。原产于鄂州樊口，樊口古称武昌，所以樊口鳊鱼也称武昌鱼，是梁子湖的特产，其他地方只有长春鳊、三角鲂，没有团头鲂。武昌鱼富含维生素 A、维生素 B₁、维生素 B₂、烟酸、维生素 C、维生素 E、蛋白质、脂肪、胆固醇、钙、镁、铜、磷、铁、锌、钠、硒等。

·小贴士·
新鲜武昌鱼的嘴清洁无污物。武昌鱼肉质细嫩，清蒸、红烧、油焖、油煎均可，尤以清蒸为佳。

水果类

水果是指多汁且有甜味的植物果实，不但含有丰富的营养且能够帮助消化。本节介绍了各种水果的基本特性及注意事项，让您避开水果的饮食误区

苹果

性味归经

归脾、肺经。

性凉，味甘、微酸。

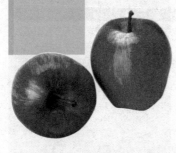

营养成分 富含糖类、蛋白质、脂肪、磷、铁、钾、苹果酸、纤维素、B族维生素等。

选 购 选购苹果时，应挑选个头适中、果皮光洁、颜色艳丽的。

贮 存 苹果放在阴凉处可以保持 7 ～ 10 天，如果装入塑料袋放进冰箱里，能保存更长时间。

适宜人群 慢性胃炎、神经性结肠炎、便秘、癌症、贫血患者和维生素 C 缺乏者。

不宜人群 胃寒病者、糖尿病患者。

✓ 相宜食物搭配及功效

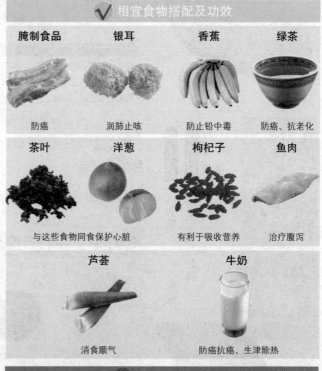

腌制食品	银耳	香蕉	绿茶
防癌	润肺止咳	防止铅中毒	防癌、抗老化

茶叶	洋葱	枸杞子	鱼肉
与这些食物同食保护心脏		有利于吸收营养	治疗腹泻

芦荟	牛奶
消食顺气	防癌抗癌、生津除热

✗ 相忌食物搭配

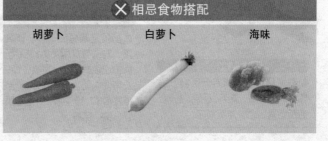

胡萝卜	白萝卜	海味

功效

苹果具有润肺、健胃、生津、止渴、止泻、消食、顺气、醒酒的功能，而且对于癌症有食疗作用。苹果中含有大量的纤维素，常吃可以使肠道内胆固醇含量减少，缩短排便时间，能够减少直肠癌的发生。

烹饪提示

苹果可以生吃，可以任何形式进行烹调。

梨

别名　沙梨、白梨。

性味归经　性寒，味甘、微酸。归肺、胃经。

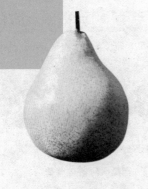

功效　梨有止咳化痰、清热降火、养血生津、润肺去燥、润五脏、镇静安神等功效。对高血压，心脏病、口渴目眩、头昏目眩、失眠多梦患者，有良好的食疗作用。

· 烹饪提示 ·
为防止残留农药危害身体，最好将梨洗净削皮食用。

· 小贴士 ·
梨既可生食，也可熟食，捣烂饮汁或切片煮粥，煎汤服均可，梨除了鲜食外，还可以制成罐头、果酒等各类加工品。

营养成分　含有蛋白质、脂肪、糖类、粗纤维、铁、胡萝卜素、维生素 B_1、维生素 B_2、维生素 C 以及膳食纤维。

选购　选购以果粒完整、无虫害、压伤、坚实为佳。

贮存　置于室内阴凉角落处即可。如需冷藏，可装在纸袋中放入冰箱储存 2～3 天。

适宜人群　咽喉发痒干痛、音哑、急慢性支气管炎、肺结核、高血压、小儿百日咳、鼻咽癌、喉癌、肺癌患者。

不宜人群　脾虚便溏、慢性肠炎、胃寒病、寒痰咳嗽或外感风寒咳嗽、糖尿病患者及产妇和经期中的女性。

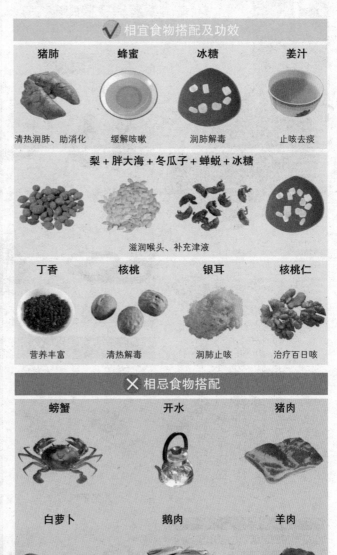

✔ 相宜食物搭配及功效

猪肺	蜂蜜	冰糖	姜汁
清热润肺、助消化	缓解咳嗽	润肺解毒	止咳去痰

梨＋胖大海＋冬瓜子＋蝉蜕＋冰糖

滋润喉头、补充津液

丁香	核桃	银耳	核桃仁
营养丰富	清热解毒	润肺止咳	治疗百日咳

✘ 相忌食物搭配

螃蟹　　开水　　猪肉

白萝卜　　鹅肉　　羊肉

西瓜

别　名 寒瓜、夏瓜。

性味归经 性寒，味甘。归心、胃、膀胱经。

营养成分 含有糖、蛋白质、维生素 B₁、维生素 B₂、维生素 C 以及钙、铁、磷等矿物质和有机酸。

选　购 瓜皮表面光滑、花纹清晰，用手指弹瓜可听到"嘭嘭"声的是熟瓜。

贮　存 未切开时可低温保存 5 天左右，切开后用保鲜膜裹住，可低温保存 3 天左右。

适宜人群 慢性肾炎、高血压、黄疸肝炎、胆囊炎、膀胱炎、水肿、发热烦渴或急性病高热不退、口干多汗、口疮等症患者。

不宜人群 慢性肠炎、胃炎、胃及十二指肠溃疡等属于虚冷体质的人，糖尿病患者、产妇及经期中的女性。

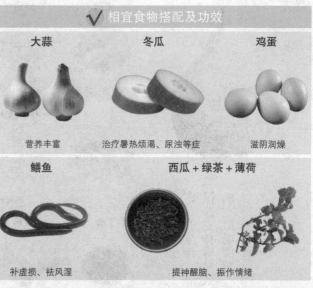

✔ 相宜食物搭配及功效

大蒜	冬瓜	鸡蛋
营养丰富	治疗暑热烦渴、尿浊等症	滋阴润燥

鳝鱼	西瓜 + 绿茶 + 薄荷
补虚损、祛风湿	提神醒脑、振作情绪

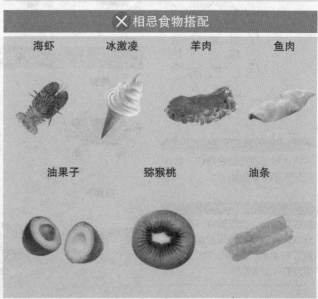

✘ 相忌食物搭配

海虾	冰激凌	羊肉	鱼肉
油果子	猕猴桃	油条	

功效 西瓜具有清热解暑、除烦止渴、降压美容、利水消肿等功效。西瓜富含多种维生素，具有平衡血压、调节心脏功能、预防癌症的作用，可以促进新陈代谢，有软化及扩张血管的功能。常吃西瓜还可使头发秀美稠密。

· 烹饪提示 · 西瓜做菜的最佳部位是瓜皮。西瓜皮又名翠皮或青衣，削去表层老皮后可切成丝、片、块，采用烧、煮、炒、焖、拌等方法烹调。

甘蔗

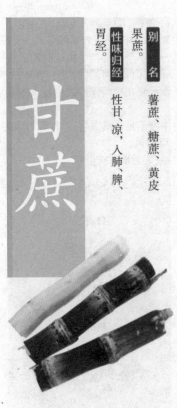

别名 薯蔗、糖蔗、黄皮果蔗。

性味归经 性甘、凉，入肺、脾、胃经。

营养成分 含有蔗糖、果胶、葡萄糖、碳水化合物、天门冬素、天门冬氨酸、蛋白质、脂肪以及钙、磷、铁等矿物质。

选 购 新鲜甘蔗质地坚硬，瓤部呈乳白色，有清香。

贮 存 放置在阴凉通风处可保存 2 周左右。

适宜人群 肺热干咳、胃热呕吐、肠燥便秘、小儿痘疹、饮酒过量、发烧、口干舌燥者。

不宜人群 脾胃虚寒、胃腹寒痛者、糖尿病患者。

✔ 相宜食物搭配及功效

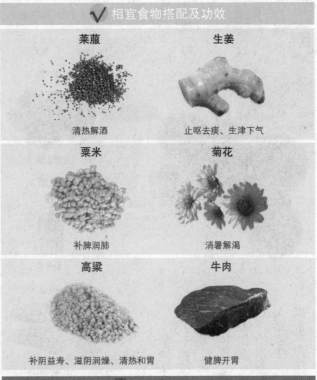

莱菔	生姜
清热解酒	止呕去痰、生津下气
粟米	菊花
补脾润肺	消暑解渴
高粱	牛肉
补阴益寿、滋阴润燥、清热和胃	健脾开胃

✘ 相忌食物搭配

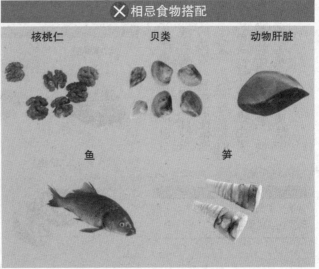

核桃仁	贝类	动物肝脏
鱼	笋	

功效 甘蔗不但能给食物增添甜味，而且还可以提供人体所需的营养和热量。甘蔗具有清热、生津、下气、润燥及解酒等功效。主治热病津伤、心烦口渴、反胃呕吐、肺燥咳嗽、大便燥结、醉酒等病症，实为夏暑秋燥之良药。

·烹饪提示·
霉变的甘蔗质地较软，瓤部颜色略深、呈淡褐色，闻之无味或略有酒糟味。

別名 妃子笑、丹荔。

性味归经 性温，味甘、酸。归心、脾经。

荔枝

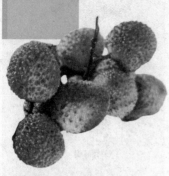

营养成分 含有葡萄糖、果糖、蔗糖、苹果酸及蛋白质、脂肪、维生素A、B族维生素、维生素C、磷、铁及柠檬酸等。

选购 新鲜荔枝的颜色一般不会很鲜艳，挑选时可以先在手里轻捏，好荔枝的手感应该发紧而且有弹性。

贮存 可以在荔枝喷上点水装在塑料保鲜袋中放入冰箱贮存。

适宜人群 体质虚弱、病后津液不足、贫血者，脾虚腹泻或老年人五更泄、胃寒疼痛者、口臭者。

不宜人群 出血病患者、女性妊娠及糖尿病患者。

✓ 相宜食物搭配及功效

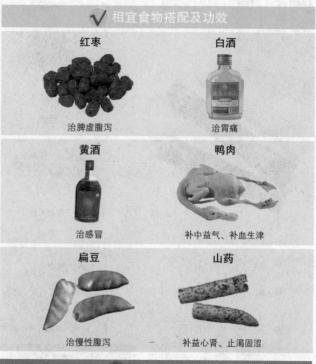

红枣 — 治脾虚腹泻

白酒 — 治胃痛

黄酒 — 治感冒

鸭肉 — 补中益气、补血生津

扁豆 — 治慢性腹泻

山药 — 补益心肾、止渴固涩

✗ 相忌食物搭配

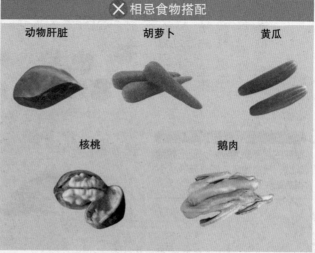

动物肝脏　胡萝卜　黄瓜

核桃　鹅肉

功效

食鲜荔枝能生津止渴、和胃平逆；干荔枝水煎或者煮粥食用有补肝肾、健脾胃、益气血的功效，是病后体虚、年老体弱、贫血、心悸、失眠等患者的滋补果品。荔枝富含铁元素及维生素C，铁元素能提高血红蛋白的含量，使人面色红润，而维生素C能使皮肤细腻富有弹性。

要选择果肉透明，但汁液不溢出、肉质结实的果实。

橘子

别 名 福橘、蜜橘、大红袍、黄橘。

性味归经 性平，味甘、酸。归脾、肺经。

营养成分 含有蛋白质、碳水化合物、胡萝卜素、维生素、葡萄糖、果糖、蔗糖、苹果酸、柠檬酸等。

选 购 挑选表面平滑光亮，外表皮薄，果实比较成熟的，果蒂不要有干枯的皱褶才是新鲜品。

贮 存 储存时装在有洞的网袋中，放置通风处即可。如果要长期储存，放进冰箱保鲜，可保存1个月不变质。

适宜人群 老年心血管病、慢性支气管炎、老年气喘患者。

不宜人群 风寒咳嗽、多痰、糖尿病、口疮、食欲不振、大便秘结、咳嗽者。

✔ 相宜食物搭配及功效

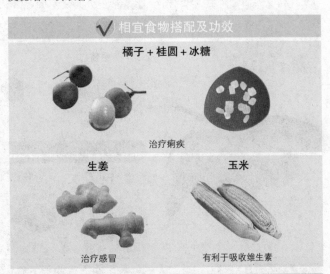

橘子 + 桂圆 + 冰糖
治疗痢疾

生姜
治疗感冒

玉米
有利于吸收维生素

✘ 相忌食物搭配

白萝卜　　兔肉　　牛奶

动物肝脏　　蟹　　发菜

功效 橘子具有开胃理气、生津润肺、化痰止咳等功效，可用于脾胃气滞、胸腹胀闷、呃逆少食、胃肠燥热、肺热咳嗽等症。橘子富含维生素C与柠檬酸，具有美容作用和消除疲劳的作用。

· 烹饪提示 ·
橘子内侧的薄皮富含维生素C和果胶，可以通便，降低胆固醇，亦可解决咳嗽痰多、食欲不振的问题。此外，橘皮加糖煎服能治感冒。

· 注解 ·
橘俗作"桔"，果皮较薄，橙色或红色。中国南部地区民众把橘子视为吉利果品，新年时节，人们互赠橘子，表示祝福。橘子不仅富有营养，它的外皮阴干之后，就是常用的中药陈皮，可化湿去痰、解毒止咳，治疗腰痛乳痈等症。

金橘

别名　夏橘、给客橙、金蛋、罗浮。

性味归经　性温，味辛、甘、酸。归肝、肺、脾、胃经。

功效　金橘有生津消食、化痰利咽、醒酒的作用，是腹胀、咳嗽多痰、烦渴、咽喉肿痛者的食疗佳品。金橘对防止血管破裂、减少毛细血管脆性、减缓血管硬化有很好的作用，高血压、血管硬化及冠心病患者食之非常有益。常食金橘还可增强机体的抗寒能力，防治感冒。

适宜人群　胸闷郁结、不思饮食或伤食饱满、醉酒口渴之人，急慢性气管炎、肝炎、胆囊炎、高血压、血管硬化者。

不宜人群　脾弱气虚、糖尿病、口舌生疮、齿龈肿痛者。

✔ 相宜食物搭配及功效

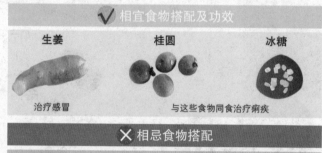

生姜　　　桂圆　　　冰糖

治疗感冒　　　与这些食物同食治疗痢疾

✘ 相忌食物搭配

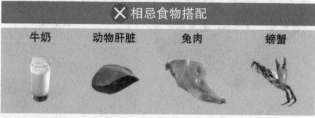

牛奶　　动物肝脏　　兔肉　　螃蟹

柚子

别名　文旦、气柑。

性味归经　性寒，味甘、酸。归肺、脾经。

功效　柚子有助于下气、消食、醒酒、化痰、健脾、生津止渴、增食欲、增强毛细血管韧性、降低血脂等，对高血压患者有补益作用。此外，柚子有独特的降血糖的功效，还可以美容。

适宜人群　消化不良、慢性支气管炎、咳嗽、痰多气喘、饮酒过量者。

不宜人群　气虚体弱、腹部寒冷、常患腹泻者、高血压患者及患肝功能疾病的人。

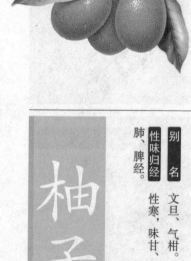

相宜食物搭配及功效　　　✘ 相忌食物搭配

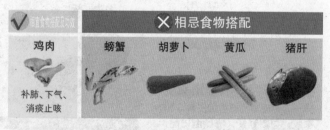

鸡肉　　　螃蟹　　胡萝卜　　黄瓜　　猪肝

补肺、下气、消痰止咳

· 小贴士 ·

吃药物后，要特别注意不宜吃柚子。因为柚子中含有的活性物质，对人体肠道的一种酶有抑制作用，使药物正常代谢受到干扰，令血液浓度明显增高。

橙子

别名 黄果、香橙、蟹橙、金球。

性味归经 性凉，味酸。归肺经。

功效 橙子有化痰、健脾、温胃、助消化、增食欲、增强毛细血管韧性、降低血脂等功效，对高血压患者有补益作用。果皮可作为健胃剂、芳香调味剂；经常食用能保持皮肤湿润，强化免疫系统功能，有效防止流感等病毒的侵入。常吃橙子有助于维持大脑活力、提高敏锐度。

适宜人群 胸膈满闷、恶心欲吐、瘿瘤之人及饮酒过多、宿醉未消之人。

不宜人群 糖尿病患者。

✔ 相宜食物搭配及功效

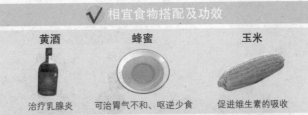

黄酒	蜂蜜	玉米
治疗乳腺炎	可治胃气不和、呕逆少食	促进维生素的吸收

✘ 相忌食物搭配

动物肝脏	黄瓜	螃蟹	牛奶	虾

葡萄柚

别名 朱栾、西柚。

性味归经 味偏酸、带苦味。归肺、脾经。

功效 葡萄柚含有维生素P，可以强化皮肤、收缩毛孔，对于控制肌肤出油很有效果。葡萄柚含有丰富的果胶，果胶是一种可溶性纤维，可以溶解胆固醇，对于肥胖症、水分滞留、蜂窝组织炎症等颇有改善作用，可降低患癌症的概率。

适宜人群 肥胖症、心脏病、肾脏病、水肿、蜂窝组织炎等症患者及服避孕药者和孕妇。

不宜人群 高血压患者。

✔ 相宜食物搭配及功效	✘ 相忌食物搭配

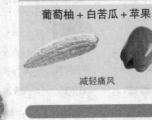

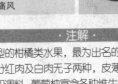

葡萄柚 + 白苦瓜 + 苹果	南瓜	黄瓜
减轻痛风		

·注解·

葡萄柚是一种大型的柑橘类水果，最为出名的是美国佛罗里达州出产的葡萄柚。葡萄柚分红肉及白肉无子两种，皮薄多汁，既可以鲜食，又可以用作美容原料和调料。葡萄柚富含各种维生素、果胶、钾及天然叶酸等。

柠檬

别名 益母果、柠果、黎檬。

性味归经 性微温，味甘酸。归肺、胃经。

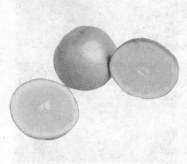

功效 柠檬具有生津祛暑、化痰止咳、健脾消食之功效，可用于暑天烦渴、孕妇食少、胎动不安、高血脂等症。柠檬富含维生素C，对于预防癌症和一般感冒都有帮助，还可用于治疗坏血病，柠檬汁外用是美容洁肤的佳品。

适宜人群 口干烦渴、消化不良、胃呆呃逆、维生素C缺乏者及肾结石、高血压、心肌梗死患者，还有孕妇胎动不安时也适宜食用。

不宜人群 牙痛者、糖尿病人、胃及十二指肠溃疡或胃酸过多患者。

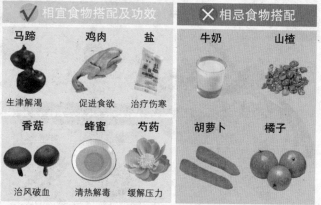

✔ 相宜食物搭配及功效

马蹄	鸡肉	盐
生津解渴	促进食欲	治疗伤寒
香菇	蜂蜜	芍药
治风破血	清热解毒	缓解压力

✘ 相忌食物搭配

牛奶	山楂
胡萝卜	橘子

草莓

别名 洋莓果、红莓、蛇莓、鸡冠果、蚕莓、龙吐珠、狮子尾。

性味归经 性凉，味酸甘。归肺、脾经。

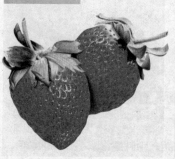

功效 草莓具有生津润肺、养血润燥、健脾、解酒的功效，可以用于干咳无痰、烦热干渴、积食腹胀、小便浊痛、醉酒等。草莓中还含有一种胺类物质，对白血病、再生障碍性贫血等血液病也有辅助治疗作用。

适宜人群 风热咳嗽、咽喉肿痛、声音嘶哑、夏季烦热口干、腹泻如水者及鼻咽癌、肺癌、扁桃体癌、喉癌、坏血病、动脉硬化、冠心病、脑溢血患者。

不宜人群 脾胃虚弱、肺寒腹泻者及孕妇。

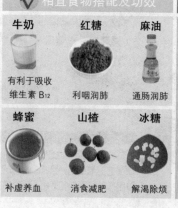

✔ 相宜食物搭配及功效

牛奶	红糖	麻油
有利于吸收维生素B₁₂	利咽润肺	通肠润肺
蜂蜜	山楂	冰糖
补虚养血	消食减肥	解渴除烦

✘ 相忌食物搭配

牛肝	黄瓜
樱桃	

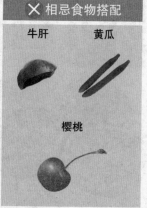

哈密瓜

别名 甜瓜、甘瓜、果瓜。

性味归经 味甘、性寒。归心、胃经。

功效 哈密瓜营养十分丰富，尤其铁的含量很高。哈密瓜有利小便、除烦、止渴、防暑、清热解燥的作用，能治疗发烧、中暑、口鼻生疮等症状。哈密瓜是夏季解暑的最好水果之一，它对人体的造血功能有显著的促进作用。

适宜人群 发烧、中暑、尿路感染、口鼻生疮、肾病、胃病、咳嗽痰喘、贫血、便秘患者及美容之人。

不宜人群 脚气病、黄疸、腹胀、便溏、糖尿病、寒性咳喘患者及产后、病后之人。

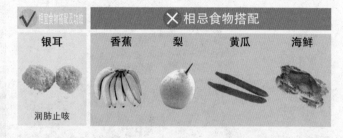

✓ 相宜食物搭配功效	✗ 相忌食物搭配			
银耳	香蕉	梨	黄瓜	海鲜
润肺止咳				

·小贴士·
选购哈密瓜时，皮色越黄成熟度越好。哈密瓜不易变质，易于储存。但若是已经切开的哈密瓜，则要尽快食用，或用保鲜膜包好，放入冰箱。

香蕉

别名 蕉果。

性味归经 性寒，味甘。归脾、胃经。

功效 香蕉具有清热、通便、解酒、降血压、抗癌之功效。香蕉中的钾能降低机体对钠盐的吸收，故其有降血压的作用。纤维素可使大便软滑松软，易于排出，对便秘、痔疮患者大有益处。维生素 B_6 与维生素 C 是天然的免疫强化剂，可抵抗各类感染。

营养成分 含有蛋白质、果胶、钙、磷、铁、胡萝卜素、维生素 B_1、维生素 B_2、维生素 C、粗纤维。

选购 果皮颜色黄黑泛红，稍带黑斑，表皮有皱纹的香蕉风味最佳。香蕉手捏后有软熟感的多是甜的。

贮存 用密封袋保存，香蕉买回来后，最好用绳子串起来，挂通风地方。

适宜人群 减肥者，发热、口干烦渴、喉癌、大便干燥难解、痔疮、肛裂、癌症病人和中毒性消化不良者。

不宜人群 慢性肠炎、虚寒腹泻、经常大便溏薄、急性风寒感冒咳嗽、糖尿病患者，胃酸过多、关节炎或肌肉疼痛者。

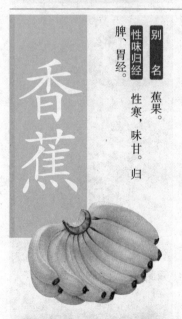

·烹饪提示·
因香蕉含有多量的钾，故胃酸过多、胃痛、消化不良、肾功能不全者应慎食。

·注解·
香蕉果实长而弯，果肉软，味道甜甜。香蕉是岭南四大名果之一，在中国已有 2000 多年的历史。"梅花点"香蕉，皮色金黄，皮上布满褐色小黑点，香味浓郁，果肉软滑，品质最佳。

相宜食物搭配及功效

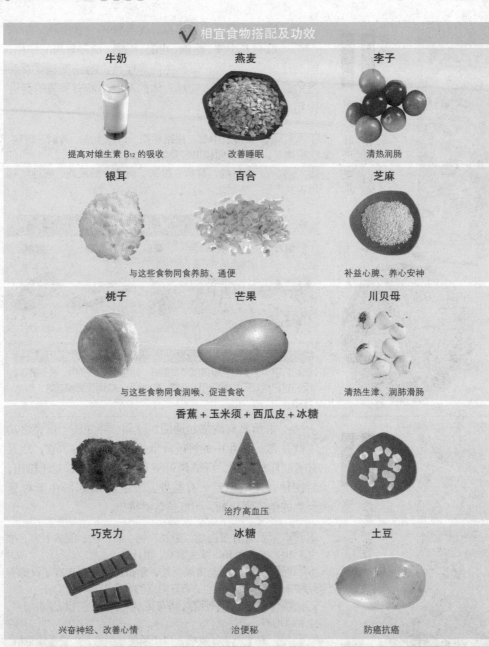

牛奶 — 提高对维生素 B₁₂ 的吸收

燕麦 — 改善睡眠

李子 — 清热润肠

银耳 / 百合 — 与这些食物同食养肺、通便

芝麻 — 补益心脾、养心安神

桃子 / 芒果 — 与这些食物同食润喉、促进食欲

川贝母 — 清热生津、润肺滑肠

香蕉＋玉米须＋西瓜皮＋冰糖 — 治疗高血压

巧克力 — 兴奋神经、改善心情

冰糖 — 治便秘

土豆 — 防癌抗癌

相忌食物搭配

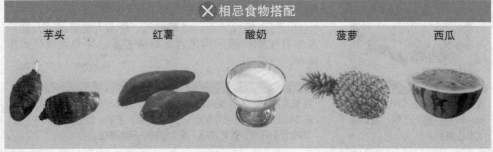

芋头　红薯　酸奶　菠萝　西瓜

菠萝

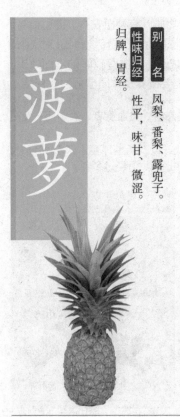

别　名 凤梨、番梨、露兜子。

性味归经 性平，味甘、微涩。

归脾、胃经。

功效 菠萝具有清暑解渴、消食止泻、补脾胃、固元气、益气血、消食、祛湿等功效。菠萝含有丰富的菠萝朊酶，能分解蛋白质，帮助消化，尤其是过食肉类及油腻食物之后，吃些菠萝更为适宜。

适宜人群 伤暑、身热烦渴、肾炎、高血压、支气管炎、消化不良者。

不宜人群 过敏体质的人、溃疡病、肾脏病、凝血功能障碍者、发热及患有湿疹、疥疮者。

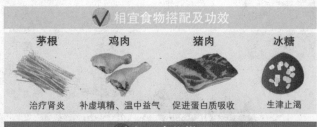

✔ 相宜食物搭配及功效

茅根	鸡肉	猪肉	冰糖
治疗肾炎	补虚填精、温中益气	促进蛋白质吸收	生津止渴

✘ 相忌食物搭配

牛奶	鸡蛋	白萝卜

榴莲

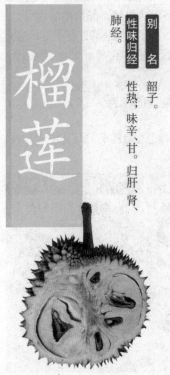

别　名 韶子。

性味归经 性热，味辛、甘。归肝、肾、肺经。

功效 榴莲果实中糖、蛋白质、脂肪、膳食纤维、B族维生素等营养物质相当丰富，铁、钾、钙等物质的含量也是相当高的。榴莲含有丰富的蛋白质和脂类，对机体有很好的补养作用，是良好的果品类营养来源。

适宜人群 体质偏寒者、病后及产妇。

不宜人群 糖尿病患者、有痔疮的人、肾病及心脏病患者、湿热体质的人。

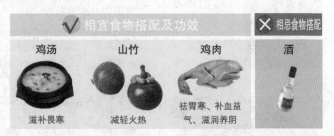

✔ 相宜食物搭配及功效 　 ✘ 相忌食物搭配

鸡汤	山竹	鸡肉	酒
滋补畏寒	减轻火热	祛胃寒、补血益气、滋润养阴	

· 注解 ·

榴莲是著名的优质佳果。成熟果肉淡黄，黏性多汁，酥软味甜，吃起来具有陈乳酪和洋葱味，初尝似有异味，续食清凉甜蜜，回味甚佳，故有"流连（榴莲）忘返"的美誉。榴莲成熟后自己落下，通常都是在深夜或清晨掉落。榴莲在水果中还有"一个榴莲抵得上10只老母鸡"之说。

桂圆

别名 益智、桂圆肉、龙眼。

性味归经 性温，味甘。

功效 桂圆含有多种营养物质，有补血安神、健脑益智、补养心脾的功效，是健脾益智的传统食物，对失眠、心悸、神经衰弱、记忆力减退、贫血有较好的食疗效果。桂圆有滋补作用，对病后需要调养及体质虚弱的人有益。

适宜人群 头晕失眠者、健忘者、贫血患者、肿瘤病人及更年期女性。

不宜人群 有上火发炎症状，以及舌苔厚腻、风寒感冒者，糖尿病患者，女性盆腔炎、尿道炎、月经过多者。

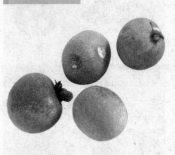

✔ 相宜食物搭配及功效

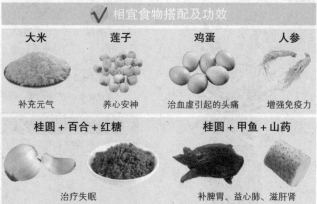

大米	莲子	鸡蛋	人参
补充元气	养心安神	治血虚引起的头痛	增强免疫力

桂圆 + 百合 + 红糖	桂圆 + 甲鱼 + 山药
治疗失眠	补脾胃、益心肺、滋肝肾

石榴

别名 甜石榴、酸石榴、安石榴。

性味归经 性温，味酸。归脾、胃经。

功效 石榴具有生津止渴、涩肠止泻、杀虫止痢的功效。石榴含有石榴酸等多种有机酸，能帮助消化吸收，增进食欲；石榴有明显收敛、抑菌、抗病毒的作用；石榴所含有的维生素C和胡萝卜素都是强抗氧化剂，可防止细胞癌变。

适宜人群 老人和儿童，发热、口舌干燥、慢性腹泻、大便溏薄、肠滑久痢、女性白带清稀频多、酒醉烦渴、口臭者和患扁桃体炎者。

不宜人群 大便秘结、糖尿病、急性盆腔炎、尿道炎以及感冒、肺气虚弱、肺病患者。

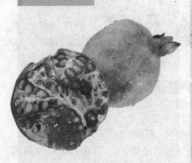

✔ 相宜食物搭配及功效

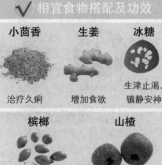

小茴香	生姜	冰糖
治疗久痢	增加食欲	生津止渴、镇静安神

槟榔	山楂
祛虫	治痢疾

✘ 相忌食物搭配

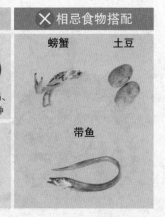

螃蟹	土豆

带鱼

火龙果

别 名 青龙果、红龙果。

性味归经 性凉，味甜。归肺、胃、大肠经。

功效 火龙果具有明目、降火的功效，有预防高血压作用，而且还有美容功效。由于火龙果含有的植物性白蛋白是具黏性、胶质性的物质，对重金属中毒有解毒的功效，所以对胃壁有保护作用。所含花青素成分较多，有抗氧化、抗自由基、抗衰老的作用，能预防脑细胞病变，抑制痴呆症发生。

适宜人群 一般人群。

不宜人群 糖尿病患者。

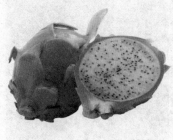

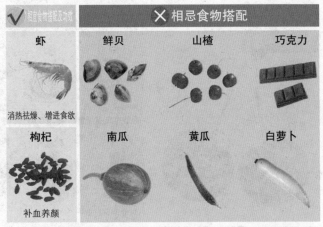

✓ 相宜食物搭配及功效　　✗ 相忌食物搭配

虾 消热祛燥、增进食欲

枸杞 补血养颜

鲜贝　山楂　巧克力

南瓜　黄瓜　白萝卜

芒果

别 名 檬果、望果、蜜仔、忙果、庵罗果。

性味归经 性平，味甘。归脾、肺经。

功效 芒果有生津止渴、益胃止呕、利尿止晕的功效。芒果能降低胆固醇，常食有利于防治心血管疾病，有益于视力，能润泽皮肤。芒果有明显的抗氧化和保护脑神经元的作用，能延缓细胞衰老、提高脑功能。

适宜人群 慢性咽喉炎、音哑者、眩晕症、梅尼尔综合征、高血压晕眩者及孕妇胸闷作呕时。

不宜人群 皮肤病或肿瘤患者，糖尿病、肠胃虚弱、消化不良、感冒以及风湿病患者。

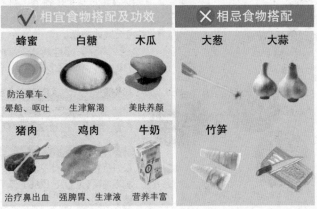

✓ 相宜食物搭配及功效　　✗ 相忌食物搭配

蜂蜜 防治晕车、晕船、呕吐　白糖 生津解渴　木瓜 美肤养颜

猪肉 治疗鼻出血　鸡肉 强脾胃、生津液　牛奶 营养丰富

大葱　大蒜

竹笋

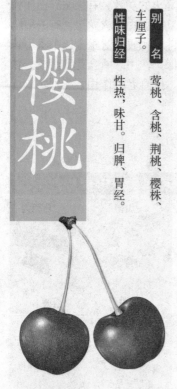

樱桃

别名：莺桃、含桃、荆桃、樱株、车厘子。

性味归经：性热，味甘。归脾、胃经。

功效 樱桃具有益气、健脾、和胃、祛风湿之功效。常食樱桃可补充体内对铁元素的需求，促进血红蛋白再生，既可防治缺铁性贫血，又可增强体质，健脑益智，还能养颜驻容，使皮肤红润嫩白，去皱消斑。

适宜人群 消化不良、饮食不香者、瘫痪、四肢麻木、风湿腰腿痛者，小儿麻疹透发不出者，体质虚弱、面色无华、软弱无力者。

不宜人群 热性病及虚热咳嗽者、糖尿病患者，便秘、痔疮、高血压、喉咙肿痛者。

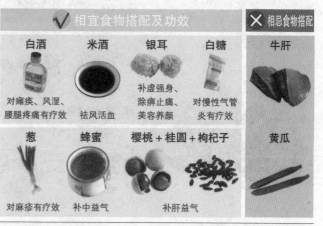

✔ 相宜食物搭配及功效				✗ 相忌食物搭配
白酒	**米酒**	**银耳**	**白糖**	**牛肝**
对瘫痪、风湿、腰腿疼痛有疗效	祛风活血	补虚强身、除痹止痛、美容养颜	对慢性气管炎有疗效	
葱	**蜂蜜**	**樱桃＋桂圆＋枸杞子**		**黄瓜**
对麻疹有疗效	补中益气	补肝益气		

柿子

别名：大盖柿、红柿。

性味归经：性寒，味甘、涩。归心、肺、脾经。

功效 柿子有涩肠、润肺、止血、和胃的功效，可以医治小儿痢疾，有益心脏健康，还有预防心脏血管硬化的功效。青柿汁可治高血压。柿子中含碘丰富，对预防缺碘引起的地方性甲状腺肿大有帮助。

营养成分 富含糖类、鞣酸、柿胶粉、蛋白质、脂肪、维生素C、胡萝卜素及钙、磷、铁、钾、铜、碘等。

选 购 要选择果皮光滑、没有黑斑、果实完整、颜色红润的柿子。

贮 存 柿子不容易保存，建议现买现食。

适宜人群 高血压患者、痔疮出血、大便秘结者、饮酒过量或长期饮酒者。

不宜人群 慢性胃炎、消化不良等胃功能低下者，外感风寒咳嗽患者、体弱多病者、产妇、月经期间女性、糖尿病患者。

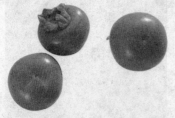

·烹饪提示·
吃柿子时，切忌空腹食用，以免形成结石。另外，柿子还不能与海鲜同食，食用后会出现呕吐、腹胀与腹泻等食物中毒现象。

·注解·
最好不要空腹吃柿子。因为柿子含有较多的鞣酸及果胶，在空腹情况下食用它们会在胃酸的作用下形成大小不等的硬块，容易滞留得结石。

✓ 相宜食物搭配及功效

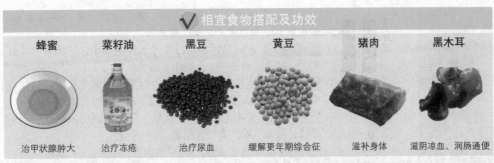

蜂蜜	菜籽油	黑豆	黄豆	猪肉	黑木耳
治甲状腺肿大	治疗冻疮	治疗尿血	缓解更年期综合征	滋补身体	滋阴凉血、润肠通便

✗ 相忌食物搭配

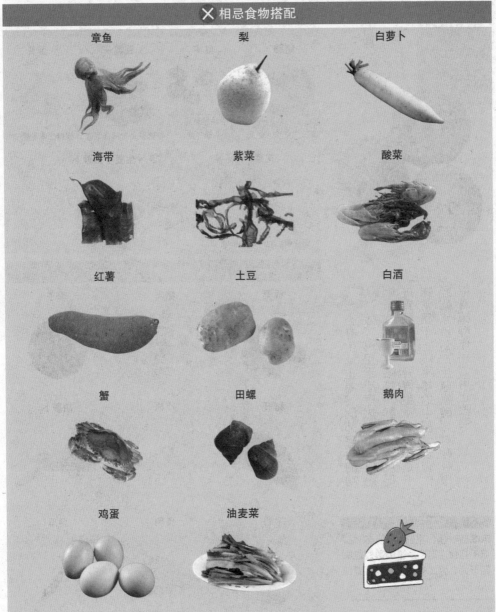

章鱼　　　　　梨　　　　　白萝卜

海带　　　　　紫菜　　　　　酸菜

红薯　　　　　土豆　　　　　白酒

蟹　　　　　田螺　　　　　鹅肉

鸡蛋　　　　　油麦菜

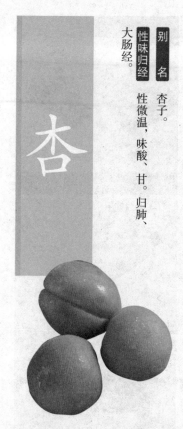

别　名 杏子。

性味归经 性微温，味酸、甘。归肺、大肠经。

营养成分 含糖、蛋白质、钙、磷、胡萝卜素、维生素 B₁、维生素 B₂、维生素 C、维生素 P 等。

选　购 不同品种的杏以果个大，色泽美，味甜汁多，纤维少，核小，有香味，无病虫害者为佳。

贮　存 使用密封容器储存，时间因成熟度而异，建议在食用前 1 小时取出冰箱，以在常温下散发出原有的香味。

适宜人群 干咳无痰、肺虚久咳、便秘、因伤风感冒引起的多痰、咳嗽气喘、大便燥结者。

不宜人群 产妇、幼儿、糖尿病患者。

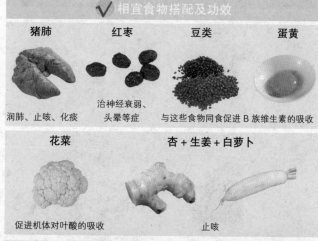

✔ **相宜食物搭配及功效**

猪肺	红枣	豆类	蛋黄
润肺、止咳、化痰	治神经衰弱、头晕等症	与这些食物同食促进 B 族维生素的吸收	

花菜	杏 + 生姜 + 白萝卜
促进机体对叶酸的吸收	止咳

✕ **相忌食物搭配**

板栗	猪肉	李子
猪肝	小米	胡萝卜
牛奶	鱼肉	黄瓜

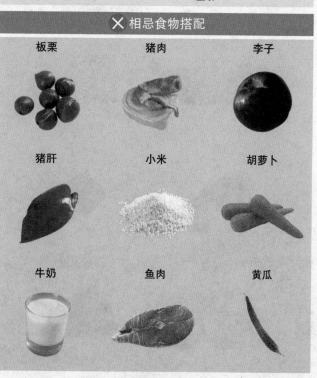

功效

杏有生津止渴、润肺定喘的功效，可用于治疗热伤津、口渴咽干、肺燥喘咳等。鲜食杏肉可促进胃肠蠕动，开胃生津。杏仁是一味常用于止咳平喘的中药。苦杏仁经酶水解后产生氢氰酸，对呼吸中枢有镇静作用，可止咳喘。

·烹饪提示·
未成熟的杏不可生吃。杏虽好吃，但不可食之过多。杏的酸液能腐蚀牙齿，因此食用后应立即漱口或刷牙。

干果通常指有硬壳而水分少的一种果实，也指晒干后的水果。本节中介绍了常见干果食品的饮食宜忌，包括各种干果功效的介绍、选购、烹饪、贮藏、相宜食物搭配及功效、相忌食物搭配。

莲子

别 名 莲肉、白莲子、建莲子、湘莲子、石莲肉。

性味归经 鲜者性平，味甘、涩；干者性温，味甘、涩。归脾、肾、心经。

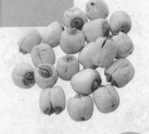

营养成分 富含蛋白质、脂肪、淀粉等。

选 购 挑选莲子以饱满圆润、粒大洁白、芳香味甜、无霉变虫蛀的为佳。

贮 存 应保存在干爽处。若莲子受潮生虫，应立即晒干，热气散尽凉透后再收藏。

适宜人群 慢性腹泻、癌症、失眠、多梦、遗精、心慌者。

不宜人群 便秘、消化不良、腹胀者。

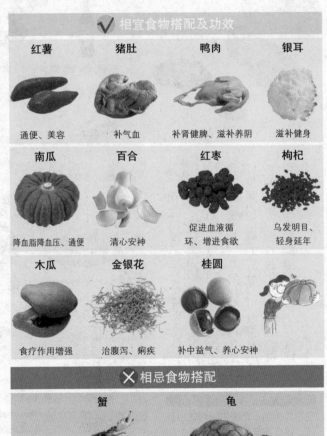

✔ 相宜食物搭配及功效

红薯	猪肚	鸭肉	银耳
通便、美容	补气血	补肾健脾、滋补养阴	滋补健身

南瓜	百合	红枣	枸杞
降血脂降血压、通便	清心安神	促进血液循环、增进食欲	乌发明目、轻身延年

木瓜	金银花	桂圆	
食疗作用增强	治腹泻、痢疾	补中益气、养心安神	

✘ 相忌食物搭配

蟹	龟

功效

莲子有补脾止泻、益肾涩精、养心安神的功用；还有促进凝血，使某些酶活化，维持肌肉的伸缩性和心跳的节律等作用；维持神经传导性；且能帮助机体进行蛋白质、脂肪、糖类代谢，并维持酸碱平衡。

· 烹饪提示 ·

莲子一定要先用热水泡一阵再烹调，否则硬硬的不好吃，还会延长烹调时间。火锅内加入莲子，有助于均衡营养。

· 小贴士 ·

莲子是睡莲科植物莲的果实。有很好的滋补作用，常被用作制冰糖莲子汤、银耳莲子羹和八宝粥，经常服食对身体有益。

花生

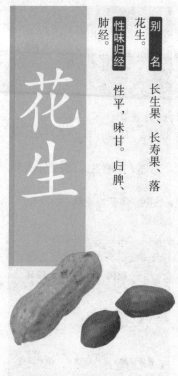

别名 花生。

长生果、长寿果、落

性味归经 性平，味甘。归脾、肺经。

营养成分 含有蛋白质、脂肪、糖类、维生素A、钙、磷、铁、不饱和脂肪酸、卵磷脂、胆碱、胡萝卜素、粗纤维。

选 购 以果荚呈土黄色或白色、色泽分布均匀一致为宜。果仁以颗粒饱满、形态完整、大小均匀、肥厚而又光泽为好。

贮 存 应晒干后放在低温、干燥地方保存。

适宜人群 营养不良、脾胃失调、燥咳、反胃、脚气病、咳嗽痰喘、乳汁缺乏、高血压、咳血、血尿、鼻出血、牙龈出血患者。

不宜人群 胆囊炎、慢性胃炎、慢性肠炎、脾虚便溏患者。

功效 花生可以促进人体的新陈代谢、增强记忆力，可益智、抗衰老、延长寿命。此外，花生还具有止血功效，其外皮含有可对抗纤维蛋白溶解的成分，可改善血小板的质量。而且花生对于预防心脏病、高血压和脑溢血的产生有食疗作用。

✓ 相宜食物搭配及功效

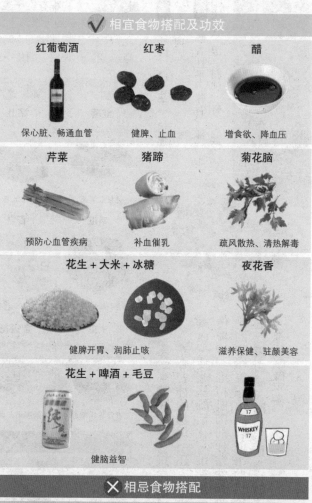

红葡萄酒	红枣	醋
保心脏、畅通血管	健脾、止血	增食欲、降血压

芹菜	猪蹄	菊花脑
预防心血管疾病	补血催乳	疏风散热、清热解毒

花生 + 大米 + 冰糖	夜花香
健脾开胃、润肺止咳	滋养保健、驻颜美容

花生 + 啤酒 + 毛豆
健脑益智

✗ 相忌食物搭配

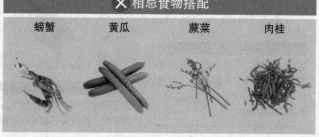

螃蟹	黄瓜	蕨菜	肉桂

核桃

别名 胡桃、英国胡桃、波斯胡桃。

性味归经 性温，味甘。归肺、肾经。

营养成分 富含蛋白质、脂肪、膳食纤维、钾、钠、钙、铁、磷等矿物质元素。

选购 应选个大、外形圆整、干燥、壳薄、色泽白净、表面光洁、壳纹浅而少者。

贮存 带壳核桃风干后较易保存，核桃仁要用有盖的容器密封装好，放在阴凉、干燥处存放，避免潮湿。

适宜人群 健忘怠倦、食欲不振、腰膝酸软、气管炎、便秘、神经系统发育不良、神经衰弱、心脑血管疾病患者。

不宜人群 肺脓肿、慢性肠炎患者。

功效 核桃仁具有滋补肝肾、强健筋骨之功效。核桃油中油酸、亚油酸等不饱和脂肪酸含量极微，是预防动脉硬化、冠心病的优质食用油。核桃能润肌肤、乌须发，并有润肺强肾、降低血脂的功效，长期食用还对癌症具有一定的预防效果。

·烹饪提示·
先把核桃放在蒸屉内蒸上3～5分钟，取出即放入冷水中浸泡3分钟，捞出来用锤子在核桃四周轻轻敲打，破壳后就能取出完整的核桃仁。

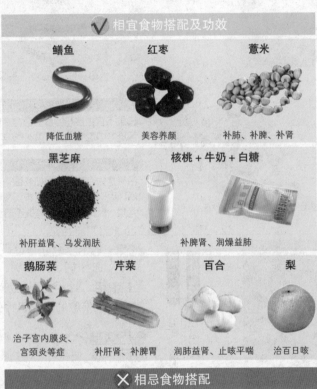

✔ 相宜食物搭配及功效

鳝鱼	红枣	薏米
降低血糖	美容养颜	补肺、补脾、补肾

黑芝麻	核桃 + 牛奶 + 白糖
补肝益肾、乌发润肤	补脾肾、润燥益肺

鹅肠菜	芹菜	百合	梨
治子宫内膜炎、宫颈炎等症	补肝肾、补脾胃	润肺益肾、止咳平喘	治百日咳

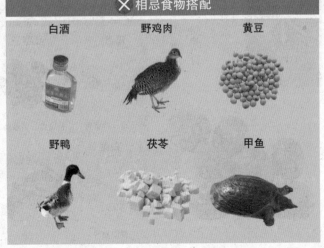

✘ 相忌食物搭配

白酒	野鸡肉	黄豆
野鸭	茯苓	甲鱼

白果

别名 鸭脚子、银杏果。

性味归经 性平，味甘、苦涩。归肺经。

功效 白果中含有白果酸、白果酚，有抑菌、杀菌作用，可治疗呼吸道感染性疾病，具有敛肺气、定喘咳的功效。白果有收缩膀胱括约肌的作用，还可以辅助治疗心脑血管疾病。

适宜人群 支气管哮喘、慢性气管炎、肺结核患者。
不宜人群 呕吐者及儿童。

✕ 相忌食物搭配

鳗鱼	草鱼

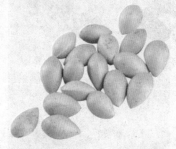

· 小贴士 ·

白果不宜生食和多食。因含有氢氰酸，过量食用可出现呕吐、呼吸困难等中毒病症，严重时可中毒致死。

· 注解 ·

白果是银杏科银杏属植物银杏的果实。于每年秋末冬初采摘，置于通风处吹干保存。白果果仁富含淀粉、粗蛋白、脂肪、蔗糖、矿物元素、粗纤维，并含有银杏酚和银杏酸，有一定毒性。

板栗

别名 毛栗、瑰栗、凤栗、栗子。

性味归经 性温，味甘、平。归脾、胃、肾经。

功效 板栗具有养胃健脾、补肾强腰之功效，可防治高血压病、冠心病、动脉硬化、骨质疏松等疾病，是抗衰老、延年益寿的滋补佳品。常吃板栗，还可有效治疗日久难愈的小儿口舌生疮和成人口腔溃疡。

适宜人群 气管炎咳喘、肾虚、尿频、腰酸、腿脚无力者。
不宜人群 便秘者、产妇、儿童。

✓ 相宜食物搭配及功效

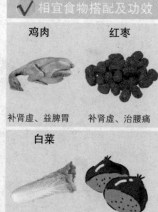

鸡肉	红枣
补肾虚、益脾胃	补肾虚、治腰痛

白菜	
健脑益肾	

✕ 相忌食物搭配

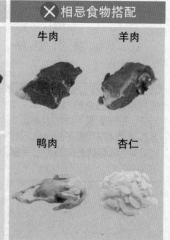

牛肉	羊肉

鸭肉	杏仁

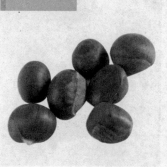

松子

别 名 松子仁、海松子、红松果、罗松子。

性味归经 性平，味甘。归肝、肺、大肠经。

功效 松子有强阳补骨、和血美肤、润肺止咳、滑肠通便等功效，可用于风痹、头眩、燥咳、吐血、便秘等症的治疗。松子对大脑和神经大有补益作用，是学生和脑力劳动者的健脑佳品，可以预防老年痴呆症；松子含有油脂，可滋养肌肤、提高机体免疫功能、延缓衰老等。

适宜人群 心脑血管疾病患者。
不宜人群 腹泻患者。

✔ 相宜食物搭配及功效				✗ 相忌食物搭配
鸡肉	兔肉	核桃	红枣	羊肉
预防心脏病、脑中风、心肌梗死	美容养颜、益智醒脑	防治便秘	养颜益寿	
松子＋大米＋蜂蜜		桂圆		蜂蜜
治肺燥咳嗽、大便干结		养胃滋补		

榛子

别 名 山板栗、棰子、尖栗。

性味归经 性平，味甘。归脾、胃经。

功效 榛子有补脾胃、益气、明目的功效，并对消渴、盗汗、夜尿频多等肺肾功能不足之症颇有益处。榛子本身富含油脂，使脂溶性维生素更易为人体所吸收，有益于体弱、病后虚弱、易饥饿者的补养，还能有效地延缓衰老、防治血管硬化、润泽肌肤。

适宜人群 饮食减少、体倦乏力、眼花、肌体消瘦、癌症、糖尿病患者。
不宜人群 胆功能严重不良者、泄泻便溏者。

✔ 相宜食物搭配及功效			✗ 相忌食物搭配
粳米	莲子	核桃	牛奶
健脾开胃、增强免疫力	调理身体	增强体力、美颜抗衰	

·注解·
榛子中油脂含量很高，可食，其味如栗，特别香美，因此成为最受人们欢迎的坚果类食品之一。榛子富含蛋白质、脂肪、糖类，还含有多种维生素和矿物质，钙、磷、铁含量高于其他坚果。榛子还含有人体所需的8种氨基酸，且含量远远高过核桃。

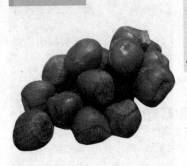

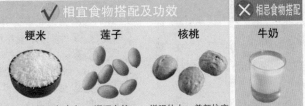

蛋奶类

常见的蛋类有鸡蛋、鸭蛋、鹅蛋等，各种禽蛋的营养成分大致相同；奶类食物营养丰富，容易消化吸收，食用价值很高。本节就蛋奶类饮食宜忌做大致概述

鸭蛋

别　名 鸭卵。

性味归经 性微寒，味甘、咸。归胃、大肠经。

功效 鸭蛋具有滋阴清肺、止痢之功效，对喉痛、牙痛、热咳、胸闷、赤白痢等症有食疗作用。对水肿胀满等有一定的食疗功效，外用还可缓解疮毒。

适宜人群 肺热咳嗽、咽喉痛、泻痢等症者。

不宜人群 寒湿下痢、脾阳不足、食后气滞痞闷以及患有癌症、高脂血症、高血压病、动脉硬化、脂肪肝等病症者，肾炎病人，生病期间的人。

✔ 相宜食物搭配及功效

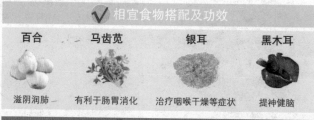

百合	马齿苋	银耳	黑木耳
滋阴润肺	有利于肠胃消化	治疗咽喉干燥等症状	提神健脑

✘ 相忌食物搭配

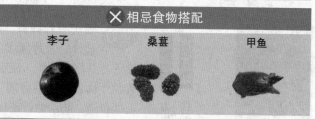

李子	桑葚	甲鱼

鸡蛋

别　名 鸡卵、鸡子。

性味归经 性平，味甘。归大肠、胃经。

功效 鸡蛋清性微寒而气清，能益精补气、润肺利咽、清热解毒，还具有护肤美肤的作用，有助于延缓衰老；蛋黄性温而气浑，能滋阴润燥、养血息风。

营养成分 富含大量水分、蛋白质；蛋黄中富含脂肪，其中约10%为磷脂，而磷脂中又以卵磷脂为主。

选　购 用拇指、食指和中指捏住鸡蛋摇晃，好的蛋没有声音。

贮　存 在20℃左右时，鸡蛋大概能放1周，如果放在冰箱里保存，最多保鲜半个月。

适宜人群 体质虚弱、营养不良、贫血、女性产后病后以及老年高血压、高血脂、冠心病等病症者。

不宜人群 肝炎、高热、腹泻、胆石症、皮肤生疮化脓等病症者，肾病患者。

· 注解 ·

鸡蛋营养丰富。蛋清中富含大量水分、蛋白质；蛋黄中富含脂肪，另外还含胆固醇、钙、磷、铁、无机盐、维生素 A、维生素 D 和维生素 B$_2$ 等。

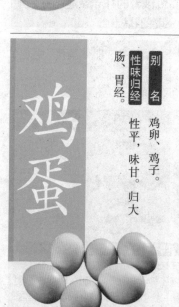

✔ 相宜食物搭配及功效

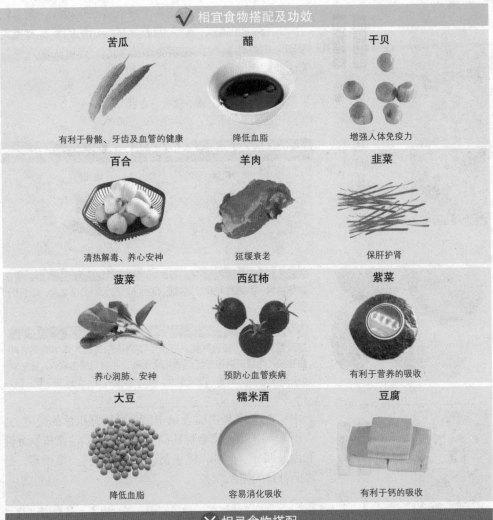

苦瓜	醋	干贝
有利于骨骼、牙齿及血管的健康	降低血脂	增强人体免疫力
百合	羊肉	韭菜
清热解毒、养心安神	延缓衰老	保肝护肾
菠菜	西红柿	紫菜
养心润肺、安神	预防心血管疾病	有利于营养的吸收
大豆	糯米酒	豆腐
降低血脂	容易消化吸收	有利于钙的吸收

✖ 相忌食物搭配

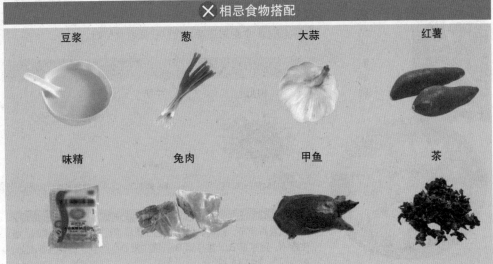

豆浆　　　葱　　　大蒜　　　红薯

味精　　　兔肉　　　甲鱼　　　茶

鹅蛋

别名 鹅卵。

性味归经 性微温，味甘。归肾经。

功效 鹅蛋富含的蛋白质易于被人体消化吸收，含有较多的卵磷脂，对人的脑及神经组织的发育有重大作用；可补中益气，在寒冷季节多吃一点可防御寒气对人体的侵袭。

适宜人群 老人、儿童、体虚贫血者。

不宜人群 低热不退、动脉硬化、气滞者。

✕ 相忌食物搭配

鸡蛋	海带

· 小贴士 ·

鹅蛋含有一种碱性物质，对内脏有损坏。每天别超过2个，以免伤到内脏。

· 注解 ·

鹅蛋营养丰富，味道鲜美。鹅蛋中富含蛋白质和人体所需的8种氨基酸，而且其含量都比鸡蛋和鸭蛋高，还含有维生素 A、维生素 B_1、维生素 B_2、烟酸、维生素 E、胆固醇、钾、钠、钙、镁、铁、锰、锌、磷、硒等。

鸽子蛋

别名 鸽子卵。

性味归经 性平，味甘、咸。归肺、脾、胃、肾经。

功效 鸽子蛋蛋白质含量丰富，可增强机体的免疫力。鸽子蛋还富含优质磷脂，可以有效改善皮肤弹性和血液循环。此外，鸽子蛋还富含铁、钙、维生素，是滋阴补肾的佳品。

适宜人群 久病体虚、神经衰弱、慢性胃炎、贫血者以及月经不调、气血不足的女性。

不宜人群 食积胃热者、性欲旺盛者及孕妇。

✔ 相宜食物搭配及功效

枸杞	牛奶	花菜
可治疗女性白带异常	清凉解渴	健脾养胃、防衰老

· 注解 ·

鸽子蛋营养丰富，药用价值高。鸽子蛋富含优质蛋白质、磷脂、维生素 A、维生素 B_1、维生素 B_2、维生素 D 以及铁、钙等营养成分，被人称为"动物人参"。

鹌鹑蛋

别名 鹑鸟蛋、鹌鹑卵。

性味归经 性平，味甘。归肝、肾经。

功效 鹌鹑蛋具有强筋壮骨、补气益气、除风湿的功效，为滋补食疗佳品。其对胆怯健忘、头晕目眩、久病或老弱体衰、气血不足、心悸失眠、体倦食少等病症有食疗作用。鹌鹑蛋所含丰富的卵磷脂和脑磷脂，是高级神经活动不可缺少的营养物质，具有健脑的作用。

适宜人群 一般人群及心血管病患者。

不宜人群 脑血管病人。

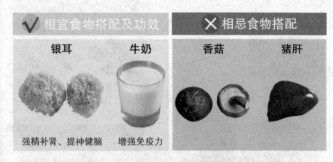

✓ 相宜食物搭配及功效		✗ 相忌食物搭配	
银耳	牛奶	香菇	猪肝
强精补肾、提神健脑	增强免疫力		

·注解·

鹌鹑蛋营养丰富，味道好，药用价值高。鹌鹑蛋虽然体积小，但它的营养价值与鸡蛋一样高，是天然补品，在营养上有独特之处，故有"卵中佳品""动物中的人参"之称。鹌鹑蛋富含蛋白质、维生素 P、维生素 B_1、维生素 B_2、铁和卵磷脂等营养成分。

麻雀蛋

别名 麻雀卵。

性味归经 性温，味甘、咸。归肾经。

功效 麻雀蛋具有滋补精血、壮阳固肾之功效，对于四肢不温、怕冷、精血不足以及由肾阳虚所致的阳痿和精血不足所致的头晕、面色不佳、闭经等症有食疗作用。常吃能够增强性功能、健体养颜等。

适宜人群 老少皆宜。

不宜人群 阴虚火旺者，结核病患者，红斑性狼疮患者。

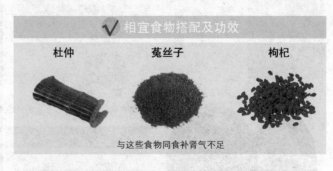

✓ 相宜食物搭配及功效		
杜仲	菟丝子	枸杞
	与这些食物同食补肾气不足	

·注解·

麻雀蛋营养丰富，药性价值高。麻雀蛋富含优质蛋白质、维生素 A、维生素 B_1、维生素 B_2、维生素 D、卵磷脂、铁、磷、钙等。

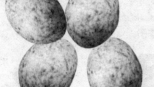

咸鸭蛋

别名 腌蛋、味蛋、盐蛋、青果。

性味归经 性凉，味甘。归心、肺、脾经。

功效 咸鸭蛋营养丰富，含有丰富的铁和钙，具有补血养颜的功效；咸鸭蛋还含有维生素 B_2，可以分解和氧化致癌物质，起到防癌抗癌的作用，此外咸鸭蛋还能增强人体免疫力。

适宜人群 骨质疏松的中老年人。

不宜人群 孕妇，脾阳不足、寒湿下痢者，高血压、糖尿病患者、心血管病、肝肾疾病患者。

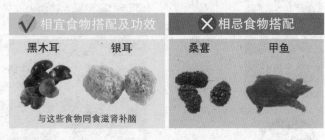

✓ 相宜食物搭配及功效		✗ 相忌食物搭配	
黑木耳	银耳	桑葚	甲鱼
与这些食物同食滋肾补脑			

·注解·

咸鸭蛋是经过腌制的鸭蛋。品质优良的咸鸭蛋具有"鲜、细、松、沙、油、香"六大特点，煮后切开断面，黄白分明，蛋白质地细嫩，蛋黄细沙，呈橙黄或朱红色起油，周围有露状油珠，中间无硬心，味道鲜美。咸鸭蛋富含脂肪、蛋白质以及人体所需的各种氨基酸和钙、磷、铁等各种矿物质。而且，咸鸭蛋中含钙量很高，约为鲜鸡蛋的 10 倍。

松花蛋

别名 皮蛋、变蛋、灰包蛋。

性味归经 性寒，味辛、涩、甘、咸。归胃经。

功效 松花蛋较鸭蛋含更多矿物质，脂肪和总热量却稍有下降，它能刺激消化器官，增进食欲，促进营养的消化吸收，中和胃酸，具有润肺、养阴止血、凉肠、止泻、降压之功效。此外，松花蛋还有保护血管的作用。

适宜人群 一般人群。

不宜人群 少儿，脾阳不足、寒湿下痢者，心血管病、肝肾疾病患者。

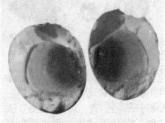

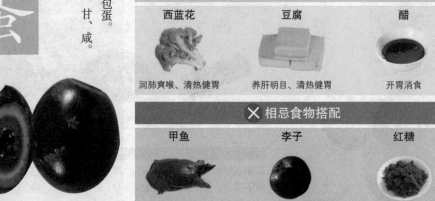

✓ 相宜食物搭配及功效		
西蓝花	豆腐	醋
润肺爽喉、清热健胃	养肝明目、清热健胃	开胃消食

✗ 相忌食物搭配		
甲鱼	李子	红糖

牛奶

别　名 牛乳。

性味归经 性平，味甘。归心、肺、肾、胃经。

营养成分 富含蛋白质、脂肪、碳水化合物、维生素 A、乳糖、卵磷脂、胆甾醇、色素等。

选　购 新鲜优质牛奶应有鲜美的乳香味，以乳白色、无杂质、质地均匀为宜。

贮　存 牛奶买回后应尽快放入冰箱冷藏，以低于 7℃ 为宜。

适宜人群 消化道溃疡、病后体虚、黄疸、大便秘结、气血不足、阴虚便秘患者。

不宜人群 胃切除、胆囊炎及胰腺炎、肝硬化、肾衰竭、泌尿系统结石、缺铁性贫血患者。

✓ 相宜食物搭配及功效

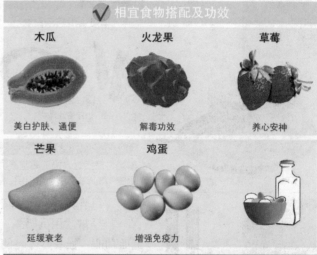

木瓜	火龙果	草莓
美白护肤、通便	解毒功效	养心安神
芒果	鸡蛋	
延缓衰老	增强免疫力	

✕ 相忌食物搭配

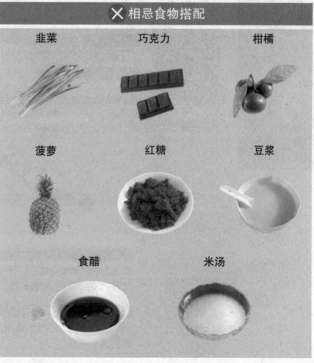

韭菜　　巧克力　　柑橘

菠萝　　红糖　　豆浆

食醋　　米汤

功效

牛奶具有补肺养胃、生津润肠之功效；喝牛奶能促进睡眠安稳，泡牛奶浴可以治失眠；牛奶中的碘、锌和卵磷脂能大大提高大脑的工作效率；牛奶中的镁元素会促进心脏和神经系统的耐疲劳性；牛奶能润泽肌肤，经常饮用可使皮肤白皙光滑，增加弹性。

· 烹饪提示 ·

袋装牛奶不要加热饮用。如果高温加热反而会破坏牛奶中的营养成分，牛奶中添加的维生素也会遭到破坏。

羊奶

别名 羊乳。

性味归经 性温，味甘。归肺、胃经。

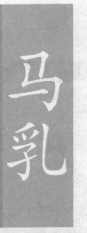

功效 羊奶具有益气补虚、养血润燥、润肺止咳等功效。对人体具有镇静安神作用，可有效滋补体虚、气血不足、糖尿病久病、口渴便秘、脾胃不和者。

适宜人群 营养不良、虚劳羸弱、消渴反胃、肺结核、糖尿病、咳嗽咯血以及慢性肾炎等病症患者。

不宜人群 慢性结肠炎、重症肝炎、肝硬化、急性肾炎及肾衰竭、胆囊炎、胰腺炎患者及多动症患者，胎动不安者。

✔ 相宜食物搭配及功效	✘ 相忌食物搭配
羊奶 + 山药 + 白糖	**橘子汁**
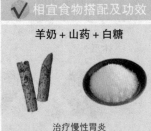	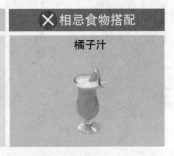
治疗慢性胃炎	

·注解·
羊奶是最接近人奶的高营养乳品，羊奶的脂肪颗粒细小，仅为牛奶的1/3。羊奶富含蛋白质、脂肪、钙、磷、维生素C等营养成分。

马乳

别名 马奶。

性味归经 性凉，味甘。归心、脾经。

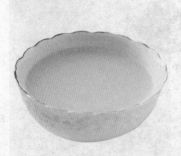

功效 马乳具有补血、润燥、清热、止渴之功效。此外，经常饮用马奶酒，能健脾开胃、帮助消化、促进造血功能、强身健体，使人面色红润、耳聪目明、精力旺盛。

适宜人群 体质羸弱、气血不足、营养不良、血虚烦热、虚劳骨蒸、口干渴、病后产后调养以及患有糖尿病、坏血病、脚气病等病症者。

不宜人群 脾胃虚寒、腹泻便溏者。

✘ 相忌食物搭配
鱼类   **牛奶**

·小贴士·
煮马奶的时候放几粒杏仁或一小袋茉莉花茶，煮开后，把杏仁或茶叶渣去掉，就可以除掉膻味。

·注解·
马乳营养丰富，药性价值高。马乳富含蛋白质、维生素和各种矿物质。

酸奶

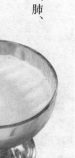

别 名 酸牛奶。

性味归经 性平，味酸、甘。归心、肺、胃经。

功效 酸奶具有生津止渴、补虚开胃、润肠通便、降血脂、抗癌等功效，能调节机体内微生物的平衡；经常喝酸奶可以防治癌症和贫血，并可改善牛皮癣和缓解儿童营养不良；老人每天喝酸奶可矫正由于偏食引起的营养缺乏。

适宜人群 身体虚弱、气血不足、肠燥便秘以及患有高胆固醇血症、消化道癌症等病症者。

不宜人群 泌尿系统结石、小儿痴呆、重症肝炎及肝性脑病、急性肾炎及肾衰竭、糖尿病酮症酸中毒患者。

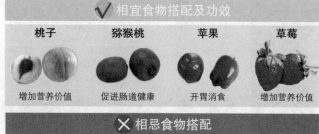

✔ 相宜食物搭配及功效

桃子	猕猴桃	苹果	草莓
增加营养价值	促进肠道健康	开胃消食	增加营养价值

✖ 相忌食物搭配

香蕉	香肠	花菜	大豆	菠菜	苋菜

奶酪

别 名 起司、干酪、起士。

性味归经 性平，味甘、酸。归心、肺经。

功效 奶酪能提高人体抵抗疾病的能力，促进新陈代谢，保护眼睛，并可保持肌肤健美；奶酪有利于维持人体肠道内正常菌群的稳定和平衡，防治便秘和腹泻；吃奶酪能大大增加牙齿表层的含钙量，起到抑制龋齿发生的作用。

适宜人群 孕妇、中老年人及青少年。

不宜人群 肥胖者、服用单胺氧化酶抑制剂的人。

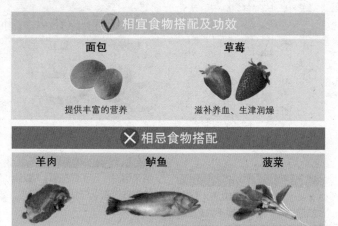

✔ 相宜食物搭配及功效

面包	草莓
提供丰富的营养	滋补养血、生津润燥

✖ 相忌食物搭配

羊肉	鲈鱼	菠菜

·小贴士·

奶酪一般用于西餐之中，和面包、糕点搭配，增加口感。

粮豆类

粮豆类食物包括了杂粮和豆类。本节详细介绍了各种杂粮和豆类食物的营养成分、功效、选购、烹调、相宜食物搭配及功效、相忌食物搭配等重要知识

大米

性味归经

味甘，性平。归脾、胃经。

营养成分 含有蛋白质、糖类、钙、铁、葡萄糖、麦芽糖、维生素 B_1、维生素 B_2 等。

选购 优质大米富有光泽，干燥无虫，无沙粒，米灰、碎米极少，闻之有股清香味，无霉味。

贮存 要把存米的容器清扫干净，以防止生虫。若发现米生虫，将米放阴凉处晾干。

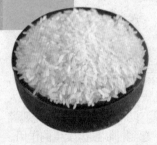

✔ 相宜食物搭配及功效

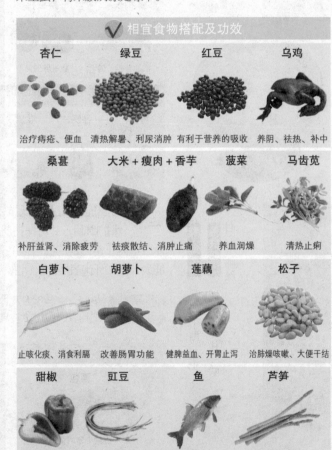

杏仁	绿豆	红豆	乌鸡
治疗痔疮、便血	清热解暑、利尿消肿	有利于营养的吸收	养阴、祛热、补中

桑葚	大米+瘦肉+香芋	菠菜	马齿苋
补肝益肾、消除疲劳	祛痰散结、消肿止痛	养血润燥	清热止痢

白萝卜	胡萝卜	莲藕	松子
止咳化痰、消食利膈	改善肠胃功能	健脾益血、开胃止泻	治肺燥咳嗽、大便干结

甜椒	豇豆	鱼	芦笋
美容	健脾补胃	预防慢性病	促进生长

功效

大米有补中益气、健脾养胃、通血脉、聪耳明目、止烦、止渴、止泻的功效。大米中富含的维生素 E 有消融胆固醇的神奇功效。大米含有优质蛋白，可使血管保持柔软，能降血压。

· 烹饪提示 ·

大米淘洗好，先往锅中滴入几滴植物油再煮，这样米饭不会粘锅。

· 小贴士 ·

熬米粥时一定不要加碱，碱会破坏大米中最为宝贵的营养素；喝粥忌温度过高或过低：米粥过烫，会伤害黏膜，米粥过凉，会影响滋补效果。

✔ 相宜食物搭配及功效

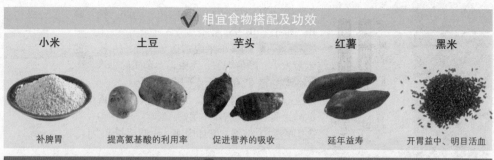

小米	土豆	芋头	红薯	黑米
补脾胃	提高氨基酸的利用率	促进营养的吸收	延年益寿	开胃益中、明目活血

✘ 相忌食物搭配

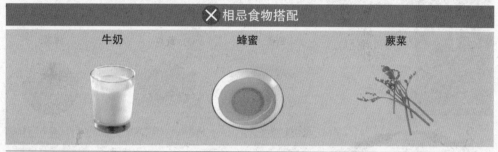

牛奶	蜂蜜	蕨菜

粳米

别名 大米、硬米。

性味归经 性平，味甘。归脾、胃经。

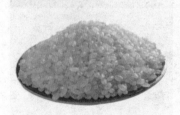

功效 粳米具有养阴生津、除烦止渴、健脾胃、补中气、固肠止泻的功效，而且用粳米煮米粥时，浮在锅面上的浓稠液体俗称米汤、粥油，具有补虚的功效，对于病后产后体弱的人有良好的食疗效果。

适宜人群 产妇，老年人体虚、高热、久病初愈，婴幼儿消化力减弱、脾胃虚弱、烦渴、营养不良、病后体弱等病症患者。

不宜人群 糖尿病、干燥综合征、更年期综合征属阴虚火旺和痈肿疔疮热毒炽盛者。

✔ 相宜食物搭配及功效

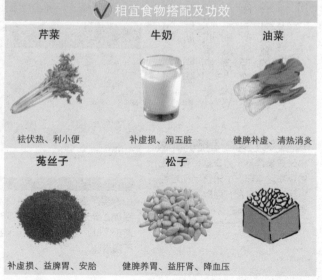

芹菜	牛奶	油菜
祛伏热、利小便	补虚损、润五脏	健脾补虚、清热消炎

菟丝子	松子	
补虚损、益脾胃、安胎	健脾养胃、益肝肾、降血压	

小米

别 名 粟米、谷子、黏米。

性味归经 性凉，味甘、咸，陈者性寒，味苦。归脾、肾经。

营养成分 含有淀粉、蛋白质、脂肪、钙、磷、铁、维生素B_1、维生素B_2及胡萝卜素等。

选 购 购买小米应首选正规商场和较大的超市。宜购买米粒大小、颜色均匀，无虫，无杂质的小米。

贮 存 贮存于低温干燥避光处。

适宜人群 脾胃虚弱、反胃呕吐、体虚胃弱、精血受损、食欲缺乏等患者，病人、孕妇。

不宜人群 气滞、素体虚寒、小便清长者少食。

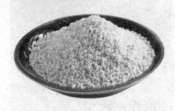

功效

小米有健脾、和胃、安眠等功效。小米含蛋白质、脂肪、铁和维生素等，消化吸收率高，是幼儿的营养食品。小米中富含人体必需的氨基酸，是体弱多病者的滋补保健佳品。小米含有大量的碳水化合物，对缓解精神压力、紧张、乏力等有很大的作用。

·烹饪提示·

小米煮粥营养十分丰富，有"代参汤"之美称。小米宜与动物性食品或豆类搭配，可以提供人体更为完善、全面的营养。

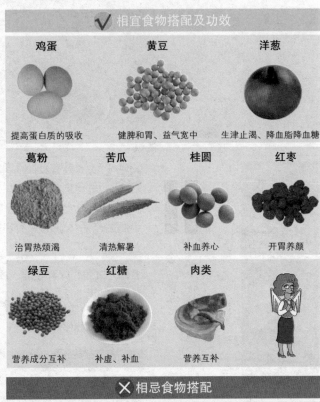

✔ 相宜食物搭配及功效		
鸡蛋	**黄豆**	**洋葱**
提高蛋白质的吸收	健脾和胃、益气宽中	生津止渴、降血脂降血糖
葛粉	**苦瓜**	**桂圆** 　 **红枣**
治胃热烦渴	清热解暑	补血养心 　 开胃养颜
绿豆	**红糖**	**肉类**
营养成分互补	补虚、补血	营养互补

✘ 相忌食物搭配
杏仁

·小贴士·

忌购买严重变质或劣质小米。严重变质的小米，手捻易成粉状，易碎，碎米多，微有异味或有霉变气味、酸臭味、腐败味等不正常的气味。次质、劣质小米尝起来无味或微有苦味、涩味及其他不良滋味。

糯米

别　名
元米、江米。

性味归经
性温，味甘。归脾、肺经。

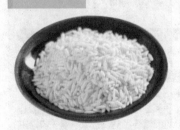

营养成分 含有蛋白质、脂肪、糖类、钙、磷、铁、维生素 B_1、维生素 B_2、烟酸及淀粉等。

选　购 糯米以放了三四个月的为最好，因为新鲜糯米不太容易煮烂，也较难吸收佐料的香味。

贮　存 将几颗大蒜头放置在米袋内，可防止米因久存而长虫。

适宜人群 脾胃气虚、常常腹泻者。

不宜人群 儿童，糖尿病、体重过重或其他慢性病如肾脏病、高血脂的人。

功效 能够补养体气，主要功能是温补脾胃，还能够缓解气虚所导致的盗汗，妊娠后腰腹坠胀，劳动损伤后气短乏力等症状。糯米适宜贫血、腹泻、脾胃虚弱、神经衰弱者食用。不适宜腹胀、咳嗽、痰黄、发热患者。

· 烹饪提示 ·
在蒸煮糯米前要先浸泡两个小时。蒸煮的时间要控制好，煮过头的糯米就失去了糯米的香气；若煮的时间不够长的话，糯米便会过于生硬。

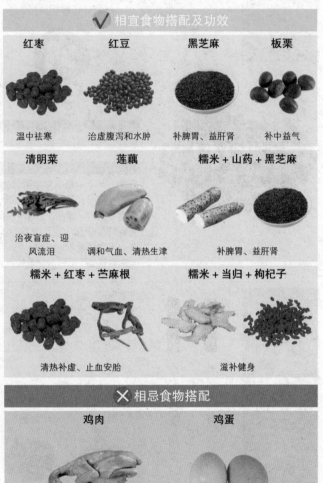

✔ 相宜食物搭配及功效

红枣	红豆	黑芝麻	板栗
温中祛寒	治虚腹泻和水肿	补脾胃、益肝肾	补中益气

清明菜	莲藕	糯米 + 山药 + 黑芝麻
治夜盲症、迎风流泪	调和气血、清热生津	补脾胃、益肝肾

糯米 + 红枣 + 苎麻根	糯米 + 当归 + 枸杞子
清热补虚、止血安胎	滋补健身

✘ 相忌食物搭配

鸡肉	鸡蛋

· 小贴士 ·
糯米较难消化，放置较长时间后会变硬，烹调时不宜过量。

高粱

别名　蜀秫、芦粟、木稷。

性味归经　性温，味甘、涩。归脾、胃经。

功效　高粱具有凉血、解毒、和胃、健脾、止泻的功效，可用来防治消化不良、积食、湿热下痢和小便不利等多种疾病。尤其适宜加葱、盐、羊肉汤等煮粥食用，对于阳虚盗汗有很好食疗效果。

适宜人群　慢性腹泻患者。
不宜人群　大便燥结者。

✔ 相宜食物搭配及功效

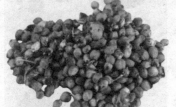

冰糖	桑螵蛸
健脾益胃、生津止渴	和胃健脾，益气消积

·小贴士·
除煮粥食用外，高粱可制淀粉、制糖、酿酒、做醋和制酒精等。

·注解·
高粱为禾本科草本植物蜀黍的种子。它的叶和玉米相似，但较窄，花序圆锥形，花长在茎的顶端，子实红褐色。在中国，高粱是酿酒的重要原料，茅台、泸州特曲、竹叶青等名酒都是以高粱子粒为主要原料酿造的。而且，高粱自古就有"五谷之精、百谷之长"的盛誉。高粱米含有碳水化合物、钙、蛋白质、脂肪、磷、铁等，尤其是赖氨酸含量高，而鞣酸含量较低。

大麦

别名　牟麦、倮麦、饭麦、赤膊麦。

性味归经　性凉，味甘。归脾、胃经。

功效　大麦有和胃、宽肠、利水的功效。对食滞泄泻、小便淋痛、水肿、汤火伤等病症有食疗作用。

适宜人群　胃气虚弱、消化不良、肝病、食欲缺乏、伤食后胃满腹胀者。

✔ 相宜食物搭配及功效　　　✘ 相忌食物搭配

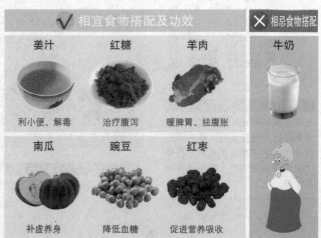

姜汁	红糖	羊肉	牛奶
利小便、解毒	治疗腹泻	暖脾胃、祛腹胀	
南瓜	豌豆	红枣	
补虚养身	降低血糖	促进营养吸收	

小麦

别名 麦子。

性味归经 性凉，味甘。归心经。

营养成分 含糖类、粗纤维、蛋白质、脂肪、钙、磷、铁、维生素及烟酸。

选购 应选择干净、无霉变、无虫蛀、无发芽的优质小麦，小麦的子粒要饱满、圆润。

贮存 小麦宜低温储藏。也可通过日晒，降低小麦含水量，在暴晒和入仓密闭过程中可以收到高温杀虫制菌的效果。

适宜人群 心血不足、心悸不安、多呵欠、失眠多梦、喜悲伤欲哭以及脚气病、末梢神经炎、体虚、自汗、盗汗、多汗等症患者。

不宜人群 慢性肝病、糖尿病等病症者。

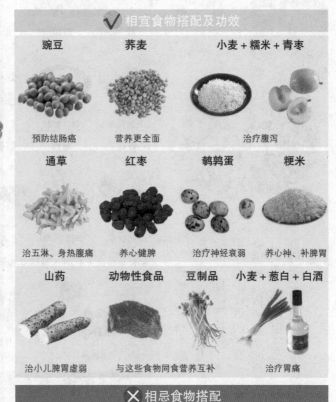

✔ 相宜食物搭配及功效

豌豆	荞麦	小麦 + 糯米 + 青枣	
预防结肠癌	营养更全面	治疗腹泻	

通草	红枣	鹌鹑蛋	粳米
治五淋、身热腹痛	养心健脾	治疗神经衰弱	养心神、补脾胃

山药	动物性食品	豆制品	小麦 + 葱白 + 白酒
治小儿脾胃虚弱	与这些食物同食营养互补		治疗胃痛

✘ 相忌食物搭配

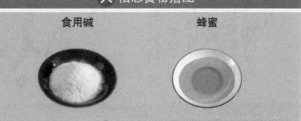

食用碱　　蜂蜜

功效 小麦具有养心神、敛虚汗、生津止汗、养心益肾、镇静益气、健脾厚肠、除热止渴的功效，对于体虚多汗、舌燥口干、心烦失眠等病症患者有一定辅助疗效。

· 烹饪提示 · 小麦不要碾磨得太精细，否则谷粒表层所含的维生素、矿物质等营养素和膳食纤维大部分流失到糠麸之中。

· 小贴士 · 小麦的种子经过加工，磨制成面粉后可以食用。小麦分为普通小麦、密穗小麦、硬粒小麦、东方小麦等品种。

薏米

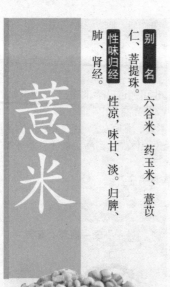

别名 六谷米、药玉米、薏苡仁、菩提珠

性味归经 性凉，味甘、淡。归脾、肺、肾经。

功效 薏米具有利水渗湿、抗癌、解热、镇静、镇痛、抑制骨骼肌收缩、健脾止泻、除痹、排脓等功效，还可美容健肤，对于治疗扁平疣等病症有一定食疗功效。薏米有增强人体免疫功能、抗菌抗癌的作用。可入药，用来治疗水肿、脚气、脾虚泄泻，也可用于肺痈、肠痈等病的治疗。

·烹饪提示·
薏米煮粥前用清水浸泡半个小时，然后小火慢煮。

营养成分 含有蛋白质、脂肪、碳水化合物、维生素 B_1、薏米酯、薏米油、三萜化合物和各类氨基酸。

选购 选购薏米时，以粒大、饱满、色白、完整者为佳品。

贮存 贮藏前要筛除薏米中的粉粒、碎屑，以防止生虫或生霉。

适宜人群 泄泻、湿痹、水肿、肠痈、肺痈、淋浊、慢性肠炎、阑尾炎、风湿性关节痛、尿路感染、白带过多、癌症患者。

不宜人群 便秘、尿多者及怀孕早期的妇女。

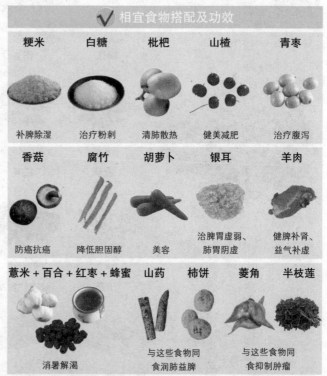

✔ 相宜食物搭配及功效

粳米	白糖	枇杷	山楂	青枣
补脾除湿	治疗粉刺	清肺散热	健美减肥	治疗腹泻

香菇	腐竹	胡萝卜	银耳	羊肉
防癌抗癌	降低胆固醇	美容	治脾胃虚弱、肺胃阴虚	健脾补肾、益气补虚

薏米＋百合＋红枣＋蜂蜜	山药	柿饼	菱角	半枝莲
消暑解渴	与这些食物同食润肺益脾		与这些食物同食抑制肿瘤	

✘ 相忌食物搭配

杏仁	红豆

·小贴士·
少量薏米可密封于缸内或坛中。对已发霉的可用清水洗、蒸后再晒干。

黄豆

别名 大豆、黄大豆。

性味归经 性平，味甘。归脾、大肠经。

营养成分 富含蛋白质及铁、镁、锌、硒等，以及人体8种必需的氨基酸、卵磷脂、可溶性纤维、谷氨酸和微量胆碱等。

选购 颗粒饱满、大小颜色相一致、无杂色、无霉烂、无虫蛀、无破皮的是好黄豆。

贮存 将黄豆晒干，再用塑料袋装起来，放在阴凉干燥处保存。

适宜人群 动脉硬化、高血压、冠心病、高血脂、糖尿病、气血不足、营养不良、癌症等病患者。

不宜人群 消化功能不良、胃脘胀痛、腹胀等有慢性消化道疾病的人应尽量少食。

功效 黄豆具有健脾、益气、宽中、润燥、补血、降低胆固醇、利水、抗癌之功效。黄豆中含有抑胰酶，对糖尿病患者有益。黄豆中的各种矿物质对缺铁性贫血者有益，而且能促进酶的催化、激素分泌和新陈代谢。

烹饪提示 将豆炒熟，磨成粉后即可食用，可以加牛奶、蜂蜜冲泡。煮黄豆前，先把黄豆用水泡一会儿，这样容易熟，煮的时候放进去一些盐，比较容易入味。

✓ 相宜食物搭配及功效

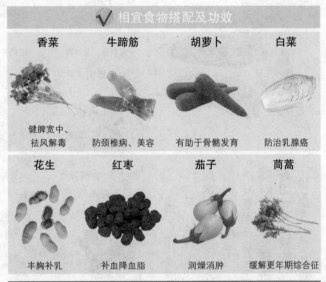

香菜	牛蹄筋	胡萝卜	白菜
健脾宽中、祛风解毒	防颈椎病、美容	有助于骨骼发育	防治乳腺癌

花生	红枣	茄子	茼蒿
丰胸补乳	补血降血脂	润燥消肿	缓解更年期综合征

✗ 相忌食物搭配

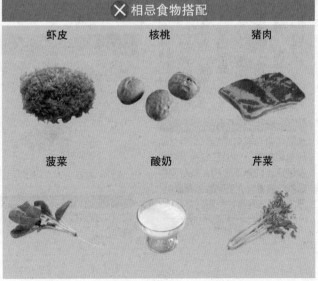

虾皮	核桃	猪肉
菠菜	酸奶	芹菜

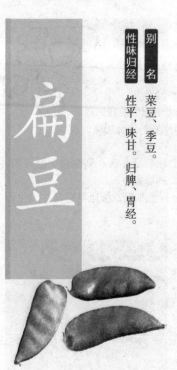

別名 菜豆、季豆。

性味归经 性平，味甘。归脾、胃经。

营养成分 含有 B 族维生素、维生素 C 及烟酸等。

选购 优质扁豆应新鲜、干净、挺实、脆嫩，没有划痕、形状完好、一折就断、子粒很嫩。

贮存 扁豆用水稍焯后，用保鲜膜封好，放入冰箱中冷冻，可长期保存。

适宜人群 糖尿病患者、皮肤瘙痒、急性肠炎者。

不宜人群 患寒热病者、患疟者、腹胀者。

✔ 相宜食物搭配及功效

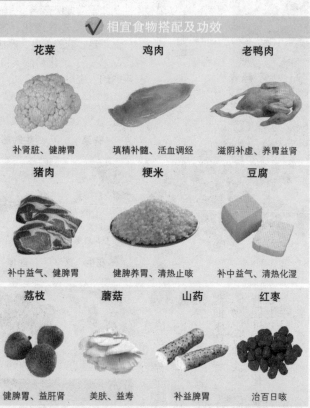

花菜	鸡肉	老鸭肉
补肾脏、健脾胃	填精补髓、活血调经	滋阴补虚、养胃益肾

猪肉	粳米	豆腐
补中益气、健脾胃	健脾养胃、清热止咳	补中益气、清热化湿

荔枝	蘑菇	山药	红枣
健脾胃、益肝肾	美肤、益寿	补益脾胃	治百日咳

✘ 相忌食物搭配

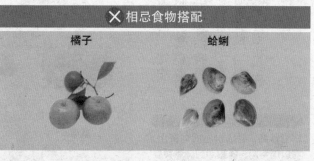

橘子　　　　　　蛤蜊

功效

扁豆是甘淡温和的健脾化湿药，能健脾和中、消暑清热、解毒消肿，适用于脾胃虚弱、便溏腹泻、体倦乏力、水肿、白带异常以及夏季暑湿引起的呕吐、腹泻、胸闷等病症。扁豆高钾低钠，经常食用有利于保护心脑血管，调节血压。扁豆还具有除湿止泻的功效。

· 烹饪提示 ·

扁豆中含有皂素和植物血凝素两种有毒物质，必须在高温下才能被破坏。烧熟煮透后，有毒蛋白质就失去毒性，否则会引起呕吐、恶心、腹痛等毒性反应。

· 小贴士 ·

扁豆的吃法很多，炒、煮、焖，做配菜都可以，扁豆炒食后，香糯可口。

毛豆

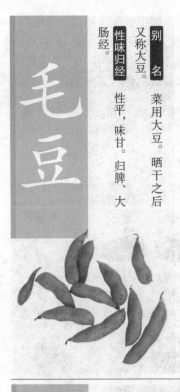

别　名 菜用大豆。晒干之后又称大豆。

性味归经 性平，味甘。归脾、大肠经。

功效 毛豆具有降脂、抗癌、润肺、强筋健骨等功效。所含植物性蛋白质有降低胆固醇的功能；所含丰富的油脂多为不饱和脂肪酸，能清除积存在血管壁上的胆固醇，可预防多种老年性疾病。

适宜人群 高胆固醇血症、高脂血症、动脉硬化等症患者。
不宜人群 幼儿、尿毒症患者、对黄豆有过敏体质者。

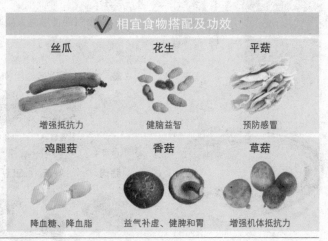

✔ 相宜食物搭配及功效

丝瓜	花生	平菇
增强抵抗力	健脑益智	预防感冒
鸡腿菇	香菇	草菇
降血糖、降血脂	益气补虚、健脾和胃	增强机体抵抗力

蚕豆

别　名 胡豆、马齿豆、南豆、大豌豆。

性味归经 性平，味甘。归脾、胃经。

功效 蚕豆性平味甘，具有健脾益气、祛湿、抗癌等功效。对于脾胃气虚、胃呆少纳、不思饮食、大便溏薄、慢性肾炎、肾病水肿、食管癌、胃癌、宫颈癌等病症有一定辅助疗效。

适宜人群 大便溏薄、慢性肾炎等病症患者及老人、考试期间学生、脑力工作者，高胆固醇、便秘者。
不宜人群 脾胃虚弱、痔疮出血、消化不良、尿毒症等病人，患有蚕豆病的儿童。

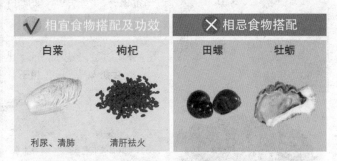

✔ 相宜食物搭配及功效 　　　　✘ 相忌食物搭配

白菜	枸杞	田螺	牡蛎
利尿、清肺	清肝祛火		

· 注解 ·

蚕豆属于豆科植物蚕豆的成熟种子，蚕豆从嫩苗起到老熟的种子都可作为蔬菜食用。蚕豆含蛋白质、碳水化合物、粗纤维、磷脂、胆碱、维生素 B_1、维生素 B_2、烟酸和钙、铁、磷、钾等多种矿物质，尤其是磷和钾含量较高。

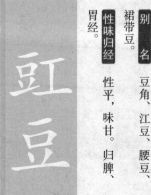

别 名 豆角、江豆、腰豆、裙带豆。

性味归经 性平，味甘。归脾、胃经。

豇豆

功效 豇豆具有健脾养胃、理中益气、补肾、降血糖、促消化、增食欲、提高免疫力等功效。豇豆所含 B 族维生素能使机体保持正常的消化腺分泌和胃肠道蠕动的功能，平衡胆碱酯酶活性，有帮助消化、增进食欲的功效。

适宜人群 糖尿病患者、脾胃虚弱、消化不良、食积腹胀、口渴、多尿、妇女带下、肾虚、肾功能衰弱、脚气病、尿毒症等病症者及老年人。

不宜人群 气滞便结之人应慎食。

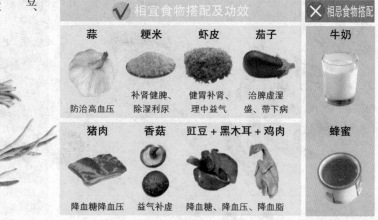

✔ 相宜食物搭配及功效				✘ 相忌食物搭配
蒜	粳米	虾皮	茄子	牛奶
防治高血压	补肾健脾、除湿利尿	健胃补肾、理中益气	治脾虚湿盛、带下病	蜂蜜
猪肉	香菇	豇豆＋黑木耳＋鸡肉		
降血糖降血压	益气补虚	降血糖、降血压、降血脂		

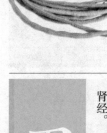

别 名 乌豆、黑大豆、稽豆、马料豆。

性味归经 性平，味甘。归心、肝、肾经。

黑豆

功效 黑豆具有祛风除湿、调中下气、活血、解毒、利尿、明目等功效。黑豆含有丰富的维生素 E，能清除体内的自由基，减少皮肤皱纹，达到养颜美容的目的。此外，其内丰富的膳食纤维，可促进肠胃蠕动，预防便秘。

适宜人群 体虚、脾虚水肿、脚气水肿、小儿盗汗、自汗、热病后出汗、小儿夜间遗尿、妊娠腰痛、腰膝酸软、老人肾虚耳聋、白带频多、产后中风、四肢麻痹者。

不宜人群 儿童。

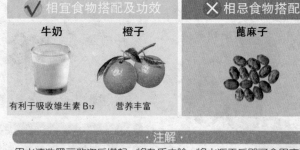

✔ 相宜食物搭配及功效		✘ 相忌食物搭配
牛奶	橙子	蓖麻子
有利于吸收维生素 B_{12}	营养丰富	

· 注解 ·

用水清洗黑豆数次后捞起，将杂质去除，将水沥干后即可食用烹调。如果是要打成汁饮用的，可以先将黑豆浸泡一夜，这样比较易于搅拌；如果是要烹煮的话，可先浸泡 2～4 小时。

✓ 相宜食物搭配及功效

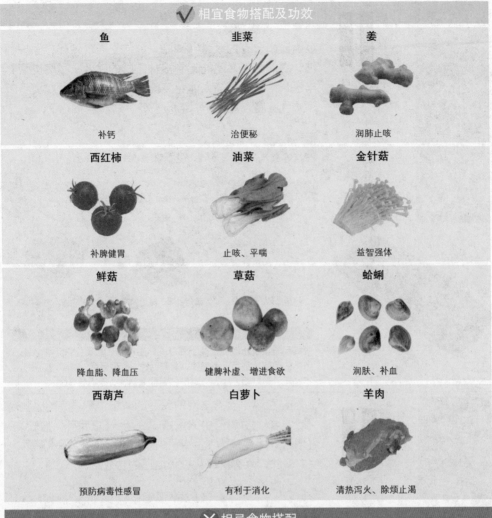

鱼	韭菜	姜
补钙	治便秘	润肺止咳

西红柿	油菜	金针菇
补脾健胃	止咳、平喘	益智强体

鲜菇	草菇	蛤蜊
降血脂、降血压	健脾补虚、增进食欲	润肤、补血

西葫芦	白萝卜	羊肉
预防病毒性感冒	有利于消化	清热泻火、除烦止渴

✗ 相忌食物搭配

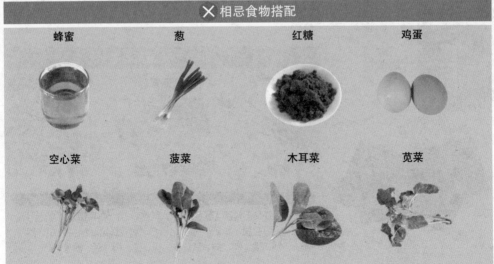

蜂蜜	葱	红糖	鸡蛋

空心菜	菠菜	木耳菜	苋菜

豆腐皮

别名 豆油皮。

性味归经 性平，味甘。归肺、脾、胃经。

功效 豆腐皮有清热润肺、止咳消痰、养胃、解毒、止汗等功效。

豆腐皮中含有的大量卵磷脂，能防止血管硬化，保护心脏、滋润肺部，还能起到提神健脑的功效；豆腐皮营养丰富，常吃能提高人体免疫能力；适当地吃豆腐皮可以预防乳腺癌、直肠癌、结肠癌等。

适宜人群 一般人群。

不宜人群 痛风、肾病、缺铁性贫血、腹泻患者。

✔ 相宜食物搭配及功效

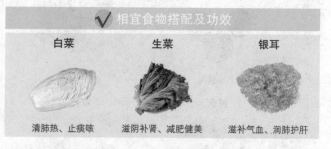

白菜	生菜	银耳
清肺热、止痰咳	滋阴补肾、减肥健美	滋补气血、润肺护肝

·注解·

豆腐皮是半脱水制品，属于豆腐的派生食品。优质豆腐皮呈均匀一致的白色或淡黄色，有光泽，富有韧性，软硬适度，薄厚均匀一致，不粘手，无杂质，具有豆腐皮固有的清香味，无不良气味。

豆腐干

别名 香干。

性味归经 性寒，味咸香。归胃、肾、肝经。

功效 豆腐干含有丰富的大豆卵磷脂，有很好的健脑功效。豆腐干中的蛋白属完全蛋白，营养价值较高，可增强人体免疫力；豆腐干中的大豆蛋白经酶水解后产生的多肽，具有抗氧化、降血压的功效。

适宜人群 肥胖、心血管疾病患者。

不宜人群 嘌呤代谢异常的痛风患者及血尿酸浓度增高的患者。

✔ 相宜食物搭配及功效

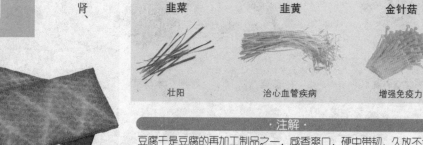

韭菜	韭黄	金针菇
壮阳	治心血管疾病	增强免疫力

·注解·

豆腐干是豆腐的再加工制品之一，咸香爽口，硬中带韧，久放不坏。豆腐干含蛋白质、脂肪、碳水化合物、膳食纤维、维生素 B_1、维生素 B_2、钙、磷、钾、钠、镁、铁、锌、硒、铜、锰、碘等。

饮品类

饮品是指以水、粮食、果蔬或奶等为基本原料加工而成的流体或半流体食品。饮品是人体每天不可缺少的部分，本节介绍了一些饮品的相关特性，让您喝出健康。

绿茶

别名 苦茗。

性味归经 性凉，味甘、苦。

归心、肺、胃经。

功效 常饮绿茶可消脂去腻、清热解毒、提神醒脑、强心抗癌、减肥健美，可增强肾脏和肝脏的功能、防止恶性贫血和胆固醇增高，对肝炎、肾炎、白血病等具有辅助功效。

适宜人群 高脂血症、糖尿病、高血压、白血病、贫血、冠心病、肝炎、肾炎、肠炎腹泻、夜盲症、嗜睡症、肥胖症及人体各部位的癌症等症患者。

不宜人群 失眠、胃寒、孕妇及产妇在哺乳期者。

✓ 相宜食物搭配及功效　　✗ 相忌食物搭配

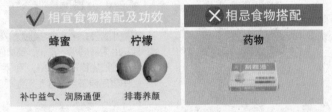

蜂蜜	柠檬	药物
补中益气、润肠通便	排毒养颜	

·注解·
绿茶属不发酵茶，以适宜茶树新梢为原料，经杀青、揉捻、干燥等一系列工艺制作而成。绿茶因其干茶呈绿色，冲泡后的茶汤呈碧绿色，叶底呈翠绿色而得名。有名的绿茶品种有西湖龙井、黄山毛峰、洞庭碧螺春等。

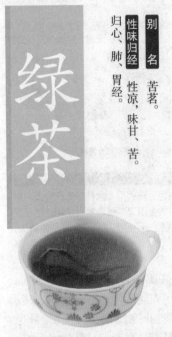

花茶

别名 熏花茶、香花茶、香片。

性味归经 性微凉、味甘、入肺、肾、经。

功效 花茶不仅有茶的功效，而且花香也具有良好的药理作用，有益人体健康。花茶具有清肝明目、生津止渴、通便利尿、止痰治痢、固齿防龋、降血压、益气力、强心、防辐射损伤、抗癌、抗衰老等功效，对痢疾、疮毒、腹痛、结膜炎等病症具有很好的消炎解毒的作用。常饮花茶，可使人延年益寿。

适宜人群 女性、体质偏寒人群、久坐的上班族。

不宜人群 贫血患者、失眠、孕妇及产妇在哺乳期者忌饮花茶。

✓ 相宜食物搭配及功效　　✗ 相忌食物搭配

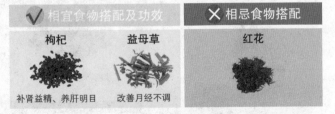

枸杞	益母草	红花
补肾益精、养肝明目	改善月经不调	

·注解·
花茶是集茶味与花香于一体，茶叶吸收花香，花增茶味而制成的香茶，既保持了茶叶原有的醇厚爽口，又有馥郁芬芳的花香。花茶是中国主要茶产品之一，上品茶都具有鲜香纯正、浓郁爽口、汤色清亮艳丽的特点。

桂花茶

别名 九里香、木樨花、岩桂。

性味归经 性温，味辛。归胃、肝、肺经。

功效 桂花茶具有温中散寒、活血益气、健脾胃、助消化、暖胃止痛等功效。桂花的香气则具有平衡情绪、缓和身心压力、消除烦闷、提升情欲等功效。

适宜人群 气血虚弱、胃寒疼痛、牙痛、口腔异味者宜食。

不宜人群 习惯性便秘患者，睡眠状况欠佳和身体较弱的人。

✔ 相宜食物搭配及功效

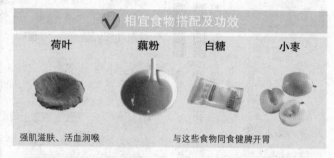

荷叶	藕粉	白糖	小枣
强肌滋肤、活血润喉		与这些食物同食健脾开胃	

·注解·

桂花叶为椭圆形，花小，黄或白色，味极香，含多种芳香物质，常用于糖渍蜜饯加工食品，民间百姓多以之泡茶或浸酒饮用。桂花茶是由精制绿茶与鲜桂花窨制而成的一种名贵花茶，香味馥郁持久，茶色绿而明亮。

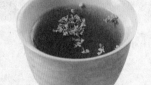

茉莉花茶

别名 末丽花、抹丽花。

性味归经 性温，味辛、甘。归脾、肝、胃经。

功效 茉莉花茶具有提神醒脑、解郁散结、行气止痛、抗菌消炎等功效，可安定情绪、舒解郁闷、缓解胸腹胀痛、降血压、抑制细菌、止痛，对痢疾、便秘、肝炎、慢性支气管炎、疮疡、白翳病等病症具有辅助治疗之效。

适宜人群 便秘、肝炎、慢性支气管炎、角膜炎、疮疡、皮肤溃烂、白翳病等患病者。

不宜人群 情绪容易激动或比较敏感、睡眠状况欠佳和身体较弱的人。

✔ 相宜食物搭配及功效	✘ 相忌食物搭配
枸杞 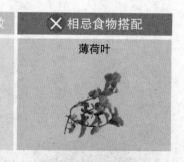 美容养颜、滋补肝肾	**薄荷叶**

·注解·

茉莉花为白色小花，香气袭人，是花开中的佳品。茉莉花茶是将采摘来的含苞待放的茉莉鲜花与经加工干燥过的绿茶混合窨制而成的再加工茶。茉莉花茶兼有绿茶和茉莉花的香味，其香气鲜灵持久，滋味醇厚鲜爽，色泽黑褐油润，外形条索紧细匀整。

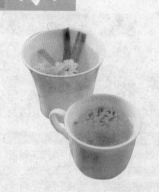

冰激凌

别名 冰淇淋、雪糕。

功效 冰激凌可以为身体提供足够的热量，可补充钙质，还可以收缩血管，有助于快速止住手术后的出血。对胃和腹腔出血也有一定的疗效。此外，由于在食用冰激凌时，皮肤的毛孔会张大，皮肤因此能摄取更多的营养。

适宜人群 多数人宜适量食用。每天1份，70～100克即可。

不宜人群 中老年人、糖尿病患者不宜食用。

✔ 相宜食物搭配及功效

水果

促进食欲、降低体温

·注解·

冰激凌是以蛋或蛋制品、乳或乳制品、香味剂、甜味剂、稳定剂、食用色素为原料，经冷冻加工后而制成的冰品。冰激凌富含优质蛋白质、乳糖、钙、磷、钾、钠、氯、硫、铁、氨基酸、维生素A、维生素C、维生素E等多种营养成分以及其他对人体极为有益的生物活性物质，具有调节生理功能、平衡人体渗透压和酸碱度的功能。

咖啡

性味归经 性温，味甘苦。归心、肝经。

功效 咖啡具有强心、利尿、兴奋、提神醒脑之功效。咖啡中含有咖啡因，能刺激中枢神经、促进肝糖原分解、升高血糖，适量饮用可使人暂时精力旺盛、思维敏捷。运动后饮用，有消除疲劳、恢复体力、振奋精神之功效。

适宜人群 神疲乏力、精神萎靡不振、嗜睡多睡者；也适宜患有肺气肿、肺源性心脏病、慢性支气管炎等病症者。

不宜人群 冠心病、胃病、消化道溃疡等病症者不宜饮用，孕妇、失眠者忌饮。

✔ 相宜食物搭配及功效

糖	蜂蜜

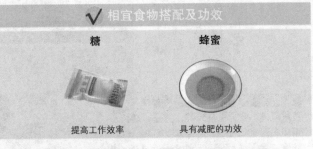

提高工作效率	具有减肥的功效

·注解·

咖啡是由咖啡豆磨制成粉、用热水冲泡而成的饮品。其味苦，却有一种特殊的香气，是西方人的主要饮料之一。咖啡主要含有咖啡因、蛋白质、碳水化合物、脂肪、无机盐和维生素等营养成分。

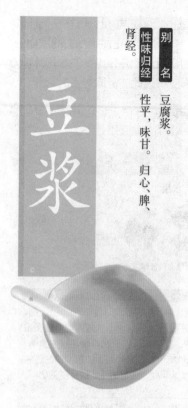

豆浆

别 名 豆腐浆。

性味归经 性平，味甘。归心、脾、肾经。

功效 豆浆具有清火润肠、降脂降糖、化痰补虚、防病抗癌、增强免疫等功效，常饮鲜豆浆对高血压、糖尿病、冠心病、慢性支气管炎、便秘、动脉硬化及骨质疏松等患者大有益处。

营养成分 富含钙、铁、磷、锌、硒和多种维生素，并含有大豆皂甙等物质。

选 购 好豆浆应有股浓浓的豆香味，浓度高，略凉时表面有一层油皮，口感爽滑。

贮 存 豆浆不能放在保温瓶里存放，否则会滋生细菌，使豆浆里的蛋白质变质，影响人体健康。

适宜人群 一般人均宜食用。尤其是中老年体质虚弱、营养不良者宜经常食用。

不宜人群 胃寒、腹泻、腹胀、慢性肠炎、夜尿频多、遗精患者忌食。

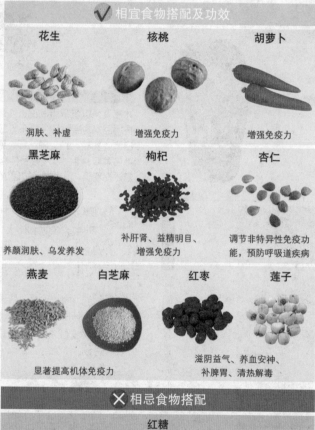

✔ 相宜食物搭配及功效

花生	核桃	胡萝卜
润肤、补虚	增强免疫力	增强免疫力

黑芝麻	枸杞	杏仁
养颜润肤、乌发养发	补肝肾、益精明目、增强免疫力	调节非特异性免疫功能，预防呼吸道疾病

燕麦	白芝麻	红枣	莲子
显著提高机体免疫力		滋阴益气、养血安神、补脾健胃、清热解毒	

✘ 相忌食物搭配

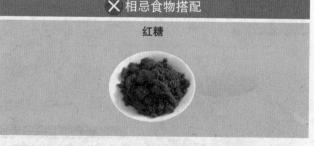

红糖

·烹饪提示·

豆浆煮沸后要再煮几分钟，当豆浆加热到80℃左右时皂毒素受热膨胀，会形成假沸，产生泡沫，只有加热到90℃以上才能破坏皂毒素。

·小贴士·

豆浆最后在煮沸后饮用，因为生食豆浆对人体有害。预防豆浆中毒的办法就是将豆浆在100℃的高温下煮沸，破坏有害物质。

白酒

别 名 烧酒、白干儿。

性味归经 性温，味甘、辛。入心、肝、肺、胃经。

功效 白酒具有散寒气、助药力、活血通脉、消除疲劳、御寒提神之功效。适量饮酒能够降低心血管疾病和某些癌症的发生概率。饮用少量白酒特别是低度白酒可以扩张小血管、促进血液循环、延缓胆固醇等在血管壁的沉积。

适宜人群 风寒湿性关节炎者。

不宜人群 高血压病、高血脂、痛风、血管硬化、冠心病、心动过速、癌症、肝炎、肝硬变、糖尿病、食管炎、溃疡等病症者；肥胖者、体弱的老年人、儿童、新婚夫妇或孕妇。

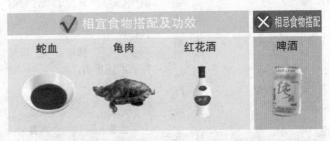

✔ 相宜食物搭配及功效			✕ 相忌食物搭配
蛇血	龟肉	红花酒	啤酒

· 注解 ·

白酒是用高粱、米糠、玉米、红薯、稗子等粮食或其他果品发酵、蒸馏而成，因没有颜色，所以叫白酒。白酒可分为清香型、浓香型、酱香型、米香型和其他香型。

白酒中除含有极少量的钠、铜、锌外，几乎不含维生素和钙、磷、铁等，有的仅是水和乙醇。

糯米酒

别 名 醪糟。

性味归经 性温，味甘、涩。归脾、胃经。

别 名 菠甜酒、酒酿、江米酒、

功效 糯米酒具有提神解乏、解渴消暑、促进血液循环、润肤、助消化、增食欲之功效。糯米酒甘甜芳醇，能刺激消化腺的分泌，增进食欲，有助消化。是中老年人、孕产妇和身体虚弱者补气养血之佳品。

适宜人群 中老年人、孕产妇和身体虚弱者。

不宜人群 糖尿病患者、脾胃虚弱者。

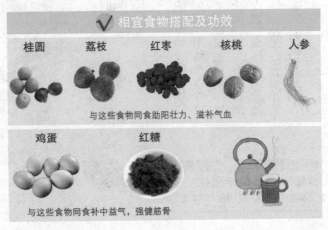

✔ 相宜食物搭配及功效

桂圆	荔枝	红枣	核桃	人参

与这些食物同食助阳壮力、滋补气血

鸡蛋	红糖	

与这些食物同食补中益气，强健筋骨

调料类

醋

性味归经 性温，味酸、苦。归肝、胃经。

别名 苦酒、醋酒、淳酢、酢、米醋。

营养成分 主要成分是醋酸，还含有丰富的氨基酸、琥珀酸、葡萄酸、苹果酸等。

选购 酿造食醋以琥珀色或红棕色、有光泽、体态澄清、浓度适当的为佳品。

贮存 开封的醋保存时，放于低温、避光处。

适宜人群 流感、流脑、输尿管结石、膀胱结石、癌症、高血压、传染性肝炎等症者。

不宜人群 脾胃湿甚、胃酸过多、支气管哮喘、严重胃及十二指肠溃疡患者。

✓ 相宜食物搭配及功效

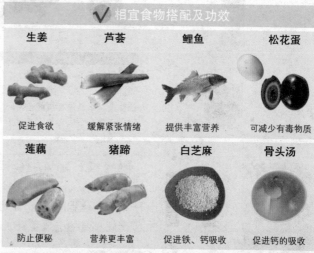

生姜	芦荟	鲤鱼	松花蛋
促进食欲	缓解紧张情绪	提供丰富营养	可减少有毒物质
莲藕	猪蹄	白芝麻	骨头汤
防止便秘	营养更丰富	促进铁、钙吸收	促进钙的吸收

✗ 相忌食物搭配

牛奶	胡萝卜	丹参	茯苓
南瓜	羊肉	竹笋	酒

功效 醋具有活血散瘀、消食化积、解毒的功效。用醋熏空气可以预防流感、上呼吸道感染。适当饮醋既可杀菌，又可促进胃消化功能，还可降低血压、防治动脉硬化。此外，食醋能滋润皮肤、改善皮肤的供血、对抗衰老。

·烹饪提示· 烹调用的器具不能用铜制的，因为醋能溶解铜，会引起"铜中毒"。

食盐

別　名　盐巴、盐、咸鹾。

性味归经　性寒，味咸。归胃、肾、肺、大肠、小肠经。

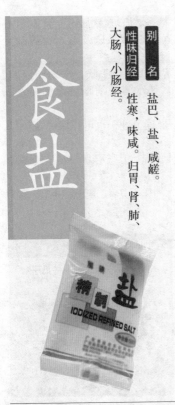

功效　盐具有清火解毒、凉血滋肾、通便的功效。食盐渗透力强，可以解腻，除膻去腥，并能保持食物原味，使食物易于消化，可以促进全身皮肤的新陈代谢，对防治某些皮肤病有食疗作用。

适宜人群　急性胃肠炎者，呕吐腹泻者、炎夏中暑、多汗烦渴者，咽喉肿痛、大便干结和习惯性便秘者。

不宜人群　咳嗽消渴者、水肿病人、高血压患者、肾脏病患者以及心血管疾病患者。

✕ 相忌食物搭配

绿豆	红豆

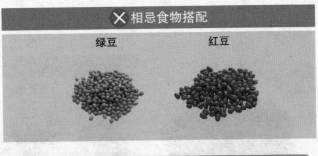

·注解·

食盐是一种调料，是海水或盐井、盐池、盐泉中的盐水经煎晒而成的结晶，无色或白色。它的香味有很强的渗透力，能提出各种原料中的鲜味，调制出许多类型的香味，有"百味之王"的美称。

味精

別　名　味素、味粉、谷氨酸钠。

性味归经　性平，味酸。归胃、肝经。

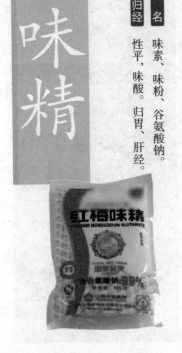

功效　味精具有很好的鲜味，故可提高人的食欲。味精还能补充人体的氨基酸，有利于增进和维持大脑功能。另外，味精中的主要成分谷氨酸钠还对慢性肝炎、神经衰弱、癫痫病、胃酸缺乏等病有食疗作用。

适宜人群　神经衰弱、大脑发育不全、精神分裂症、严重肝功能不全、胃及十二指肠溃疡等患者。

✕ 相忌食物搭配

鸡蛋	茄子	米酒

·注解·

味精成品为白色柱状结晶体或结晶性粉末，是目前国内外广泛使用的增鲜调味品之一。其主要成分为谷氨酸和食盐。我们每天吃的食盐用水冲淡400倍，已感觉不出咸味，普通蔗糖用水冲淡200倍，也感觉不出甜味了，但谷氨酸钠盐，用水稀释3000倍，仍能感觉到鲜味，因而得名"味精"。

红糖

别名 沙糖、赤沙糖、紫沙糖、片黄糖。

性味归经 性温，味甘甜。无毒。归肝、脾经。

营养成分 红糖含钙质比白糖多2倍，含铁质比白糖多1倍，同时含有胡萝卜素、维生素 B_2、烟酸以及锰、锌等微量元素。

选购 优质的红糖呈晶粒状或粉末状，干燥而松散，不结块，不成团，无杂质，其水溶液清晰，无沉淀，无悬浮物。

贮存 红糖要存放在干燥通风处，也可用保鲜袋包好，放冰箱保存。

适宜人群 低血糖患者、妇女体虚、月经不调、痛经、腰酸以及孕产妇。

不宜人群 平素痰湿偏盛者、消化不良者、肥胖症患者、糖尿病患者。

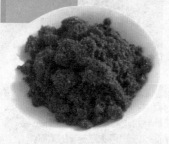

功效 红糖具有补中舒肝、止痛益气、调经和胃、和血化瘀、健脾暖胃的功效，对风寒感冒、脘腹冷痛、月经不调、产后恶露不尽、喘嗽烦热、妇人血虚、食即吐逆等症有食疗作用。红糖中含有较为丰富的铁质，有良好的补血作用。

·烹饪提示·
红糖的吃法多和多样，糖水鸡蛋、姜糖水、厨房佐料等。

✔相宜食物搭配及功效

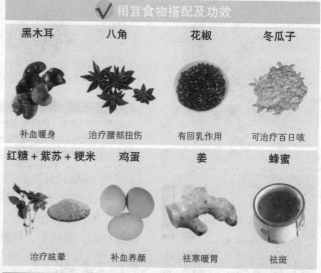

黑木耳	八角	花椒	冬瓜子
补血暖身	治疗腰部扭伤	有回乳作用	可治疗百日咳

红糖+紫苏+粳米	鸡蛋	姜	蜂蜜
治疗眩晕	补血养颜	祛寒暖胃	祛斑

✘相忌食物搭配

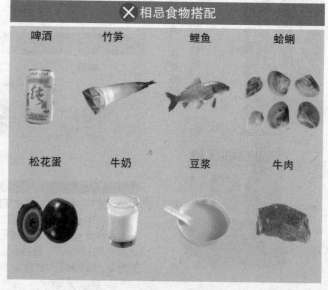

啤酒	竹笋	鲤鱼	蛤蜊
松花蛋	牛奶	豆浆	牛肉

白糖

别名

白洋糖、糖霜。

性味归经

性平，味甘。归脾、肺经。

营养成分 富含葡萄糖和果糖，还含有多种氨基酸、钙、磷、铁和 B 族维生素等成分。

选购 白砂糖外观干燥松散、洁白、有光泽，颗粒均匀，晶粒有闪光，轮廓分明。

贮存 保存白糖最好的容器是瓷罐或玻璃瓶，把白糖装入容器后一定切记盖紧盖子，以防空气进入。

适宜人群 肺虚咳嗽者、口干燥渴者、醉酒者以及低血糖患者。

不宜人群 糖尿病患者、平素痰湿偏重者、肥胖症患者、冠心病患者以及动脉硬化患者。

功效

白糖能润肺生津、补中益气、清热燥湿、化痰止咳、解毒醒酒、降浊怡神，对中虚脘痛、脾虚泄泻、肺燥咳嗽、口干燥渴以及脚气、疔疮、盐卤中毒、阴囊湿疹等病症有食疗作用。此外，白糖有抑菌防腐的作用。

·烹饪提示·

在制作酸味的菜肴汤羹时，加入少量食糖，可以缓解酸味，并使口味和谐可口；炒菜时不小心把盐放多了，加入适量白糖，就可解咸。

✔ 相宜食物搭配及功效

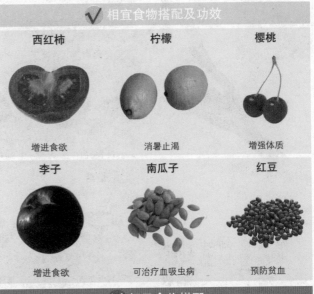

西红柿	柠檬	樱桃
增进食欲	消暑止渴	增强体质
李子	南瓜子	红豆
增进食欲	可治疗血吸虫病	预防贫血

✘ 相忌食物搭配

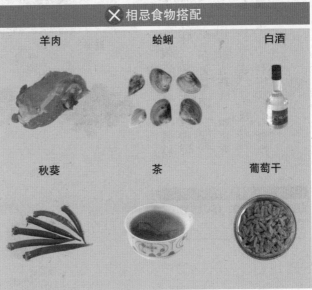

羊肉	蛤蜊	白酒
秋葵	茶	葡萄干

葱

别名 芤、鹿胎、莱伯、四季葱、葱白、大葱。

性味归经 性温,味辛。归肺、胃二经。

营养成分 含蛋白质、糖类、脂肪、胡萝卜素,还含有苹果酸、维生素C、铁、钙、镁等。

选购 葱宜选择葱白鲜嫩、葱绿鲜翠的。

贮存 用报纸将葱包裹好,放置在冷藏室内保存;或洗净后切成葱花状,以保鲜盒密封冷藏,可保存7天左右。

适宜人群 伤风感冒、发热无汗、头痛鼻塞、咳嗽痰多者,腹部受寒引起的腹痛腹泻者,胃寒之食欲不振、胃口不开者。

不宜人群 表虚、多汗者以及溃疡病患者。

功效 葱含有挥发性硫化物,具特殊辛辣味,是重要的解腥调味品。中医学上葱有杀菌、通乳、利尿、发汗和安眠等药效,对风寒感冒轻症、痈肿疮毒、痢疾脉微、寒凝腹痛、小便不利等病症有食疗作用。

·烹饪提示· 根据主料的不同,可切成葱段和葱末掺和使用。

✔ 相宜食物搭配及功效

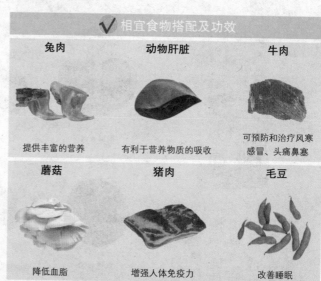

兔肉	动物肝脏	牛肉
提供丰富的营养	有利于营养物质的吸收	可预防和治疗风寒感冒、头痛鼻塞

蘑菇	猪肉	毛豆
降低血脂	增强人体免疫力	改善睡眠

✘ 相忌食物搭配

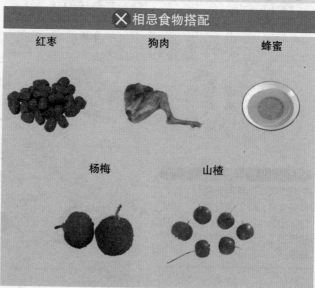

红枣　　　狗肉　　　蜂蜜

杨梅　　　山楂

营养成分 含蛋白质、脂肪、糖类、B族维生素、维生素C等。

选购 以瓣种外皮干净，带光泽，无损伤和烂瓣的为上品。

贮存 常温下，将蒜放网袋中，悬挂于通风处。

适宜人群 糖尿病患者、有铅中毒倾向者、肺结核患者、百日咳患儿，痢疾、肠炎、伤寒患者，胃酸减少及胃酸缺乏者。

不宜人群 胃炎患者、胃溃疡患者、肝病患者、阴虚火旺者，常见面红、午后低热、口干便秘、烦热者，目疾、口齿喉舌疾者。

別名　葫、葫蒜。

性味归经　性温，味辛。归脾、胃、肺经。

蒜

功效 蒜含有大量对人体有益的活性成分，可防病健身。蒜能杀菌，促进食欲，调节血脂、血压、血糖，可预防心脏病，抗肿瘤，护肝脏，增强生殖功能，保护胃黏膜，抗衰老，还可防止铅中毒。

烹饪提示 大蒜可用于生食、捣泥食用、炒菜等。

✔ 相宜食物搭配及功效

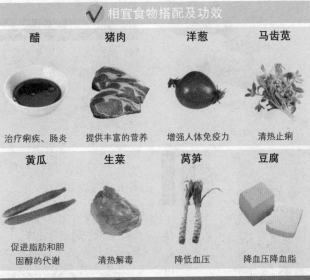

醋	猪肉	洋葱	马齿苋
治疗痢疾、肠炎	提供丰富的营养	增强人体免疫力	清热止痢

黄瓜	生菜	莴笋	豆腐
促进脂肪和胆固醇的代谢	清热解毒	降低血压	降血压降血脂

✘ 相忌食物搭配

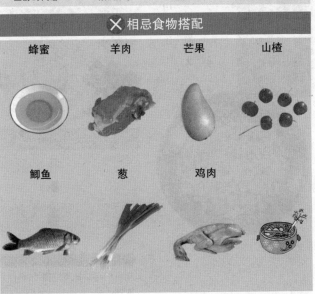

蜂蜜	羊肉	芒果	山楂

鲫鱼	葱	鸡肉	

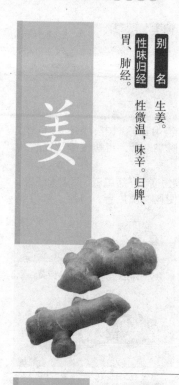

别名 生姜。

性味归经 性微温，味辛。归脾、胃、肺经。

姜

功效 姜具有发汗解表、温中止呕、温肺止咳、解毒的功效，对外感风寒、胃寒呕吐、风寒咳嗽、腹痛腹泻、中鱼蟹毒等病症有食疗作用。

适宜人群 伤风感冒、寒性痛经、晕车晕船者。

不宜人群 阴虚内热及邪热亢盛者。

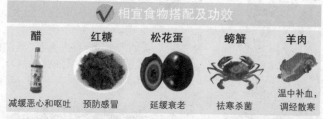

✔ 相宜食物搭配及功效

醋	红糖	松花蛋	螃蟹	羊肉
减缓恶心和呕吐	预防感冒	延缓衰老	祛寒杀菌	温中补血，调经散寒

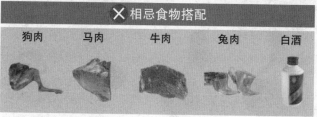

✖ 相忌食物搭配

狗肉	马肉	牛肉	兔肉	白酒

胡椒

别名 古月、黑川、白川。

性味归经 性热；味辛。归胃、大肠经。

功效 胡椒有温中、下气、消痰、解毒的功效，对寒痰食积、脘腹冷痛、反胃、呕吐清水、泄泻、冷痢等有食疗作用。

适宜人群 心腹冷痛、泄泻冷痢、食欲不振者，或胃寒反胃、呕吐清水、朝食暮吐者。

不宜人群 消化道溃疡、咳嗽咯血、痔疮、咽喉炎症、眼疾患者。

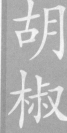

✔ 相宜食物搭配及功效

红枣	大米	绿豆	牛肉	猪肝
可治疗胃痛	增强食欲	治疗痢疾	祛寒补血	改善血液循环

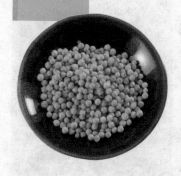

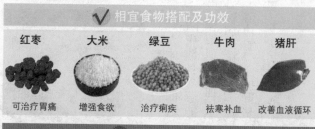

✖ 相忌食物搭配

酒	芥末

· 小贴士 ·

胡椒应在菜肴或汤羹即将出锅时添加少许均匀拌入，切忌不可放入太多。

花椒

别　名 香椒、川椒、红椒、红花椒、麻椒。

性味归经 性温，味辛。归脾、胃、肾经。

营养成分 含蛋白质、脂肪、碳水化合物、钙、磷、铁等营养物质。

选　购 好花椒的壳色红艳油润，粒大且均匀，用手抓有糙硬、刺手干爽之感，轻捏易破碎，拨弄时有"沙沙"作响声。

贮　存 鲜花椒要真空低温保存，一般买来的时候都是真空包装的，买回来后可以放冰箱 −5℃ 保存。

适宜人群 肠鸣便溏者、哺乳期妇女断奶者、风湿性关节炎患者、蛔虫病腹痛患者，肾阳不足、小便频数者。

不宜人群 阴虚火旺者或孕妇。

功效 花椒有芳香健胃、温中散寒、除湿止痛、杀虫解毒、止痒解腥之功效，对呕吐、风寒湿痹、齿痛等症有食疗作用。一般作为调味料食用，还可药用。

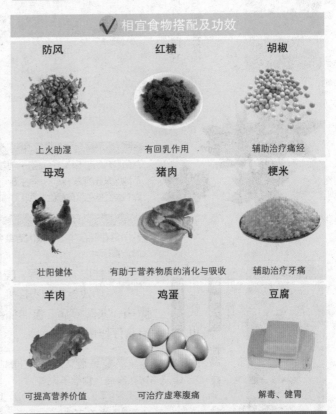

✓ 相宜食物搭配及功效

防风	红糖	胡椒
上火助湿	有回乳作用	辅助治疗痛经
母鸡	**猪肉**	**粳米**
壮阳健体	有助于营养物质的消化与吸收	辅助治疗牙痛
羊肉	**鸡蛋**	**豆腐**
可提高营养价值	可治疗虚寒腹痛	解毒、健胃

✗ 相忌食物搭配

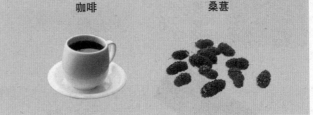

咖啡	桑葚

· 烹饪提示 ·

炒菜时，在锅内热油中放几粒花椒，发黑后捞出，留油炒菜，菜香扑鼻；把花椒、植物油、酱油烧热，浇在凉拌菜上，清爽可口。

· 小贴士 ·

花椒作为常用的调味料，常用于配制卤汤、腌制食品或炖制肉类，有去膻增味作用。亦为"五香粉"原料之一。

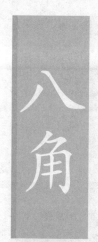

八角

别名 大料，中国大茴香、大茴香。

性味归经 性温，味甘辛。归脾、肾经。

功效 八角具强烈香味，有驱虫、温中理气、健胃止呕、祛寒、兴奋神经等功效，对胃寒呕逆、寒疝腹痛、肾虚腰痛、脚气等症有食疗作用。

适宜人群 胃寒呃逆、寒疝腹痛、心腹冷痛、小肠疝气痛、肾虚腰痛、脚气患者。

不宜人群 阴虚火旺的眼病患者，干燥综合征、更年期综合征、活动性肺结核、支气管哮喘、痛风、糖尿病、癌症患者。

✕ 相忌食物搭配

羊肉	蜂蜜

· 注解 ·

八角是八角茴香科八角属的一种植物。其同名的干燥果实是中国菜和东南亚地区烹饪的调味料之一。主要分布于中国南方。果实在秋冬季采摘，干燥后呈红棕色或黄棕色，气味芳香而甜，全果或磨粉使用。

· 小贴士 ·

八角常在制作牛肉、兔肉等菜肴中加入，可除腥膻味，调剂口味，增进食欲。

桂皮

别名 山肉桂、土肉桂、土桂、山玉桂、山桂皮。

性味归经 性温，味辛、甘。归脾、胃、肝、肾经。

功效 桂皮有温脾胃、暖肝肾、祛寒止痛、散瘀消肿的功效，对脘腹冷痛、呕吐泄泻、腰膝酸冷、寒疝腹痛、寒湿痹痛、瘀滞痛经、血痢、肠风、跌打肿痛等有食疗作用。

适宜人群 腰膝冷痛、阳虚怕冷、风寒湿性关节炎、四肢发凉、胃寒冷痛、食欲不振者。

不宜人群 内热较重、内火偏盛、阴虚火旺、舌红无苔、大便燥结、痔疮、患有干燥综合征、更年期综合征者以及孕妇。

✔ 相宜食物搭配及功效

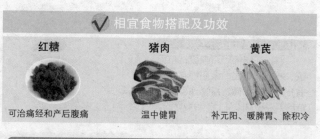

红糖	猪肉	黄芪
可治痛经和产后腹痛	温中健胃	补元阳、暖脾胃、除积冷

· 注解 ·

桂皮为樟科植物天竺桂、阴香、细叶香桂、肉桂或川桂等树皮的通称。本品为常用中药，又为食品香料或烹饪调料。

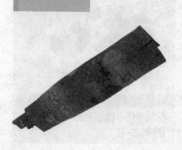

孜然

别　名　安息茴香、野茴香。

性味归经　性温，味辛。归肝、肾、脾、胃经。

功效　孜然可以祛腥解腻，令其肉质更加鲜美芳香，增加人的食欲。孜然还具有醒脑通脉、降火平肝等功效，能祛寒除湿、理气开胃、祛风止痛，对消化不良、胃寒疼痛、肾虚便频均有食疗作用。

适宜人群　老少皆宜。
不宜人群　便秘、痔疮患者。

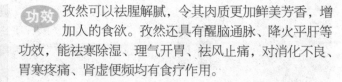

✔ 相宜食物搭配及功效

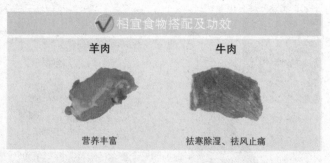

羊肉	牛肉
营养丰富	祛寒除湿、祛风止痛

·注解·

孜然为伞形花科孜然芹一年生草本植物。"孜然"是维吾尔语，原产埃及一带，中国新疆引进栽培。孜然大都呈黄绿色，气味芳香而浓烈，为重要调味品。

·小贴士·

孜然适宜肉类烹调时用；保存孜然时一定要密封，然后放在室温避光的地方。

茴香

别　名　怀香、香丝菜，小茴香。

性味归经　性温，味辛。归肾、膀胱、胃经。

功效　茴香具有理气开胃、解毒之功效，它能刺激胃肠神经血管，促进消化液分泌，增加胃肠蠕动，排除积存的气体。

适宜人群　小肠疝气痛、寒气腹痛、胃寒恶心、呃逆呕吐、睾丸肿痛、睾丸鞘膜积液、妇女产后乳汁缺乏者。
不宜人群　结核病、糖尿病、干燥综合征、更年期综合征等阴虚内热者。

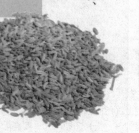

✔ 相宜食物搭配及功效

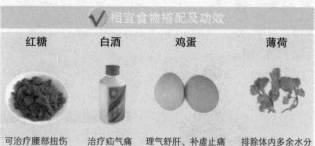

红糖	白酒	鸡蛋	薄荷
可治疗腰部扭伤	治疗疝气痛	理气舒肝、补虚止痛	排除体内多余水分

·注解·

茴香原产欧洲地中海沿岸，新鲜的茎叶具特殊香辛味，可作为蔬菜食用。种子是重要的香料之一，也是常用的调料。

菜籽油

别　名　油菜籽油、香菜油。

性味归经　性温，味甘、辛。归脾、胃经。

功效　菜籽油具有补虚、润肠之功效。所含的亚油酸等不饱和脂肪酸和维生素 E 等营养成分能够软化血管，延缓衰老，另外菜籽油中富含种子磷脂，有助于血管、神经、大脑的发育。

适宜人群　血管硬化、高血压、冠心病、高脂血症、胃酸增多、糖尿病、肝胆病等患者。

不宜人群　急性胃肠炎、腹泻、菌痢等患者。

√ 相宜食物搭配及功效

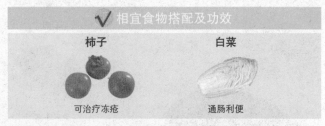

柿子	白菜
可治疗冻疮	通肠利便

· 注解 ·

菜籽油就是俗称的菜油，是用油菜籽榨出来的一种食用油。菜籽油色泽金黄或棕黄，有一定的刺激气味，民间叫作"青气味"。这种气味是由于其中含有一定量的芥子戒所致，但特优品种的油菜子则不含这种物质。

· 小贴士 ·

因为菜籽油有一些"青气味"，所以不适合直接用于凉拌菜。

玉米油

别　名　粟米油、玉米胚芽油。

性味归经　性温，味甘。归胃经。

功效　玉米油所含的亚油酸在人体内可与胆固醇相结合，有防治动脉粥样硬化的功效；较多的植物固醇可预防血管硬化，促进饱和脂肪酸和胆固醇的代谢；含丰富的维生素 E,有降低血中胆固醇、增进新陈代谢、抗氧化的作用。

适宜人群　高血压患者、食欲不振者、便溏者、动脉粥样硬化者、心脑血管疾病患者。

不宜人群　遗尿患者。

√ 相宜食物搭配及功效

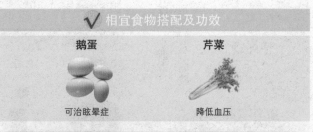

鹅蛋	芹菜
可治眩晕症	降低血压

· 小贴士 ·

玉米油不宜加热至冒烟；勿重复使用，一冷一热容易变质。

· 注解 ·

玉米油是在玉米精炼油的基础上经过脱磷、脱酸、脱胶、脱色、脱臭和脱蜡精制而成的。在欧美国家，玉米油被作为一种高级食用油而广泛食用，享有"健康油""放心油"等美称。

第二章
常见病症饮食相宜与相忌

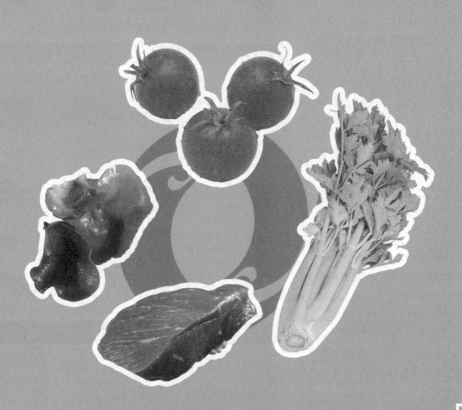

内科

内科疾病的主要特点是多呈慢性发展，病情复杂多变，以药物治疗为主、心理治疗为辅。由于病程一般较长，故饮食调理就显得十分重要

风寒型感冒

临床表现

怕寒冷、少发热、无汗，头颈疼痛、四肢酸痛，鼻塞、声重、打喷嚏、流涕、咳嗽，口不渴，或口渴时喜热饮，苔薄白，脉浮紧。四季皆可发病，以冬、春两季为多。以老人、小孩多见。

· 病症简介 ·

风寒型感冒以鼻塞、流涕、喷嚏、头痛、发热等为特征，四时皆有，以冬、春季节为多见。

· 致病原因 ·

风寒之邪袭击肺部，肺气不宣所致。

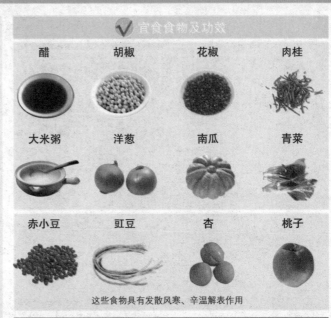

✔ 宜食食物及功效

醋	胡椒	花椒	肉桂
大米粥	洋葱	南瓜	青菜
赤小豆	豇豆	杏	桃子

这些食物具有发散风寒、辛温解表作用

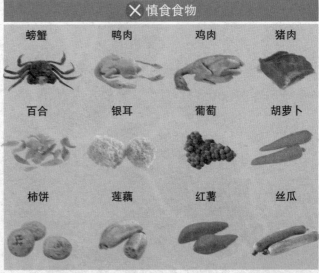

✘ 慎食食物

螃蟹	鸭肉	鸡肉	猪肉
百合	银耳	葡萄	胡萝卜
柿饼	莲藕	红薯	丝瓜

♺ 生活一点通

风寒型感冒患者如果不很严重，可自服生姜、葱白、芫荽煎汤，可发汗散寒。这种感冒与病人受风寒有关，治疗应以辛温解表为原则。

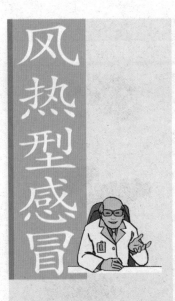

风热型感冒

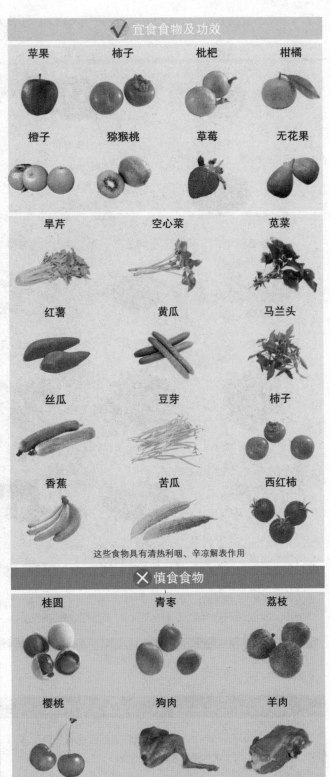

宜食食物及功效

| 苹果 | 柿子 | 枇杷 | 柑橘 |

| 橙子 | 猕猴桃 | 草莓 | 无花果 |

| 旱芹 | 空心菜 | 苋菜 |

| 红薯 | 黄瓜 | 马兰头 |

| 丝瓜 | 豆芽 | 柿子 |

| 香蕉 | 苦瓜 | 西红柿 |

这些食物具有清热利咽、辛凉解表作用

慎食食物

| 桂圆 | 青枣 | 荔枝 |

| 樱桃 | 狗肉 | 羊肉 |

临床表现

不怕冷，或微怕风，发热较重，头胀痛、面赤，咽喉红肿疼痛，鼻塞、打喷嚏、流涕，涕稠，咳嗽痰稠，口干想饮，舌边尖红、苔薄黄，脉浮数。四季皆可发病，以春秋两季为多。以年老体弱者多见。

· 病症简介 ·

中医认为，风热感冒是感受风热之邪所致的表证。

· 致病原因 ·

《诸病源候论·风热候》中说："风热病者，风热之气，先从皮毛入于肺也。肺为五脏上盖，候身之皮毛，若肤腠虚，则风热之气，先伤皮毛，乃入肺也。其状使人恶风寒战，目欲脱，涕唾出。"

121

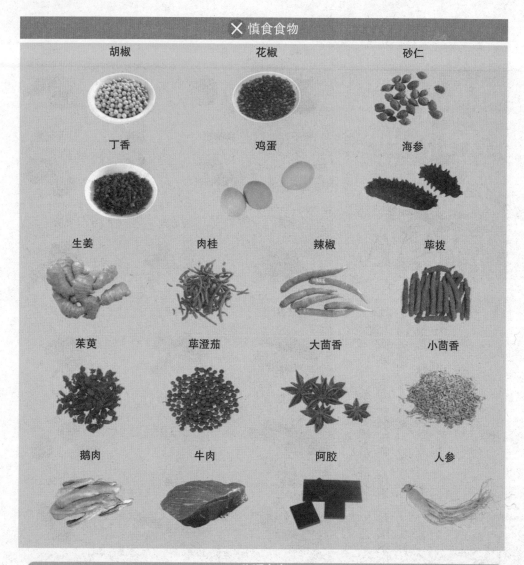

✗ 慎食食物

胡椒　　　　　花椒　　　　　砂仁

丁香　　　　　鸡蛋　　　　　海参

生姜　　　　肉桂　　　　辣椒　　　　荜拔

茱萸　　　　荜澄茄　　　　大茴香　　　　小茴香

鹅肉　　　　牛肉　　　　阿胶　　　　人参

· 生活之宜 ·

①保持室内通风凉爽。
②发热身痛者应卧床休息。
③发热口渴可以温开水或清凉饮料补充津液，高热可以温水擦浴。

· 生活之忌 ·

①吸烟、饮酒。
②直接吹风。

♻ 生活一点通

风热型感冒患者护理须知

　　辛凉解表药宜偏温凉服，药后观察出汗、体温、伴随症状的变化。若有出汗、退热、身凉、脉象平和等现象，则可以不必继续用药。

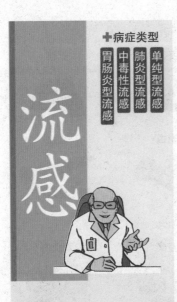

流感

＋病症类型

单纯型流感
肺炎型流感
中毒性流感
胃肠炎型流感

临床表现

起病急，潜伏期为数小时至四天，一般为一至两天，；高热，体温可达三十九至四十摄氏度，伴畏寒，一般持续二至三天；全身中毒症状重，如乏力、头痛、头晕、全身酸痛；持续时间长，体温正常后乏力等；呼吸道卡它症状轻微，常有咽痛，少数有鼻塞、流涕等；少数有恶心、呕吐、腹泻、腹痛等。

病症简介

流感是流感病毒引起的急性呼吸道感染，传染性强、传播速度快。主要通过空气中的飞沫、接触或与被污染物接触传播。

致病原因

流行性感冒是由病毒感染引起的。带有流感病毒颗粒的飞沫（直径一般小于 $10\mu m$）吸入呼吸道后，病毒的神经氨基酸酶破坏神经氨基酸，使黏蛋白水解，糖蛋白受体暴露，最终合成新的病毒。

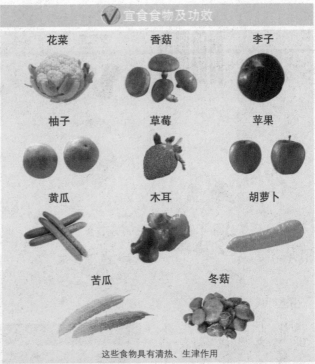

✔ 宜食食物及功效

花菜　香菇　李子

柚子　草莓　苹果

黄瓜　木耳　胡萝卜

苦瓜　冬菇

这些食物具有清热、生津作用

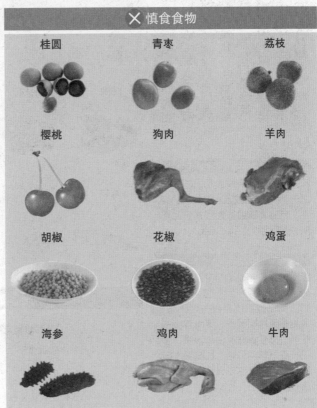

✘ 慎食食物

桂圆　青枣　荔枝

樱桃　狗肉　羊肉

胡椒　花椒　鸡蛋

海参　鸡肉　牛肉

咳嗽

病症类型

阴虚咳嗽　气虚咳嗽　风热咳嗽　风寒咳嗽

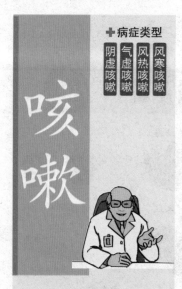

临床表现

不同类型的咳嗽有不同的临床表现，比如：风寒型咳嗽初期有鼻塞流涕、头痛、舌苔稀薄，咳痰稀或白黏；风热型咳嗽咳痰黄稠，咳而不爽，兼有口渴咽痛，舌苔薄黄；肺燥型咳嗽干咳无痰，或者有痰咳不出，鼻燥咽干，舌苔薄而少津。

· 病症简介

咳嗽是呼吸系统中最常见的症状之一，当呼吸道黏膜受到异物、炎症、分泌物或过敏性因素等刺激时，即反射性地引起咳嗽。

· 致病原因

咳嗽一般由呼吸道感染、支气管炎、肺炎、支气管扩张导致的。如咳嗽无痰或痰量很少为干咳，常见于急性咽喉炎、支气管炎的初期；急性骤然发生的咳嗽，多见于支气管内异物；长期慢性咳嗽，多见于慢性支气管炎、肺结核等。

✔ 宜食食物及功效

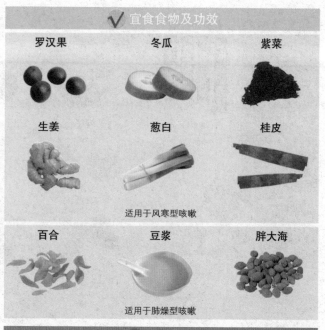

| 罗汉果 | 冬瓜 | 紫菜 |
| 生姜 | 葱白 | 桂皮 |

适用于风寒型咳嗽

| 百合 | 豆浆 | 胖大海 |

适用于肺燥型咳嗽

✕ 慎食食物

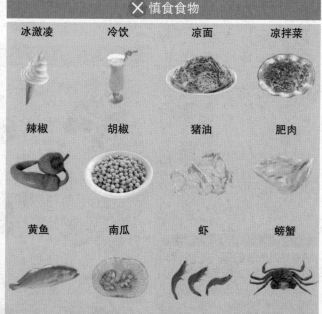

冰激凌	冷饮	凉面	凉拌菜
辣椒	胡椒	猪油	肥肉
黄鱼	南瓜	虾	螃蟹

♻ 生活一点通

咳嗽可引起的并发症

①伴发热者常由于呼吸道感染、支气管扩张并发感染、胸膜炎症等。

②伴胸痛者可见于肺炎、胸膜炎、支气管癌、自发性气胸等。

③伴体重减轻者须注意肺结核、支气管癌（原发性肺癌）等。

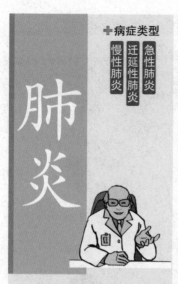

病症类型
急性肺炎
迁延性肺炎
慢性肺炎

肺炎

临床表现

发热，呼吸急促，持久干咳，可能有单边胸痛，深呼吸和咳嗽时胸痛，有小量痰或大量痰，可能含有血丝。幼儿患上肺炎，症状常不明显，可能有轻微咳嗽或完全没有咳嗽。应注意及时治疗。

· 病症简介 ·

肺炎又名肺闭喘咳和肺风痰喘，是指肺泡腔和间质组织的肺实质感染，通常发病急、变化快，合并症多，是内、儿科的常见病之一。

· 致病原因 ·

①接触到顽固性病菌或病毒。②身体抵抗力弱，如长期吸烟。③上呼吸道感染时，没有正确处理。④心肺有其他病变，如癌病、气管扩张、肺尘埃沉着病等。

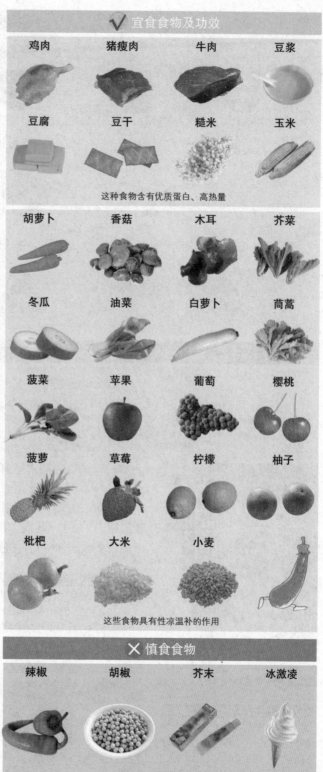

☑ 宜食食物及功效

| 鸡肉 | 猪瘦肉 | 牛肉 | 豆浆 |
| 豆腐 | 豆干 | 糙米 | 玉米 |

这种食物含有优质蛋白、高热量

胡萝卜	香菇	木耳	芥菜
冬瓜	油菜	白萝卜	茼蒿
菠菜	苹果	葡萄	樱桃
菠萝	草莓	柠檬	柚子
枇杷	大米	小麦	

这些食物具有性凉温补的作用

✗ 慎食食物

| 辣椒 | 胡椒 | 芥末 | 冰激凌 |

✗ 慎食食物

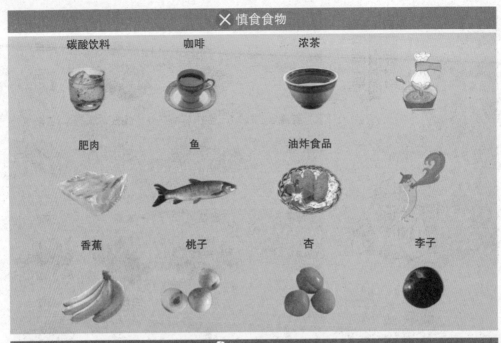

碳酸饮料　　　咖啡　　　　　浓茶

肥肉　　　　鱼　　　　　油炸食品

香蕉　　　　桃子　　　　杏　　　　李子

♻ 生活一点通

幼儿肺炎预防与护理须知

①宝宝咳嗽多时，睡觉时会很难受，爸妈记得多给宝宝翻身拍背，帮助宝宝把呼吸道的分泌物排出。

②多吃水果、汤汁，少吃鸡蛋。食物要清淡，要多补充水分和维生素C，但注意不要一次吃得太多，蛋白质过多会引起消化不良。

➕ 病症类型

外源性哮喘　内源性哮喘

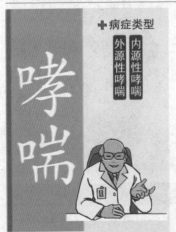

哮喘

临床表现 外源性哮喘常伴有发作先兆，如发作前先出现鼻痒、咽痒、流泪、喷嚏、干咳等，发作期出现喘息、胸闷、气短、平卧困难等；内源性哮喘一般先有呼吸道感染，咳嗽、吐痰、低热等，后逐渐出现喘息、胸闷、气短，多数病程较长，缓解较慢。

致病原因

哮喘病的发病原因很多，猫狗的皮垢、霉菌等过敏源的侵入、微生物感染、过度疲劳、情绪波动大、气候寒冷导致呼吸道感染、天气突然变化或气压降低都可能导致哮喘病发作。

✔ 宜食食物及功效

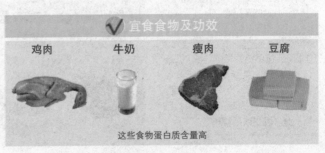

鸡肉　　　牛奶　　　瘦肉　　　豆腐

这些食物蛋白质含量高

· 病症简介 ·

哮喘是一种慢性支气管疾病，病者的气管因为发炎而肿胀，呼吸管道变得狭窄，因而导致呼吸困难。

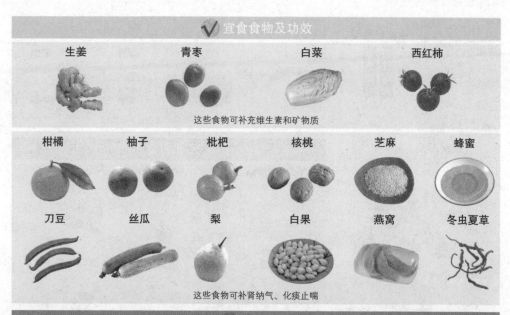

✓ 宜食食物及功效

生姜	青枣	白菜	西红柿

这些食物可补充维生素和矿物质

柑橘	柚子	枇杷	核桃	芝麻	蜂蜜
刀豆	丝瓜	梨	白果	燕窝	冬虫夏草

这些食物可补肾纳气、化痰止喘

✗ 慎食食物

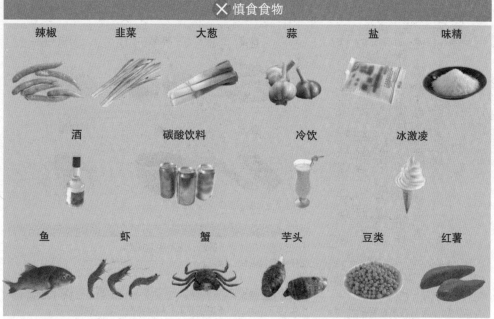

辣椒	韭菜	大葱	蒜	盐	味精
酒	碳酸饮料		冷饮		冰激凌
鱼	虾	蟹	芋头	豆类	红薯

·生活之宜·

①哮喘病多在夜间发作，因此患者应注意保持卧室的温度和湿度，同时注意空气流通。

②尽量远离猫、狗等动物，避免其皮垢引起感染。

③加强耐寒锻炼，登高远眺对预防哮喘病有积极作用。

·生活之忌·

①入住刚喷涂过油漆的房间，至少待房间开门窗通风一周后入住，以避免接触过敏。

②使用丝绵和羽绒材质的衣被和床上用品。

③吸入干冷空气。

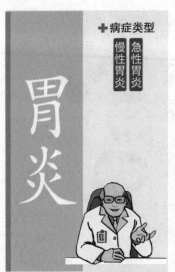

+ 病症类型

慢性胃炎　急性胃炎

胃炎

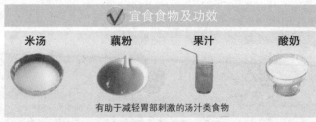

✓ 宜食食物及功效

米汤	藕粉	果汁	酸奶

有助于减轻胃部刺激的汤汁类食物

✗ 慎食食物

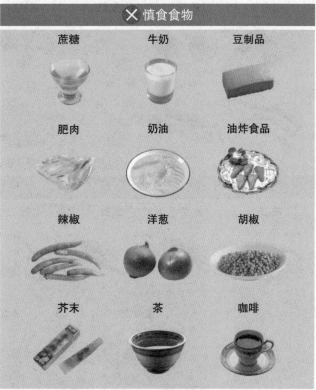

蔗糖	牛奶	豆制品
肥肉	奶油	油炸食品
辣椒	洋葱	胡椒
芥末	茶	咖啡

临床表现

急性胃炎一般为上腹部不适或疼痛、肠绞痛、食欲减退、恶心和呕吐，严重可导致发热、畏寒、头痛、脱水、酸中毒、肌肉痉挛和休克等。慢性胃炎主要分为浅表性胃炎、慢性萎缩性胃炎和肥厚性胃炎三类。需要注意的是，有些患者虽病情严重，但无临床表现。

· 病症简介 ·

胃炎是胃黏膜炎症的统称，是一种常见病，可分为急性和慢性两类，发病者通常存在饮食上的不良习惯。

· 致病原因 ·

急性胃炎为病毒感染、大量饮酒、食物过敏、过量服用水杨酸类药物等所致。慢性胃炎多由饮食不节、喜食酒辣生冷、精神状态不佳等不良生活习惯引起。

· 生活之宜 ·

①注意适当的休息、锻炼，保持生活规律。
②保持精神愉快、乐观。

· 生活之忌 ·

①生活不规律，工作过于劳累，精神高度紧张，睡眠不足。
②暴饮暴食，饮食不卫生。
③吸烟饮酒。

♻ 生活一点通

练气功可防治胃病

　　气功是防治胃病的一种有效方法。气功有放松、镇静的作用，可调节大脑皮层的功能状态，抑制兴奋灶，对精神因素引起的胃炎效果最好。慢性胃炎病人，可练内养功。

胃轻瘫综合征

＋病症类型

原发性胃轻瘫综合征

继发性胃轻瘫综合征

·病症简介·

胃轻瘫综合征是指以胃排空延缓为特征的临床症状群。而有关检查未发现上消化道或上腹部有器质性病变。

临床表现 胃窦动力低下，胃排空延缓。胃近端顺应性降低，使胃容纳性减弱。胃近端压力减低，使胃液体排空延缓。胃、幽门、十二指肠运动不协调。因此，本病主要表现为胃排空延缓。

·致病原因·

原发性胃轻瘫病因、机理尚不清楚，但病变部位可能在胃的肌层或支配肌层的肌间神经丛。此外，迷走神经的紧张性降低和肠激素及肽类物质可能也起一定作用。胃轻瘫时胃动素水平及胃动素受体功能可能有异常。

✔ 宜食食物及功效

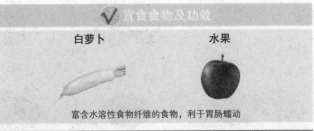

白萝卜　　　　　　　水果

富含水溶性食物纤维的食物，利于胃肠蠕动

✘ 慎食食物

压缩饼干　　　燕麦　　　　大豆　　　　糙米

糖尿病

＋病症类型

I型糖尿病

II型糖尿病

妊娠糖尿病

继发性糖尿病

·病症简介·

糖尿病是由遗传因素、免疫功能紊乱等各种致病因子作用于机体，导致胰岛功能减退、胰岛素抵抗等而引发的系列代谢乱综合征。

临床表现 一般包括两个方面，一是血糖尿糖多造成的三多一少，吃得多、喝得多、排尿多、体重下降；另一个是并发症造成的症状，如糖尿病视网膜病变等。

·致病原因·

导致糖尿病的原因有很多种，除了遗传因素以外，大多数都是由不良的生活和饮食习惯造成的，如饮食习惯的变化、肥胖、体力活动过少和紧张焦虑都是糖尿病的致病原因。

✔ 宜食食物及功效

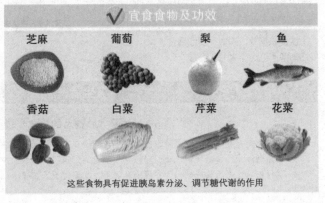

芝麻　　　　葡萄　　　　梨　　　　鱼

香菇　　　　白菜　　　　芹菜　　　　花菜

这些食物具有促进胰岛素分泌、调节糖代谢的作用

129

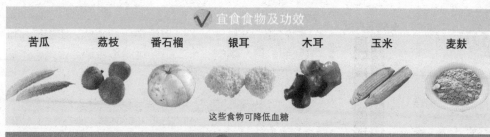

✔ 宜食食物及功效

苦瓜	荔枝	番石榴	银耳	木耳	玉米	麦麸

这些食物可降低血糖

✗ 慎食食物

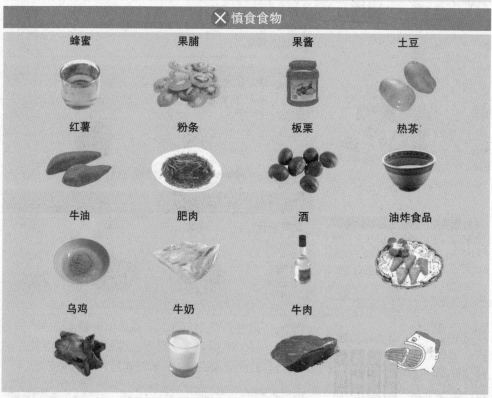

蜂蜜　　果脯　　果酱　　土豆

红薯　　粉条　　板栗　　热茶

牛油　　肥肉　　酒　　油炸食品

乌鸡　　牛奶　　牛肉

· 生活之宜 ·

①保持良好的作息习惯，避免熬夜，黑白颠倒。

②保持良好的卫生习惯，预防各种疾病，万一生病，要选择副作用小的药物进行治疗。

③加强体育锻炼，进行适当的有氧运动。

· 生活之忌 ·

①饮食不规律，偏食，暴饮暴食。

②情绪不稳定，大悲大喜。

♻ 生活一点通

糖尿病人跌倒后的急救步骤

①首先要判断是猝死还是昏迷，是短暂性脑缺血发作还是脑卒中，有无骨折。

②让患者平卧，头侧向一边，保持呼吸道通畅，清除呕吐物，以防止误吸引起窒息。

③仔细观察患者的变化，如发现呼吸停止，立即进行人工呼吸。

高脂血症

+病症类型

原发性高脂血症

继发性高脂血症

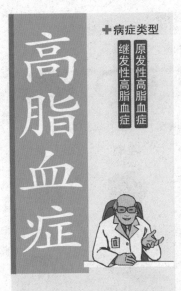

临床表现

高脂血症在发病早期可能没有不舒服的症状，但没有症状不等于正常。多数患者在发生了冠心病、脑中风后才发现血脂异常，可表现为头晕、头痛、胸闷、心痛、乏力等。

· 病症简介 ·

高脂血症（HLP）是血脂异常的通称，如果符合以下一项或几项，就患有高脂血症：总胆固醇、甘油三酯过高；低密度脂蛋白胆固醇过高；高密度脂蛋白胆固醇过低。

· 致病原因 ·

高脂血症和饮食习惯密切相关。因偏食、暴饮暴食造成的肥胖，饮食不规律或嗜酒成癖，是引发高脂血症的重要因素。长期精神紧张，导致内分泌代谢紊乱，天长日久形成高脂血症。年迈体虚、长期服用某种药物也会导致高脂血症。

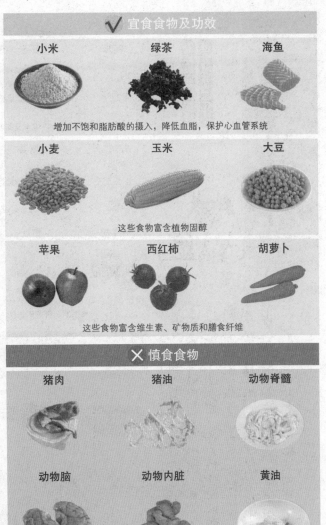

✔ 宜食食物及功效

小米　　　绿茶　　　海鱼

增加不饱和脂肪酸的摄入，降低血脂，保护心血管系统

小麦　　　玉米　　　大豆

这些食物富含植物固醇

苹果　　　西红柿　　　胡萝卜

这些食物富含维生素、矿物质和膳食纤维

✘ 慎食食物

猪肉　　　猪油　　　动物脊髓

动物脑　　　动物内脏　　　黄油

蛋黄　　　鱼子　　　螃蟹

粉条　　　柿子　　　香蕉

高血压

➕病症类型

继发性高血压症　原发性高血压症

临床表现

①头晕，有些是一过性的，常在突然下蹲或起立时出现，有些是持续性的。②头痛，多为持续性钝痛或搏动性胀痛，甚至有炸裂样剧痛。③烦躁、心悸、失眠。④注意力不集中，记忆力减退。⑤肢体麻木，常见手指、足趾麻木或皮肤如蚊行感或项背肌肉紧张、酸痛。

病症简介

高血压是指在静息状态下动脉收缩压和（或）舒张压增高，常伴有心、脑、肾、视网膜等器官功能性或者器质性改变以及脂肪和糖代谢紊乱等现象。

致病原因

机体内长期反复的不良刺激致大脑皮质功能失调、内分泌的失调、肾缺血、遗传、食盐过多、胰岛素抵抗的影响等，这是导致高血压的最大可能。

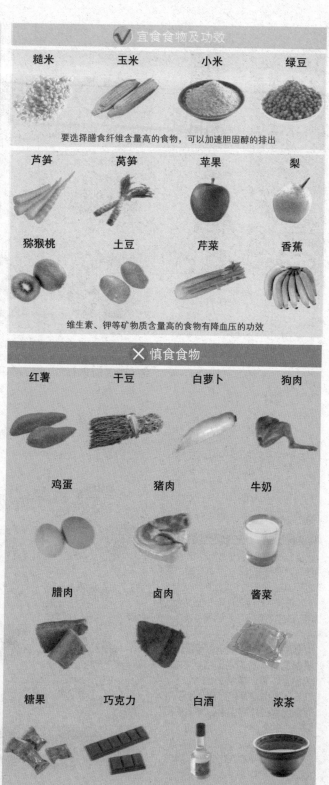

✔ 宜食食物及功效

| 糙米 | 玉米 | 小米 | 绿豆 |

要选择膳食纤维含量高的食物，可以加速胆固醇的排出

| 芦笋 | 莴笋 | 苹果 | 梨 |
| 猕猴桃 | 土豆 | 芹菜 | 香蕉 |

维生素、钾等矿物质含量高的食物有降血压的功效

✘ 慎食食物

红薯	干豆	白萝卜	狗肉
鸡蛋	猪肉	牛奶
腊肉	卤肉	酱菜
糖果	巧克力	白酒	浓茶

冠心病

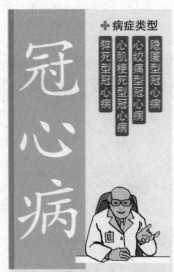

病症类型

猝死型冠心病　心肌梗死型冠心病　心绞痛型冠心病　隐匿型冠心病

临床表现

发作性胸骨后疼痛、心悸、呼吸困难、原发性心脏骤停、心绞痛、心律失常等。伴随明显的焦虑，持续三到五分钟，常发散到左侧臂部、肩部、下颌、背部，也可放射到右臂。用力、情绪激动、受寒、饱餐等增加心肌耗氧情况下发作的称为劳力性心绞痛，休息和含化硝酸甘油可缓解。

心肌梗死、

病症简介

冠状动脉粥样硬化性心脏病，简称冠心病，是由于冠状动脉粥样硬化病变致使心肌缺血、缺氧的心脏病。

致病原因

冠心病是多种致病因素长期综合作用的结果，不良的生活方式在其中起了非常大的作用。当人精神紧张或激动发怒时，容易导致冠心病；肥胖者容易患冠心病；吸烟是引发冠心病的重要因素。

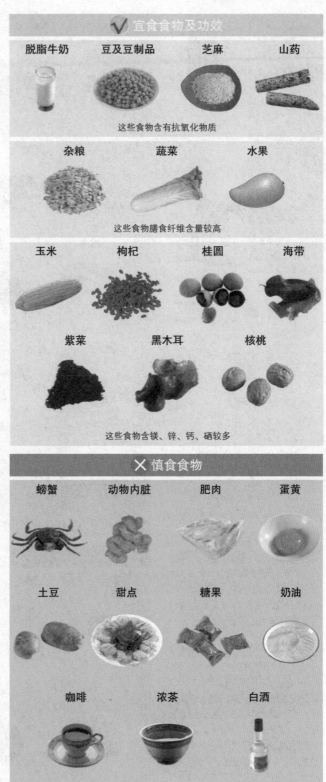

✔ 宜食食物及功效

脱脂牛奶　豆及豆制品　芝麻　山药

这些食物含有抗氧化物质

杂粮　蔬菜　水果

这些食物膳食纤维含量较高

玉米　枸杞　桂圆　海带　紫菜　黑木耳　核桃

这些食物含镁、锌、钙、硒较多

✘ 慎食食物

螃蟹　动物内脏　肥肉　蛋黄　土豆　甜点　糖果　奶油　咖啡　浓茶　白酒

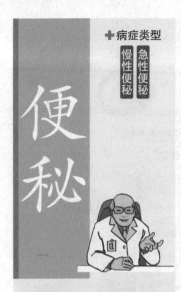

+ 病症类型
慢性便秘　急性便秘

便秘

临床表现

急性便秘多由肠梗阻、肠麻痹、急性腹膜炎、脑血管意外、急性心肌梗死、肛周疼痛等急性疾病引起，主要表现为原发病的临床表现。

慢性便秘多无明显症状，但神经过敏者，可见食欲减退、口苦、腹胀、嗳气、发作性下腹痛、排气多等胃肠症状。

· 病症简介 ·

便秘是指排便次数减少，每 2～3 天或更长时间一次，无规律性，粪质干硬，常伴有排便困难感，是一种临床常见的症状。

· 致病原因 ·

引起便秘的原因有肠道病变、全身性病变和神经系统病变，其中肠易激综合征是很常见的便秘原因。经常服用某些药物易引起便秘，如止痛剂、肌肉松弛剂、抗惊厥剂、抗抑郁剂、抗帕金森病药、抗胆碱药、某些降压药、利尿剂等。

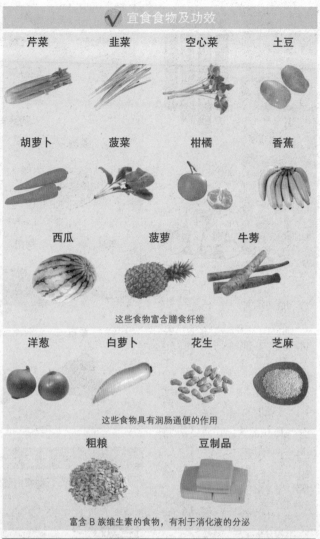

✓ 宜食食物及功效

芹菜　韭菜　空心菜　土豆

胡萝卜　菠菜　柑橘　香蕉

西瓜　菠萝　牛蒡

这些食物富含膳食纤维

洋葱　白萝卜　花生　芝麻

这些食物具有润肠通便的作用

粗粮　豆制品

富含 B 族维生素的食物，有利于消化液的分泌

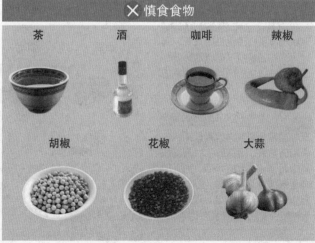

✗ 慎食食物

茶　酒　咖啡　辣椒

胡椒　花椒　大蒜

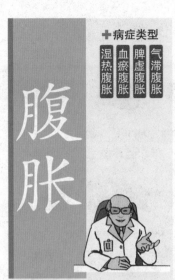

＋病症类型

气滞腹胀
脾虚腹胀
血瘀腹胀
湿热腹胀

腹胀

临床表现

一般说来胃肠气胀均有腹部膨隆。局限于上腹部的膨隆，多见于胃或横结肠积气所致。小肠积气腹部膨隆可局限于中腹部，也可为全腹部膨隆。结肠积气腹部膨隆可局限于下腹部或左下腹部。幽门梗阻时，上腹部可有胃型及蠕动波，肠梗阻时可见肠型及肠蠕动波，肠鸣音亢进或减弱。

·病症简介·

腹胀即腹部胀大或胀满不适。可以是主观上感觉腹部胀满，常伴有呕吐、腹泻、嗳气等；也可以是客观上检查发现腹部膨隆。

·致病原因·

①食物发酵：回肠下端和升结肠如果有食糜，可以引起食糜发酵，产生大量的气体，引起腹胀。②吸入空气：吃东西时因讲话或饮食习惯不良吸入大量空气，而引起肠胀气。③胃肠道中气体吸收障碍。

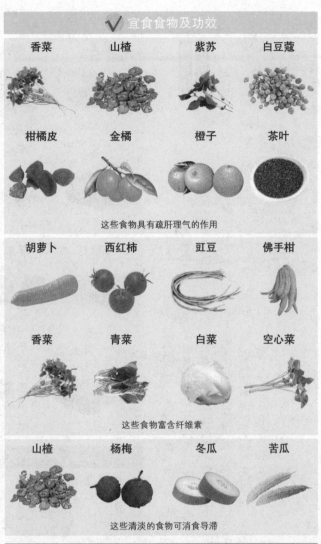

✓ 宜食食物及功效

| 香菜 | 山楂 | 紫苏 | 白豆蔻 |
| 柑橘皮 | 金橘 | 橙子 | 茶叶 |

这些食物具有疏肝理气的作用

| 胡萝卜 | 西红柿 | 豇豆 | 佛手柑 |
| 香菜 | 青菜 | 白菜 | 空心菜 |

这些食物富含纤维素

| 山楂 | 杨梅 | 冬瓜 | 苦瓜 |

这些清淡的食物可消食导滞

✗ 慎食食物

| 薯类 | 糯米 | 桂圆 | 豆类 |
| 辣椒 | 生姜 | 芥末 | 白酒 |

135

腹泻

+ 病症类型
急性腹泻
慢性腹泻

临床表现

便意频繁，每次排便不多并有里急后重感者，病变多在直肠或乙状结肠。小肠病变则无里急后重感。腹痛在下腹或左下腹，排便后腹痛可减轻者，往往为乙状结肠或直肠病变。小肠病变腹泻，疼痛多在脐周，排便后疼痛多不缓解。

· 病症简介 ·

腹泻是指排便次数明显超过平日习惯的频率，粪质稀薄，水分增加，每日排便量超过 200 克，或含未消化食物或脓血、黏液。

· 致病原因 ·

①细菌感染。②病毒感染。③食物中毒。④饮食贪凉，吃冷食，喝凉啤酒，结果可导致胃肠功能紊乱，肠蠕动加快，引起腹泻。⑤消化不良。⑥着凉腹泻。

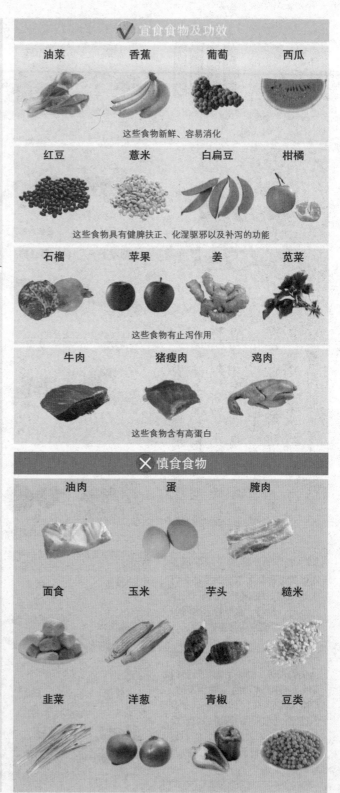

√ 宜食食物及功效

油菜	香蕉	葡萄	西瓜

这些食物新鲜、容易消化

红豆	薏米	白扁豆	柑橘

这些食物具有健脾扶正、化湿驱邪以及补泻的功能

石榴	苹果	姜	苋菜

这些食物有止泻作用

牛肉	猪瘦肉	鸡肉

这些食物含有高蛋白

✕ 慎食食物

油肉	蛋	腌肉

面食	玉米	芋头	糙米

韭菜	洋葱	青椒	豆类

痢疾

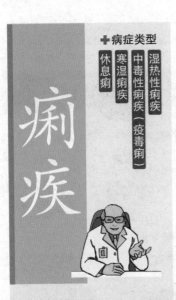

病症类型

- 湿热性痢疾
- 中毒性痢疾（疫毒痢）
- 寒湿痢疾
- 休息痢

临床表现

①湿热性痢疾表现为腹痛、腹泻、里急后重、下痢浓血、肛门灼热、小便短赤等。

②疫毒痢表现为发病急骤、高热口渴、腹痛烦躁、里急后重等。

③寒湿痢疾表现为腹痛、里急后重等。

④休息痢表现为痢疾时止时作、临厕腹痛、里急后重、大便夹有黏液、精神倦怠、食少畏寒等。

病症简介

痢疾，古称肠辟、滞下。为急性肠道传染病之一。若感染疫毒，发病急剧，伴突然高热，神昏、惊厥者，为疫毒痢。

致病原因

痢疾主要是由饮食不节或误食不洁之物，伤及脾胃，湿热疫毒趁机入侵、壅滞肠胃、熏灼脉络，致使气血凝滞化脓而发病。

✓ 宜食食物及功效

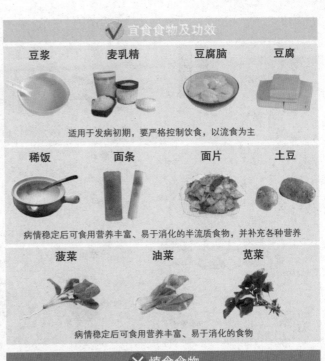

豆浆　麦乳精　豆腐脑　豆腐

适用于发病初期，要严格控制饮食，以流食为主

稀饭　面条　面片　土豆

病情稳定后可食用营养丰富、易于消化的半流质食物，并补充各种营养

菠菜　油菜　苋菜

病情稳定后可食用营养丰富、易于消化的食物

✗ 慎食食物

羊肉　甲鱼　花生　杏仁

辣椒　姜　白酒

玉米　荞麦　燕麦

♻ 生活一点通

痢疾与泄泻的区别

泄泻病机关键为清浊不分，水谷混杂而下，大便清稀呈水样，无里急后重，一般少有腹痛或发热。痢疾病机关键为气血邪毒凝滞于肠道，脂膜血络，化为脓血，大便次数增多而量少，下痢赤白脓血便，有里急后重，伴腹痛，发热，并未涉及脾、胃、肝、肾。

137

肝炎

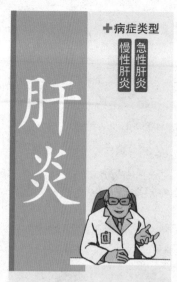

+ 病症类型

慢性肝炎 急性肝炎

临床表现

①急性肝炎在临床上多表现为起病急，畏寒、发热、乏力，食欲减退，恶心呕吐，肝区胀痛、腹泻等。②慢性肝炎病程一般超过一年，多表现为乏力，食欲不振、腹胀、肝区疼痛，蜘蛛痣、肝掌、肝脾肿大。

·病症简介·

肝炎是指一组病毒性疾病，即通常所说的甲、乙、丙、丁、戊等型肝炎，也包括由于滥用酒精、使用药物或摄入了环境中毒引起的肝炎。肝炎是常见的严重传染病之一。

·致病原因·

肝炎由多种致病因素，如病毒、细菌、寄生虫、化学毒物、药物和毒物、酒精等，侵害肝脏，使得肝脏的细胞受到破坏，肝脏的功能受到损害所致。有时人体营养不良、劳累，甚至一个小小的感冒发烧，都有可能造成肝功能的一过性受损。

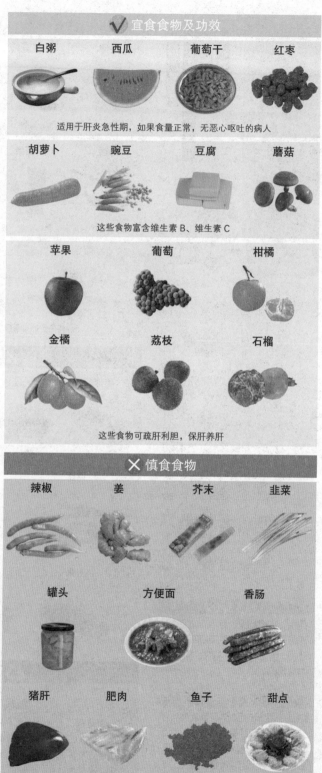

✓ 宜食食物及功效

白粥　　　西瓜　　　葡萄干　　　红枣

适用于肝炎急性期，如果食量正常，无恶心呕吐的病人

胡萝卜　　豌豆　　　豆腐　　　蘑菇

这些食物富含维生素B、维生素C

苹果　　　　葡萄　　　　柑橘

金橘　　　　荔枝　　　　石榴

这些食物可疏肝利胆，保肝养肝

✗ 慎食食物

辣椒　　　姜　　　芥末　　　韭菜

罐头　　　　方便面　　　　香肠

猪肝　　　肥肉　　　鱼子　　　甜点

肝硬化

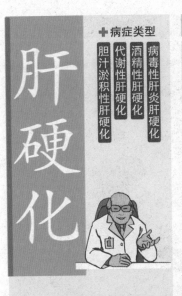

病症类型

胆汁淤积性肝硬化　代谢性肝硬化　酒精性肝硬化　病毒性肝炎肝硬化

临床表现

①起病隐匿，伴有乏力、食欲减退、②肝肿大，边缘硬，常为结节状，伴有蜘蛛痣、肝掌、脾肿大、腹壁静脉曲张、腹水等。③常有轻度贫血，血小板及白细胞数减少。④B超可提示诊断。食道钡餐透视若见静脉曲张的X线阳性征也有决定性诊断意义。

腹胀、腹泻、消瘦等。

·病症简介·

肝硬化是指由于多种有害因素长期反复作用于肝脏，导致肝组织弥漫性纤维化，以假小叶生成和再生结节形成为特征的慢性肝病。

·致病原因·

引起肝硬化的病因很多，不同地区的主要病因也不相同。中国以肝炎病毒性肝硬化为多见，其次为血吸虫病肝纤维化，酒精性肝硬化亦逐年增加。长期嗜酒、饮食不节、病毒性肝炎、营养不良、大量用药等也是常见的病因。

✔ 宜食食物及功效

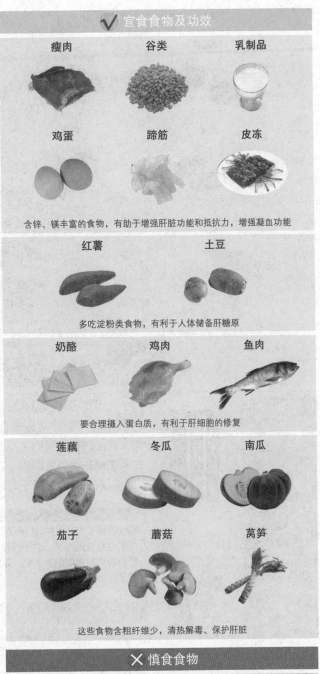

瘦肉　谷类　乳制品

鸡蛋　蹄筋　皮冻

含锌、镁丰富的食物，有助于增强肝脏功能和抵抗力，增强凝血功能

红薯　土豆

多吃淀粉类食物，有利于人体储备肝糖原

奶酪　鸡肉　鱼肉

要合理摄入蛋白质，有利于肝细胞的修复

莲藕　冬瓜　南瓜

茄子　蘑菇　莴笋

这些食物含粗纤维少，清热解毒、保护肝脏

✘ 慎食食物

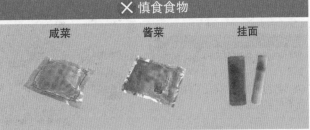

咸菜　酱菜　挂面

✗ 慎食食物

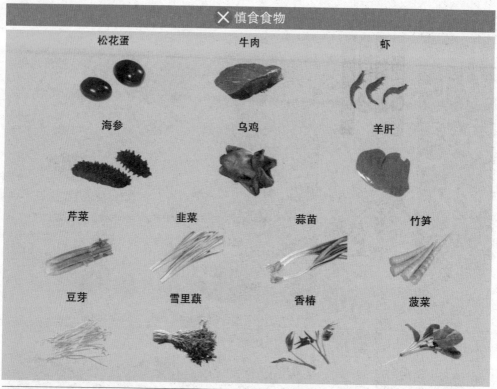

松花蛋　　　牛肉　　　虾

海参　　　乌鸡　　　羊肝

芹菜　　　韭菜　　　蒜苗　　　竹笋

豆芽　　　雪里蕻　　　香椿　　　菠菜

慢性胆囊炎

➕ 病症类型

代谢性胆囊炎　梗阻性胆囊炎　感染性胆囊炎

临床表现　慢性胆囊炎的临床表现多不典型，亦不明显。平时可能经常有右上腹部隐痛、腹胀、嗳气、恶心和厌食油腻食物等消化不良症状，有的病人则感右肩胛下，右季肋或右腰等处隐痛。在站立、运动及冷水浴后更为明显。病人右上腹肋缘下有轻度压痛，或压之有不适感。

· 致病原因 ·

慢性胆囊炎有时可为急性胆囊炎的后遗症，但大多数病人过去并没有患过急性胆囊炎，由于胆囊长期发炎，胆囊壁会发生纤维增厚，疤痕收缩，造成胆囊萎缩，囊腔可完全闭合，导致胆囊功能减退，甚至完全丧失功能。

· 病症简介 ·

慢性胆囊炎是胆囊系统慢性病变，是最常见的一种胆囊疾病。该病大多数合并胆囊结石，少数为非胆石性慢性胆囊炎。

✔ 宜食食物及功效

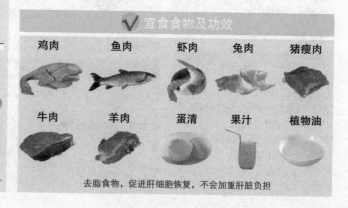

鸡肉　　　鱼肉　　　虾肉　　　兔肉　　　猪瘦肉

牛肉　　　羊肉　　　蛋清　　　果汁　　　植物油

去脂食物，促进肝细胞恢复，不会加重肝脏负担

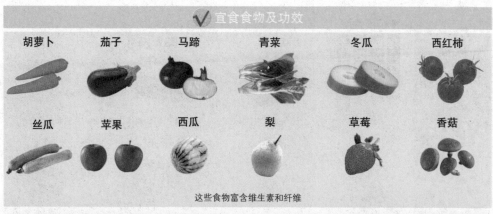

宜食食物及功效

| 胡萝卜 | 茄子 | 马蹄 | 青菜 | 冬瓜 | 西红柿 |
| 丝瓜 | 苹果 | 西瓜 | 梨 | 草莓 | 香菇 |

这些食物富含维生素和纤维

✕ 慎食食物

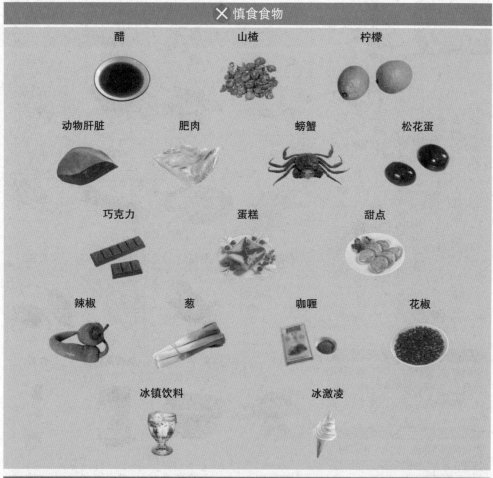

醋　　山楂　　柠檬

动物肝脏　　肥肉　　螃蟹　　松花蛋

巧克力　　蛋糕　　甜点

辣椒　　葱　　咖喱　　花椒

冰镇饮料　　冰激凌

♻ 生活一点通

　　胆囊病症患者常常在抵抗力很差、精神不振或暴饮暴食后出现胸闷、消化不良、恶心、食欲不振等胆囊炎发病的轻度症状，一时到医院求医又十分不方便，可以在家庭中准备氟哌酸、红霉素、氯霉素、洁霉素、灭滴灵、先锋Ⅳ胶囊、羟甲烟胺片、利胆药等药物，便于发病时缓解症状。

消化性溃疡

+病症类型

复合性溃疡　幽门管溃疡　球后溃疡　无症状性溃疡

溃疡病有上腹痛、泛酸、嗳气、恶心、呕吐等症状，有规律性、周期性、季节性的特点。部分患者（约百分之十至百分之十五）平时缺乏典型临床表现。而以大出血、急性穿孔为其首发症状。少数特殊类型溃疡的临床表现又各有特点。典型症状是上腹痛、慢性、周期性、节律性上腹痛。

· 病症简介 ·

消化性溃疡简称溃疡病，常见为胃及十二指肠，两者经常合称"胃十二指肠溃疡"，多见于青壮年。

· 致病原因 ·

发病原因包括幽门螺旋杆菌感染、胃酸及胃蛋白酶的影响，还与精神紧张、饮食失调、长期吃刺激性食物或某些药物造成胃黏膜损伤及胃液分泌功能失调有关。严重的溃疡病可以导致出血、穿孔、幽门梗阻和癌变等并发症。

✓ 宜食食物及功效

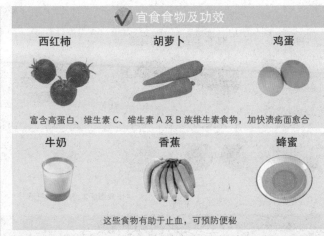

西红柿	胡萝卜	鸡蛋

富含高蛋白、维生素C、维生素A及B族维生素食物，加快溃疡面愈合

牛奶	香蕉	蜂蜜

这些食物有助于止血，可预防便秘

✗ 慎食食物

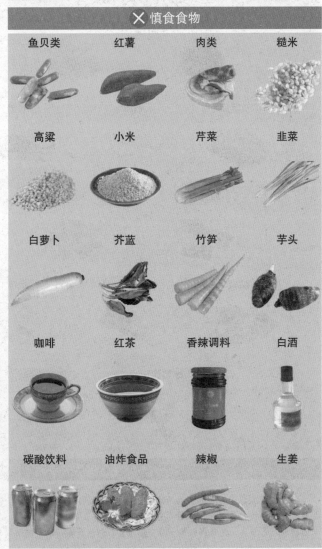

鱼贝类	红薯	肉类	糙米
高粱	小米	芹菜	韭菜
白萝卜	芥蓝	竹笋	芋头
咖啡	红茶	香辣调料	白酒
碳酸饮料	油炸食品	辣椒	生姜

反流性食管炎

✔ 宜食食物及功效

蘑菇	海带	花菜	稀饭

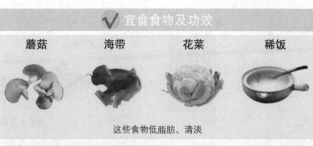

这些食物低脂肪、清淡

✘ 慎食食物

酒	咖啡	浓茶	辣椒
大蒜	生姜	肉桂	咖喱
肥肉	巧克力	糖果	
土豆	芋头	红薯	

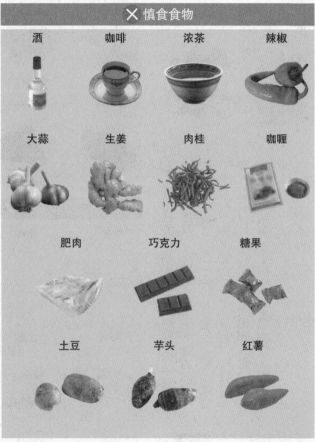

【临床表现】

①烧灼感，餐后一小时胸骨后、剑突下或上腹部烧灼感或疼痛，可向颈、肩、背扩散，平卧或躯干前屈、弯腰时加重。②胃内容物反流，反胃常伴随烧灼感同时出现。③吞咽困难，多呈间歇性，持续性者常提示食管狭窄。④出血，由于食管黏膜损伤，可有慢性、少量出血。

·病症简介·

正常人食管下端括约肌在不进行吞咽活动的时候是紧闭的，防止胃内容物向食管反流，但在一些诱因的作用下，此处括约肌不能正常地关闭，从而导致酸性的胃液或碱性的肠液反流入食管，并刺激、腐蚀食管黏膜，就引起反流性食管炎。

·致病原因·

主要是食管下端括约肌的不适当弛缓或经常处于松弛状态，致使胃食管反流。反流物中的胃酸、胃蛋白酶等物质损伤食管黏膜，而致食管炎。

·生活之宜·

①少食多餐，减少腹腔压力。
②睡眠时抬高头部。
③穿宽松、柔软的衣服。

·生活之忌·

①餐后立即平躺。
②睡前过度进食。
③吸烟、饮酒、暴饮暴食。

♻ 生活一点通

反流性食管炎患者药物治疗

①应用制酸药，中和胃内的酸。
②应用抗组胺药，特别是质子泵抑制剂，因为上述药物可有效减少胃酸分泌，进而缓解上腹部灼痛感。

心绞痛

✚病症类型
不稳定性心绞痛 变异性心绞痛 稳定性心绞痛

临床表现

阵发性的前胸压榨性疼痛感觉，可伴有其他症状，疼痛主要位于胸骨后部，可放射至心前区与左上肢，常发生于劳动或情绪激动时，每次发作三至五分钟，可数日一次，也可一日数次，休息或用硝酸酯制剂后消失。本病多见于男性，多数病人在四十岁以上。

·病症简介·

心绞痛是冠状动脉供血不足，心肌急剧的、暂时缺血与缺氧所引起的以发作性胸痛或胸部不适为主要表现的临床综合征。

·致病原因·

心绞痛的直接发病原因是心肌供血不足，而心肌供血不足主要缘于冠心病。有时候，其他类型的心脏病或者失控的高血压也能够引起心绞痛。

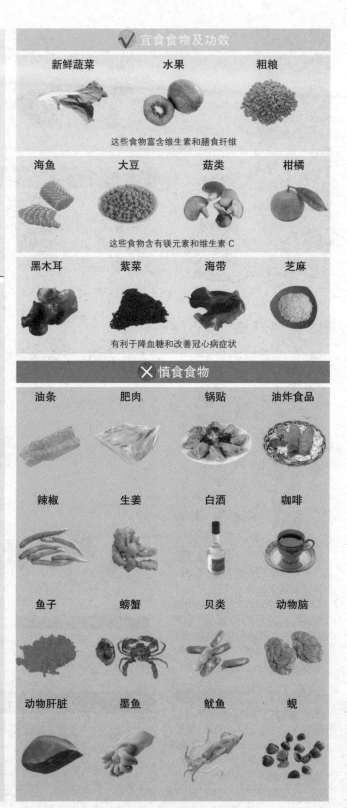

✓ 宜食食物及功效

新鲜蔬菜	水果	粗粮

这些食物富含维生素和膳食纤维

海鱼	大豆	菇类	柑橘

这些食物含有镁元素和维生素C

黑木耳	紫菜	海带	芝麻

有利于降血糖和改善冠心病症状

✗ 慎食食物

油条	肥肉	锅贴	油炸食品
辣椒	生姜	白酒	咖啡
鱼子	螃蟹	贝类	动物脑
动物肝脏	墨鱼	鱿鱼	蚬

尿频

✚病症类型

昼夜尿频型尿频
觉醒障碍型尿频
夜间多尿型尿频
混合型尿频

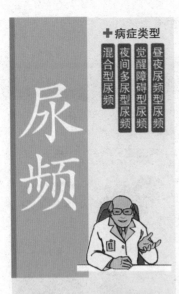

临床表现

尿次数增多而每次尿量正常，因而全日总尿量增多，见于糖尿病、尿崩症、急性肾功能衰竭多尿期等，排尿次数增多而每次尿量减少，或仅有尿意并无尿液排出。

病症简介

正常成人白天排尿 4 ~ 6 次，夜间 0 ~ 2 次，次数明显增多称尿频。由于多种原因可引起小便次数增多，但无疼痛，又称小便频数。

致病原因

①生理情况下，大量饮水、喝酒或吃西瓜等，进食的水量增加，经过肾脏调节和过滤，尿量会增加。糖尿病及尿崩症患者如果饮水量增加，尿量也会随之增加。②炎症刺激，如果膀胱内有炎症，神经感受阈值降低，尿意中枢处于兴奋状态，因此而产生尿频，并且尿量减少。③非炎症刺激，尿路有结石和异物，通常都表现为尿频。

✔ 宜食食物及功效

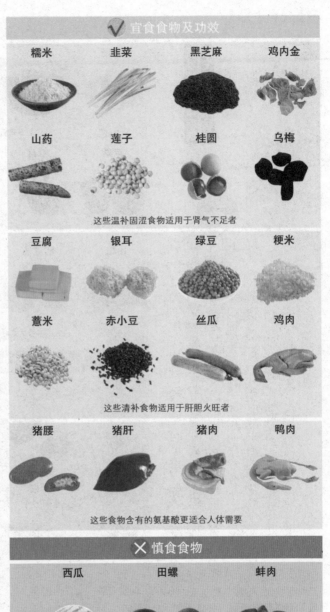

| 糯米 | 韭菜 | 黑芝麻 | 鸡内金 |
| 山药 | 莲子 | 桂圆 | 乌梅 |

这些温补固涩食物适用于肾气不足者

| 豆腐 | 银耳 | 绿豆 | 粳米 |
| 薏米 | 赤小豆 | 丝瓜 | 鸡肉 |

这些清补食物适用于肝胆火旺者

| 猪腰 | 猪肝 | 猪肉 | 鸭肉 |

这些食物含有的氨基酸更适合人体需要

✘ 慎食食物

| 西瓜 | 田螺 | 蚌肉 |

♻ 生活一点通

尿频是膀胱炎的一个重要症状，尤其是急性膀胱炎、结核性膀胱炎更为明显。其他如前列腺炎、尿道炎、肾盂肾炎、小儿慢性阴茎头包皮炎、外阴炎等都可出现尿频。在炎症刺激下，往往尿频、尿急、尿痛同时出现，被称为尿路刺激征，俗称"三尿征"。

肾炎

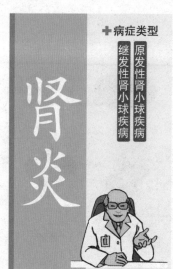

➕ 病症类型

继发性肾小球疾病 原发性肾小球疾病

临床表现

①水肿，程度可轻可重，轻者仅早晨起床后发现眼眶周围、面部肿胀，或午后双下肢踝部出现水肿。严重者可出现全身水肿。

②高血压，有些患者是以高血压症状来医院求治的，化验小便后，才知道是慢性肾炎引起的血压升高。

③尿异常改变，尿异常几乎是慢性肾炎患者必有的现象。

· 病症简介 ·

系指蛋白尿、血尿、高血压、水肿为基本临床表现，病情迁延，病变缓慢进展，最终将发展为慢性肾衰竭的一种肾小球病。

· 致病原因 ·

肾炎的病因多种多样，临床所见的肾小球疾病大部分属于原发性，小部分为继发性，如糖尿病、过敏性紫癜、系统性红斑狼疮等引起的肾损害。我们常说的肾炎属原发性，病因尚未完全阐明。

✔ 宜食食物及功效

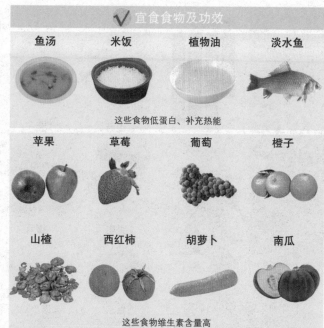

| 鱼汤 | 米饭 | 植物油 | 淡水鱼 |

这些食物低蛋白、补充热能

| 苹果 | 草莓 | 葡萄 | 橙子 |
| 山楂 | 西红柿 | 胡萝卜 | 南瓜 |

这些食物维生素含量高

✕ 慎食食物

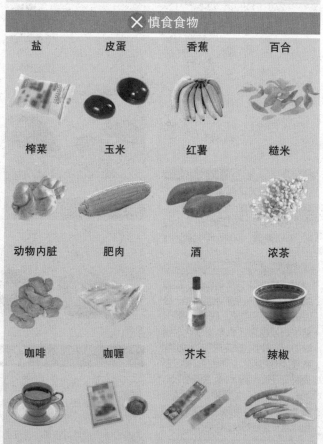

盐	皮蛋	香蕉	百合
榨菜	玉米	红薯	糙米
动物内脏	肥肉	酒	浓茶
咖啡	咖喱	芥末	辣椒

✗ 慎食食物

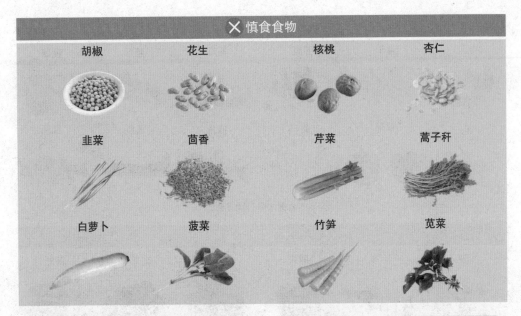

胡椒	花生	核桃	杏仁
韭菜	茴香	芹菜	蒿子秆
白萝卜	菠菜	竹笋	苋菜

·生活之宜·

①经常进行户外运动，在阳光下多做运动多出汗，可帮助排除体内多余的酸性物质，多呼吸新鲜空气，减少发病的概率。
②控制饮食结构，少肉多菜，多吃绿色有机食品。

·生活之忌·

①心理压力过大，影响代谢正常进行。
②生活习惯不规律，加重体质酸化，病毒容易入侵。
③毫无节制地抽烟喝酒，导致人体的酸化。

急性肾功能衰竭

➕病症类型

肾实质性急性肾功能衰竭
肾后性急性肾功能衰竭
肾前性急性肾功能衰竭

临床表现 ①全身症状：发烧、呕吐、疲劳、水肿、血压高；呼吸短促、咯血及呼吸有尿味；皮疹、肝衰竭。
②中枢神经系统：嗜睡、头痛、抽搐、震颤、不安、神志不清、昏迷等。

·致病原因·

①病原微生物引起，病毒有犬传染性肝炎病毒、犬瘟热病毒和疱疹病毒等，细菌有钩端螺旋体、大肠杆菌、链球菌、葡萄球菌、变形杆菌等。②化学因素，有肾毒性药物、重金属、乙二醇等。③肾脏缺血，见于脱水、大出血、深麻醉、休克、输血反应和利尿剂治疗。④外伤和阻塞性尿道病等。

·病症简介·

急性肾功能衰竭是由多种病因引起的急性肾损害疾病，终导致高血钾、代谢性酸中毒及急性尿毒症综合征。

✓ 宜食食物及功效

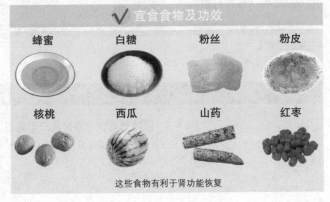

| 蜂蜜 | 白糖 | 粉丝 | 粉皮 |
| 核桃 | 西瓜 | 山药 | 红枣 |

这些食物有利于肾功能恢复

☑ 宜食食物及功效

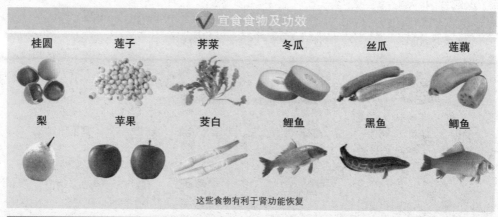

桂圆	莲子	荠菜	冬瓜	丝瓜	莲藕
梨	苹果	茭白	鲤鱼	黑鱼	鲫鱼

这些食物有利于肾功能恢复

✗ 慎食食物

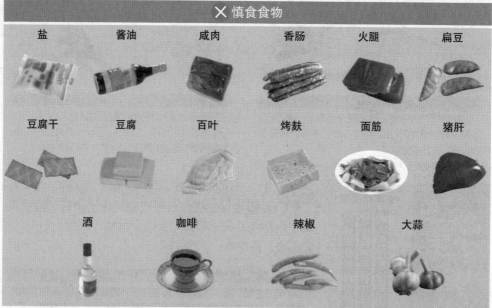

盐	酱油	咸肉	香肠	火腿	扁豆
豆腐干	豆腐	百叶	烤麸	面筋	猪肝
酒	咖啡	辣椒	大蒜		

·生活之宜·

①注意体温、呼吸、心律等身体变化。
②尽量卧床休息，根据恢复情况适当增加运动。
③情绪稳定，积极配合治疗。

·生活之忌·

①暴饮暴食。
②进食不洁食物。

♻ 生活一点通

急性肾功能衰竭分为三个时期

①少尿或无尿期，由于肾血流灌注减少，导致肾小管破坏。
②利尿期，由于溶质利尿，髓质浓缩尿能力降低。
③恢复期，是损伤的肾单位修复时期。

慢性肾功能衰竭

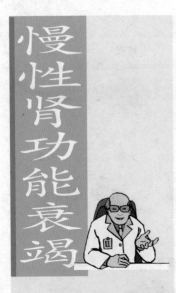

临床表现 呕吐、食欲不振、体重减轻、全身倦怠、皮肤瘙痒、抽搐、脸色苍白、心律不齐、口腔有尿味、呼吸不顺畅。

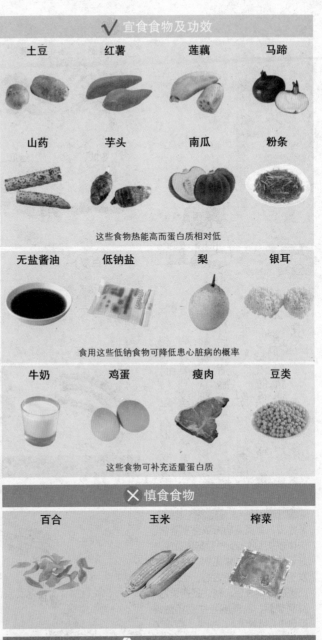

✔ 宜食食物及功效

土豆	红薯	莲藕	马蹄

山药	芋头	南瓜	粉条

这些食物热能高而蛋白质相对低

无盐酱油	低钠盐	梨	银耳

食用这些低钠食物可降低患心脏病的概率

牛奶	鸡蛋	瘦肉	豆类

这些食物可补充适量蛋白质

✘ 慎食食物

百合	玉米	榨菜

♻ 生活一点通

　　慢性肾功能衰竭是一种严重疾病，可危害全身系统，而在临床表现上可能只是某一器官功能发生严重病变，所以很容易导致误诊。比如，当肾功能受到损害时，尿中毒素排出减少，血液中毒素增加，同时消化道排出的毒素量也会增多，消化道黏膜因此受到刺激，引起胃及十二指肠黏膜浅表性炎症和溃疡，甚至引起消化道大出血，而胃镜检查也确有病变，所以很多患者长期看消化内科，却不知道这是慢性肾功能衰竭的并发症之一。

· 病症简介 ·

　　慢性肾功能衰竭俗称尿毒症，是指肾脏因各种急性或慢性伤害造成功能的丧失，导致体内代谢废物堆积，而干扰了器官组织的正常运转与功能发挥。

· 致病原因 ·

　　①肾小球肾炎，患者会有蛋白尿及血尿。②糖尿病，有20% ~ 25%病人是因糖尿病而引起肾功能衰竭，良好的血糖控制可以减缓肾功能恶化的速度。③高血压，长期及严重的高血压会导致慢性肾功能衰竭。④多囊肾，大部分的病人要到40 ~ 50岁才会引起肾脏衰竭。⑤其他系统性疾病，红斑狼疮、阻塞性肾病变等皆可引起肾功能衰竭。

149

急性支气管炎

临床表现

起病时较急，很像感冒，病人感到疲倦、头痛、发热、全身酸痛，有刺激性干咳，伴胸骨后不适感或钝痛，一至两天后即咳痰，初为白色黏稠样，以后为黏液脓性，偶有痰中带血。这种症状通常在一周后逐渐消失。

· 病症简介 ·

急性支气管炎是病毒或细菌等病原体感染所致的支气管黏膜炎症，是婴幼儿时期的常见病，往往继发于上呼吸道感染之后，也常为肺炎的早期表现。秋、冬两季为发病季节，人群不分性别年龄，但是小儿最常见。

· 致病原因 ·

引起本病的病毒有腺病毒、流感病毒、呼吸道合胞病毒、副流感病毒；细菌有流感嗜血杆菌、肺炎链球菌、链球菌、葡萄球菌等。吸入冷空气、粉尘、刺激性气体或烟雾等可以引起支气管黏膜的急性炎症。

✔ 宜食食物及功效

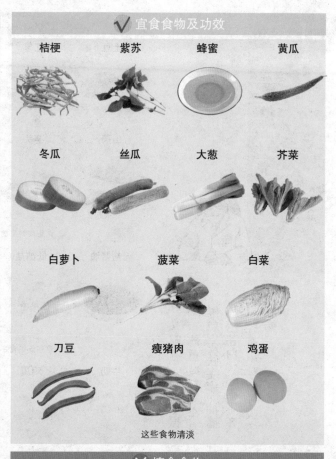

桔梗　　紫苏　　蜂蜜　　黄瓜

冬瓜　　丝瓜　　大葱　　芥菜

白萝卜　　菠菜　　白菜

刀豆　　瘦猪肉　　鸡蛋

这些食物清淡

✘ 慎食食物

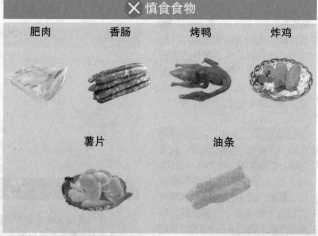

肥肉　　香肠　　烤鸭　　炸鸡

薯片　　　　油条

♻ 生活一点通

急性支气管炎患者注意调整好饮食，保证足够的能量摄入。水是痰液最好的生理稀释剂，每日最少饮2升水。如有发热，还需在此基础上增加适当饮水量。

慢性支气管炎

临床表现

见于喘息型，支气管痉挛伴有哮鸣音者。以老年人多见。

有阵咳，合并肺气肿咳嗽多无力，晨起咳多，白天少，睡前常增多且呈黄稠脓性痰。初咳嗽有丝，急性发作并细菌感染时痰量黏液或浆液泡沫性，偶有血清晨、夜间较多痰，呈白色

· 病症简介 ·

慢性支气管炎是由于感染或非感染因素引起气管、支气管黏膜及其周围组织的慢性非特异性炎症。其病理特点是支气管腺体增生、黏液分泌增多。临床出现有连续两年以上，每持续三个月以上的咳嗽、咳痰或气喘等症状。

· 致病原因 ·

化学气体如氯、一氧化氮、二氧化硫等烟雾，对支气管黏膜有刺激和细胞毒性作用。吸烟为慢性支气管炎最主要的发病因素。呼吸道感染是慢性支气管炎发病和加剧的另一个重要因素。

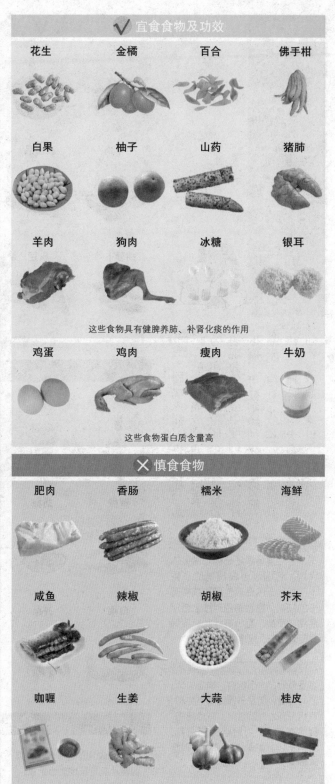

✔ 宜食食物及功效

花生	金橘	百合	佛手柑
白果	柚子	山药	猪肺
羊肉	狗肉	冰糖	银耳

这些食物具有健脾养肺、补肾化痰的作用

| 鸡蛋 | 鸡肉 | 瘦肉 | 牛奶 |

这些食物蛋白质含量高

✘ 慎食食物

肥肉	香肠	糯米	海鲜
咸鱼	辣椒	胡椒	芥末
咖喱	生姜	大蒜	桂皮

151

胃、十二指肠溃疡

临床表现

上腹部疼痛，可为钝痛、灼痛、胀痛或剧痛，也可表现为仅在饥饿时隐痛不适。典型者表现为轻度或中度剑突下持续性疼痛，可被制酸剂或进食缓解。

临床上约有三分之二的疼痛呈节律性。律性疼痛大多持续几周，随着缓解数月，可反复发生。

· 病症简介 ·

胃、十二指肠溃疡是极为常见的疾病。它的局部表现是位于胃十二指肠壁的局限性圆形或椭圆形的缺损。患者有周期性上腹部疼痛、反酸、嗳气等症状。本病易反复发作，呈慢性病程。

· 致病原因 ·

感受外邪，内伤饮食，情志失调，劳倦过度，伤及于胃则胃气失和，气机郁滞（气滞血瘀，宿食停滞，胃气郁滞）则为胃络失于温养，胃阴不足。如果胃失濡养，则脉络拘急，气血运行不畅。

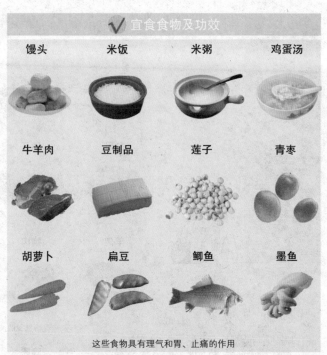

✔ 宜食食物及功效

馒头	米饭	米粥	鸡蛋汤
牛羊肉	豆制品	莲子	青枣
胡萝卜	扁豆	鲫鱼	墨鱼

这些食物具有理气和胃、止痛的作用

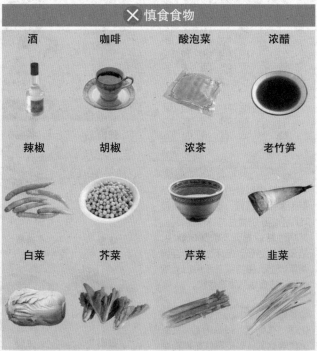

✗ 慎食食物

酒	咖啡	酸泡菜	浓醋
辣椒	胡椒	浓茶	老竹笋
白菜	芥菜	芹菜	韭菜

♲ 生活一点通

溃疡虽然容易治疗，但是容易复发，保持充足的睡眠、适度的运动及消除过度的紧张，是基本的方法。

胃下垂

＋病症类型

脾肾阳虚型胃下垂
痰湿中阻型胃下垂
中气不足、中气下陷型胃下垂

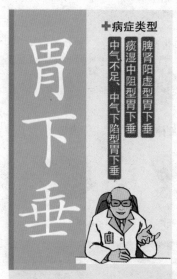

临床表现

①腹胀及上腹不适：患者多自述腹部有胀满感、沉重感、压迫感。

②腹痛：持续性隐痛。常于餐后发生，与食量有关。

③恶心、呕吐：常于饭后活动时发作，尤其进食过多时更易出现。

·病症简介·

胃下垂是指站立时，胃下缘达盆腔，胃小弯弧线最低点降至髂嵴连线以下。临床诊断以X线、钡餐透视、B超检查为主，可以确诊。

·致病原因·

该病的发生多是由于膈肌悬吊力不足，肝胃、膈胃韧带功能减退而松弛，腹内压下降及腹肌松弛等因素，加上体形或体质等因素，使胃呈极底低张的鱼钩状，即为胃下垂所见的无张力型胃。

✓ 宜食食物及功效

| 鸡肉 | 鱼肉 | 牛奶 | 豆腐 |
| 豆奶 | 红枣 | 蘑菇 | 香菇 |

这些食物具有健脾、益气、升提的作用

| 鸡蛋 | 瘦肉 | 动物肝 | 鱼类 |

这些食物蛋白质含量高、易消化

✗ 慎食食物

炸鸡	薯条	凉拌菜	冷饮
辣椒	胡椒	咖喱	芥末
桂皮	生姜	大蒜	白酒
咖啡	浓茶	大葱

急、慢性肠炎

+病症类型

慢性肠炎　急性肠炎

临床表现

急性肠胃炎表现为：恶心、呕吐、腹痛、腹泻、发热等，严重者可致脱水、电解质紊乱、休克等。慢性肠胃炎的症状表现为食欲减退、上腹部不适和隐痛、嗳气、反酸、恶心、呕吐等。病程缓慢，反复发作而难愈。

·病症简介·

肠炎是细菌、病毒、真菌和寄生虫等引起的胃肠炎、小肠炎和结肠炎。部分病人可有发热及里急后重感觉，故亦称感染性腹泻。

·致病原因·

以细菌和病毒引起者最为常见。细菌性肠炎的致病菌以痢疾杆菌最常见，其次为空肠弯曲菌和沙门氏菌。在病毒性胃肠炎中，轮状病毒是婴幼儿腹泻的主要病因，而诺瓦克病毒是成人和大龄儿童流行性病毒性胃肠炎的主要病因。

✔ 宜食食物及功效

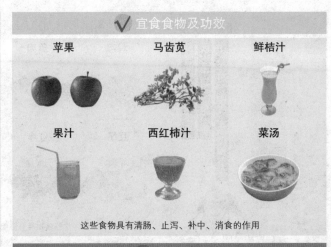

苹果　　　马齿苋　　　鲜桔汁

果汁　　　西红柿汁　　　菜汤

这些食物具有清肠、止泻、补中、消食的作用

✘ 慎食食物

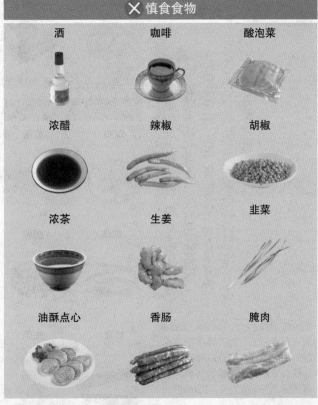

酒　　　咖啡　　　酸泡菜

浓醋　　　辣椒　　　胡椒

浓茶　　　生姜　　　韭菜

油酥点心　　　香肠　　　腌肉

·生活之宜·

①多饮水。
②卧床休息，腹痛者可用热水袋局部保暖。
③重症吐泻剧烈者，可暂禁食。

·生活之忌·

①暴饮暴食。
②吸烟饮酒。

高温中暑

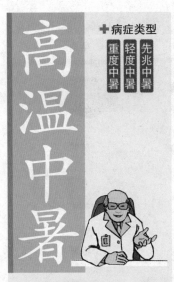

+ 病症类型

重度中暑　轻度中暑　先兆中暑

临床表现

感觉烦热难受，体温升高（往往超过四十摄氏度），皮肤潮红，但干燥无汗，继而意识模糊、头晕虚弱、畏光、恶心呕吐、血压降低、脉搏快而弱，终至昏迷（可于数小时内致死）。患者以高温作业者为多。

· 病症简介 ·

高温中暑是在气温高、湿度大的环境中，发生体温调节障碍，水、电解质平衡失调，心血管和中枢神经系统功能紊乱为主要表现的一种综合征。

· 致病原因 ·

人体受高温及阳光的直接照射，使体温调节功能失常而发生排汗困难，又以外界气温太高而身体无法散温，因而体温急速上升。如长时间暴露于高温下，可引起脑膜高度充血而使中枢神经系统失去体温调节作用。

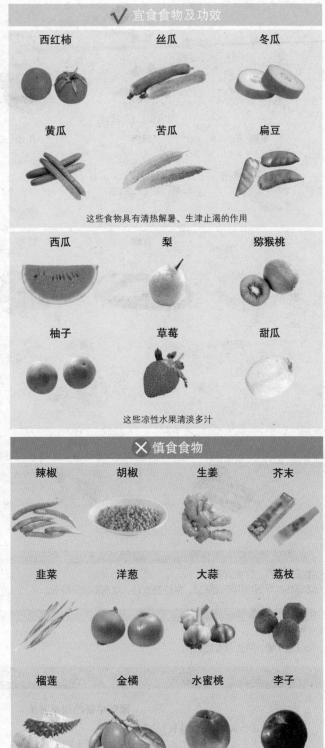

✔ 宜食食物及功效

| 西红柿 | 丝瓜 | 冬瓜 |
| 黄瓜 | 苦瓜 | 扁豆 |

这些食物具有清热解暑、生津止渴的作用

| 西瓜 | 梨 | 猕猴桃 |
| 柚子 | 草莓 | 甜瓜 |

这些凉性水果清淡多汁

✘ 慎食食物

辣椒	胡椒	生姜	芥末
韭菜	洋葱	大蒜	荔枝
榴莲	金橘	水蜜桃	李子

✕ 慎食食物

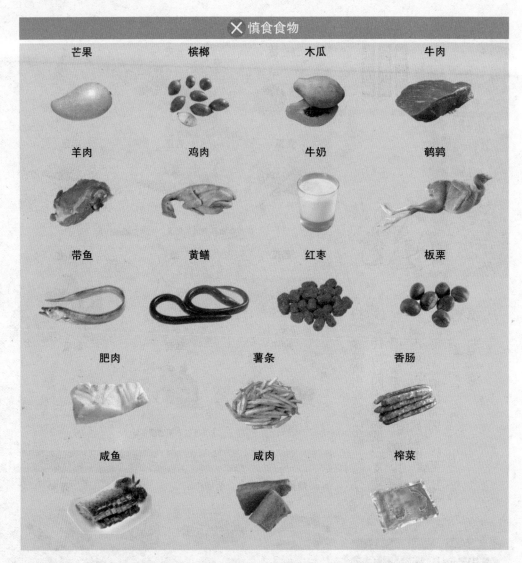

芒果　　　　　槟榔　　　　　木瓜　　　　　牛肉

羊肉　　　　　鸡肉　　　　　牛奶　　　　　鹌鹑

带鱼　　　　　黄鳝　　　　　红枣　　　　　板栗

肥肉　　　　　　薯条　　　　　　香肠

咸鱼　　　　　　咸肉　　　　　　榨菜

·生活之宜·

①注意营养，饮食宜清淡。
②高热时可适当用物理降温，常洗温水浴，可帮助发汗降温。

·生活之忌·

①防止着凉。
②注意中暑，防止并发症。

♻ 生活一点通

预防中暑的简单方法

①经常进行体育锻炼，增强个人体质。
②改善高温作业工种的工作环境，加强隔热、通风等降温措施。
③饮用含盐的清凉饮料，以补充因出汗而流失的盐分。

病症类型

功能性健忘

器质性健忘

健忘

临床表现

健忘常与怔忡、不寐等同时出现，主要表现为记忆力减退，或健忘前事，精神疲倦、食少腹胀、心悸不寐、舌淡、脉弱多梦、心烦不寐、五心烦热、午后潮热、盗汗、男子遗精、女子梦交、舌红瘦小、少苔、脉细数。

病症简介

健忘又称"喜忘""善忘""多忘"，指记忆力差、遇事易忘的一种病症，健忘者常会因为忘事而对生活造成困扰。

致病原因

常由于大脑皮质功能弱化、神经衰弱、脑动脉硬化、脑软化等病引起，思虑过重、劳心伤脾、肾精不足、脑失所养也是主要致病原因。

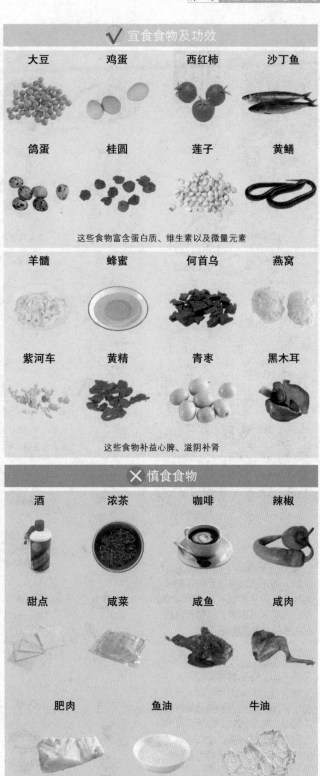

✔ 宜食食物及功效

| 大豆 | 鸡蛋 | 西红柿 | 沙丁鱼 |
| 鸽蛋 | 桂圆 | 莲子 | 黄鳝 |

这些食物富含蛋白质、维生素以及微量元素

| 羊髓 | 蜂蜜 | 何首乌 | 燕窝 |
| 紫河车 | 黄精 | 青枣 | 黑木耳 |

这些食物补益心脾、滋阴补肾

✕ 慎食食物

酒	浓茶	咖啡	辣椒
甜点	咸菜	咸鱼	咸肉
肥肉	鱼油	牛油

失眠

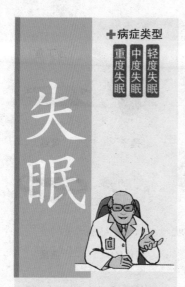

病症类型

重度失眠　中度失眠　轻度失眠

临床表现

①入睡困难，不能熟睡，睡眠时间减少。②早醒、醒后无法再入睡。③睡过之后精力没有恢复。④容易被惊醒，有的对灯光敏感，有的对声音敏感。⑤很多失眠的人喜欢胡思乱想。⑥长时间的失眠会导致神经衰弱和抑郁症，而神经衰弱患者的病症又会加重失眠。

· 病症简介 ·

失眠，指无法入睡或无法保持睡眠状态，导致睡眠不足，为各种原因引起入睡困难、早醒及睡眠时间不足或质量差等。

· 致病原因 ·

环境方面，常见的有睡眠环境的突然改变；个体因素方面，不良的生活习惯，如睡前饮茶、饮咖啡、吸烟等；精神因素，包括因某个特别事件引起兴奋、忧虑所致的机会性失眠。情绪失控可引起心境上的改变。

✔ 宜食食物及功效

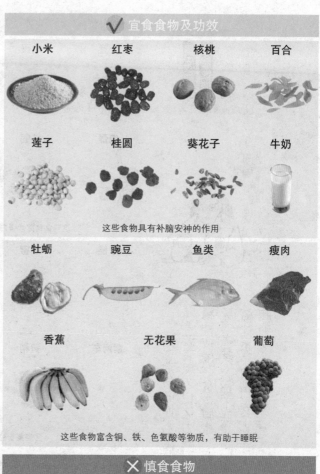

小米　红枣　核桃　百合

莲子　桂圆　葵花子　牛奶

这些食物具有补脑安神的作用

牡蛎　豌豆　鱼类　瘦肉

香蕉　无花果　葡萄

这些食物富含铜、铁、色氨酸等物质，有助于睡眠

✘ 慎食食物

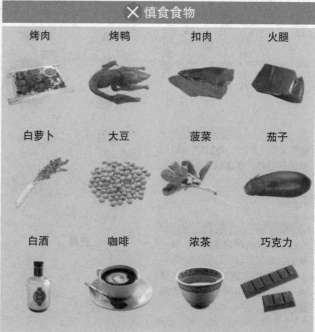

烤肉　烤鸭　扣肉　火腿

白萝卜　大豆　菠菜　茄子

白酒　咖啡　浓茶　巧克力

神经衰弱症

病症类型

忧郁型神经衰弱
混合型神经衰弱
兴奋性神经衰弱
迁延型神经衰弱

临床表现

①脑力易疲乏，工作和学习时间稍长，就感到头胀、头昏和头痛。②脑力易兴奋，回忆联想增多，对光和噪声敏感，易激怒。③头胀痛或紧张性头痛。④植物神经功能紊乱，心动过速，血压波动。⑤睡眠障碍，出现入睡困难，难以睡熟，早醒，醒后不易再睡，梦多，因噩梦而苦恼。

·病症简介·

神经衰弱属于心理疾病，是精神容易兴奋和脑力容易疲乏，常有情绪烦恼和心理、生理症状的神经症性障碍。

·致病原因·

①神经系统功能过度紧张，生活无规律，过分疲劳得不到充分休息。②感染、中毒、营养不良、内分泌失调、颅脑创伤和躯体疾病等。③长期的心理冲突和精神创伤引起的负性情感体验以及人际关系紧张等都会引起该症。

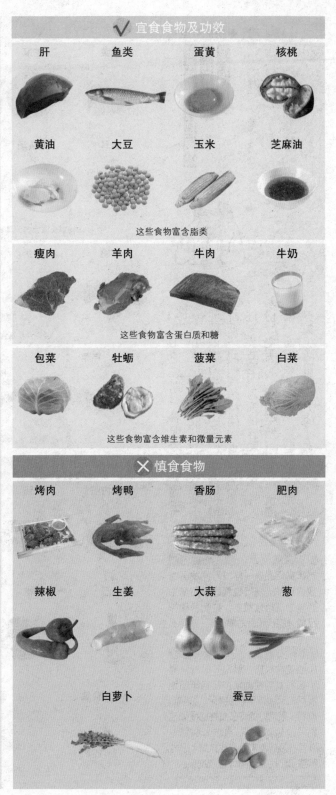

✓ 宜食食物及功效

| 肝 | 鱼类 | 蛋黄 | 核桃 |
| 黄油 | 大豆 | 玉米 | 芝麻油 |

这些食物富含脂类

| 瘦肉 | 羊肉 | 牛肉 | 牛奶 |

这些食物富含蛋白质和糖

| 包菜 | 牡蛎 | 菠菜 | 白菜 |

这些食物富含维生素和微量元素

✗ 慎食食物

烤肉	烤鸭	香肠	肥肉
辣椒	生姜	大蒜	葱
	白萝卜		蚕豆

老年痴呆症

+ 病症类型

混合性痴呆
脑血管性痴呆
老年原发性退行性痴呆

·临床表现·

①遗忘期：表现为特别健忘，并在记忆障碍的同时，渐渐出现认识能力和定向力障碍。②精神错乱期：此期痴呆持续加重，认识功能进一步减退，思维情感障碍及个性人格改变明显。③痴呆期：患者严重痴呆，处于完全缄默，完全卧床，完全丧失生活自理能力的状态。

·病症简介·

老年痴呆症是一种进行性发展的致死性神经退行性疾病，日常生活能力进行性减退，并有各种神经精神症状和行为障碍。

·致病原因·

①脑变性疾病：最为多见的是阿尔茨海默病性痴呆，在老年前期发病的又叫作早老性痴呆。②脑血管病：最常见的有多发性脑梗死性痴呆。③遗传因素。④内分泌疾患。⑤营养及代谢障碍。⑥肿瘤：恶性肿瘤引起代谢紊乱可导致痴呆。

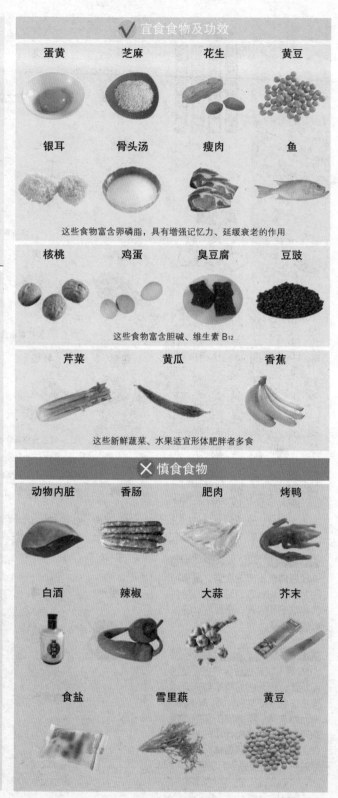

√ 宜食食物及功效

| 蛋黄 | 芝麻 | 花生 | 黄豆 |
| 银耳 | 骨头汤 | 瘦肉 | 鱼 |

这些食物富含卵磷脂，具有增强记忆力、延缓衰老的作用

| 核桃 | 鸡蛋 | 臭豆腐 | 豆豉 |

这些食物富含胆碱、维生素 B_{12}

| 芹菜 | 黄瓜 | 香蕉 |

这些新鲜蔬菜、水果适宜形体肥胖者多食

✕ 慎食食物

动物内脏	香肠	肥肉	烤鸭
白酒	辣椒	大蒜	芥末
食盐	雪里蕻	黄豆

便血

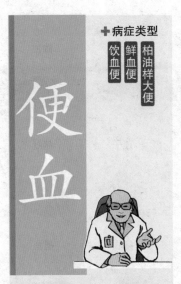

病症类型
柏油样大便
鲜血便
饮血便

临床表现
便软而成形或硬结，鲜血附着于粪便表面，有的先便后血，血色大多鲜红，也有的先便后血，有的黯红混浊。血量多时淋漓不尽，大便后肛口疼痛加重。

病症简介
血液从肛门排出，大便带血，或全为血便，颜色呈鲜红、暗红或柏油样，称为便血。便血的颜色取决于消化道出血的部位、出血量与血液在肠道停留的时间。

致病原因
胃虚寒或胃肠积热，胃肠脉络受损，血液下渗肠道所致。儿童出现便血，多由直肠息肉引起，血色鲜红、无痛、血与大便不混合。成年人出现黏液状血便，并伴下腹部痛疼、便频等症状，一般多是溃疡性结肠炎引起的症状。

✔ 宜食食物及功效

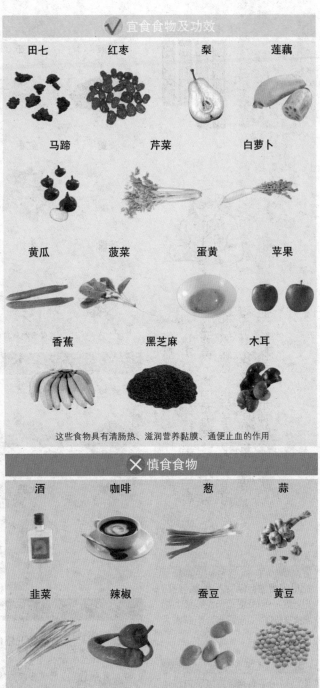

田七　红枣　梨　莲藕

马蹄　芹菜　白萝卜

黄瓜　菠菜　蛋黄　苹果

香蕉　黑芝麻　木耳

这些食物具有清肠热、滋润营养黏膜、通便止血的作用

✘ 慎食食物

酒　咖啡　葱　蒜

韭菜　辣椒　蚕豆　黄豆

♻ 生活一点通

便血是肛肠科中的常见疾病，痔疮、大肠癌、肛裂、直肠息肉、直肠癌、下消化道出血等疾病都可能引起便血。便血一般按部位分为肛门疾病、直肠疾病和结肠疾病等几类。

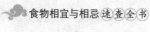

呕吐

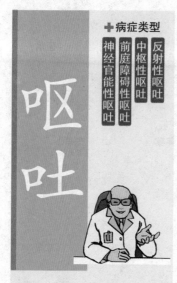

病症类型

反射性呕吐
中枢性呕吐
前庭障碍性呕吐
神经官能性呕吐

临床表现

以呕吐为主症，常伴有恶寒、发热、脉实有力，或伴精神萎靡、倦怠乏力、面色萎黄，脉弱无力等。恶心常为呕吐的前驱感觉，也可单独出现。表现为上腹部有不适感，常伴有头晕、流涎、脉缓、血压降低等，迷走神经兴奋症状。

·病症简介·

呕吐是胃内容物反入食管，经口吐出的一种反射动作。频繁而剧烈地呕吐可引起脱水、电解质紊乱等并发症。

·致病原因·

呕吐是由于食管、胃或肠道呈逆蠕动，并伴有腹肌强力痉挛性收缩，迫使食管或胃内容物从口、鼻腔涌出。消化道器质性梗阻、消化道感染性疾病、脑神经系统疾病、中毒等均可能导致呕吐。

✔ 宜食食物及功效

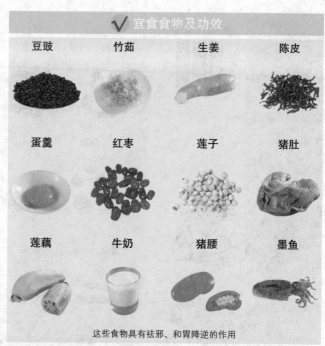

豆豉	竹茹	生姜	陈皮
蛋羹	红枣	莲子	猪肚
莲藕	牛奶	猪腰	墨鱼

这些食物具有祛邪、和胃降逆的作用

✘ 慎食食物

| 洋葱 | 柿子 | 花椒 | 蚕豆 |
| 胡椒 | 大蒜 | 芥菜 | 辣椒 |

♻ 生活一点通

婴幼儿呕吐的原因及护理

人体的胃有两个门，一个是与食管相连叫贲门，即胃的入口，另一个是与肠道相接的叫幽门，即胃的出口。婴幼儿贲门比较松弛，关闭不紧，易被食物冲开。当胃内食物稍多时，就会冲开贲门而倒流回食管。幽门关闭较紧，容易受食物的刺激而发生痉挛，使出口阻力更大，食物通过缓慢或难以通过，食物则由幽门处反流到贲门处，破门而出，孩子就会呕吐。孩子吃完食物以后尽量不要让孩子活动，更不要让孩子哭或笑，等孩子大一些慢慢就会好的。

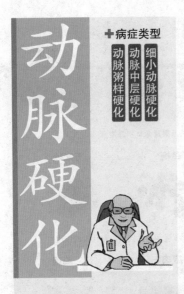

动脉硬化

+病症类型

动脉粥样硬化　动脉中层硬化　细小动脉硬化

临床表现

为体力与脑力的衰退，并可出现胸闷、心悸及心前区闷痛，头痛头晕，记忆力减退。

早期的动脉硬化病患者，大多数几乎都没有任何临床症状，都处在隐匿状态下潜伏发展。中期的动脉硬化病患者，大多数都或多或少有心悸、心慌、胸痛、胸闷、头痛、头晕、四肢凉麻、四肢酸懒、跛行、视力降低、记忆力下降、失眠、多梦等临床症状，不同的患者会有不同的症状。

·病症简介·

动脉硬化是动脉的一种非炎症性病变，可使动脉管壁增厚、变硬，失去弹性、管腔狭小。动脉硬化是随着人年龄增长而出现的血管疾病。

·致病原因·

多因饮食不节，损伤脾胃，劳卷过度，损伤心脾，年老体虚，肾虚，肾元不足等所致。

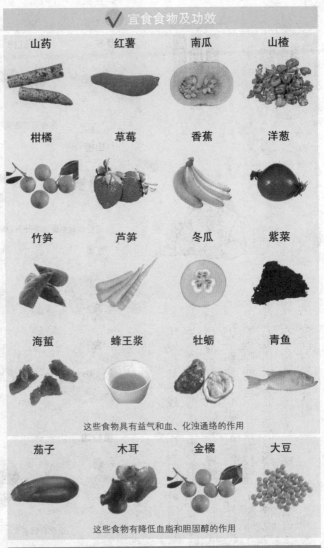

✓ 宜食食物及功效

山药	红薯	南瓜	山楂
柑橘	草莓	香蕉	洋葱
竹笋	芦笋	冬瓜	紫菜
海蜇	蜂王浆	牡蛎	青鱼

这些食物具有益气和血、化浊通络的作用

| 茄子 | 木耳 | 金橘 | 大豆 |

这些食物有降低血脂和胆固醇的作用

✗ 慎食食物

| 狗肉 | 猪肝 | 鸡肉 | 鸭蛋 |
| 辣椒 | 胡椒 | 芥末 | 白酒 |

胆结石

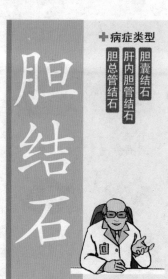

病症类型：胆囊结石、肝内胆管结石、胆总管结石

临床表现

①发热与寒战，发热与胆囊炎症程度有关。②胃肠道症状，胆囊结石急性发作时，继腹痛后常有恶心、呕吐等胃肠道反应。③黄疸，部分胆囊结石患者可以出现一过性黄疸，且黄疸较轻。④腹痛，胆囊结石发作时多有典型的胆绞痛。其特点为上腹或右上腹阵发性痉挛性疼痛，伴有渐进性加重，常向右肩背放射。

·病症简介·

胆结石病是胆道系统的常见病，是胆囊结石、胆管结石的总称。胆结石应以预防为主，发病后应即时治疗，一般有非手术及手术治疗两类治疗手段。

·致病原因·

肝胆郁滞，气机升降失常，横逆犯脾，中焦健运失职，湿热内生，煎熬胆汁所致。

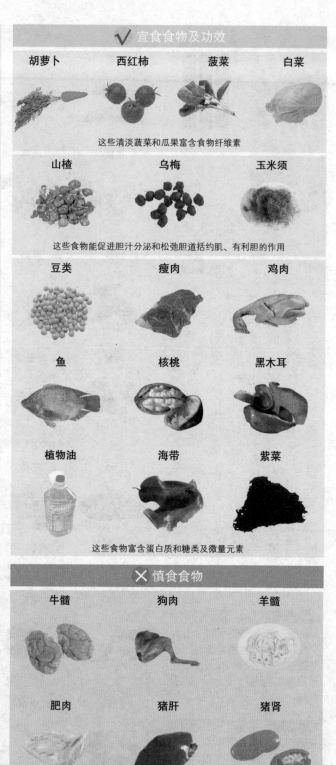

√ 宜食食物及功效

胡萝卜　西红柿　菠菜　白菜

这些清淡蔬菜和瓜果富含食物纤维素

山楂　乌梅　玉米须

这些食物能促进胆汁分泌和松弛胆道括约肌、有利胆的作用

豆类　瘦肉　鸡肉　鱼　核桃　黑木耳　植物油　海带　紫菜

这些食物富含蛋白质和糖类及微量元素

✕ 慎食食物

牛髓　狗肉　羊髓　肥肉　猪肝　猪肾

✕ 慎食食物

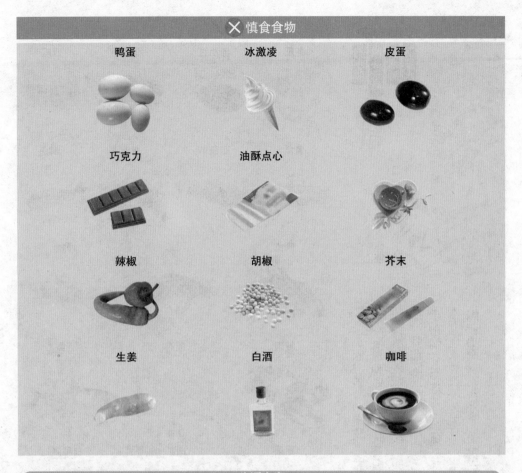

鸭蛋　　　　　冰激凌　　　　　皮蛋

巧克力　　　　油酥点心

辣椒　　　　　胡椒　　　　　芥末

生姜　　　　　白酒　　　　　咖啡

· 生活之宜 ·

①按时进餐，避免胆汁在胆囊内潴留时间过长。
②注意饮食卫生，防止肠道内进入寄生虫。
③多进行体育锻炼，尤其是进入 40 岁后的女性，在减少脂肪摄入的同时应促进脂肪的分解。
④有胆囊炎、糖尿病、肾炎、甲状腺功能低下的患者要积极治疗，防止诱发胆结石。
⑤每年定期体检，包括肝胆 B 超检查。

· 生活之忌 ·

①节假日亲朋聚会大吃大喝。
②不吃早餐，空腹时间太长。
③喝生水。

♻ 生活一点通

　　随着生活条件的不断提高，亲朋好友间的聚会也逐渐增多，节日期间更是大餐一顿连着一顿，吃大鱼大肉的频率越来越高，暴饮暴食与饮食肥腻成了胆结石等结石病的主要诱因。一些经常忙于应酬、过夜生活、长期出差的男性甚至还会发生肾结石。要想预防胆结石的发生，就一定要注意合理饮食，改变不良生活习惯。胆结石有以下九大诱发因素：经常喜欢吃高糖、高胆固醇、高脂肪饮食；患胆道寄生虫病者；女性激素增高者；肥胖及体力活动减少者；胆囊及胆道感染者；身患某些疾病；长期服降血脂药物；长期精神紧张、抑郁；遗传。

水肿

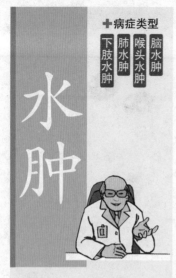

+病症类型

| 脑水肿 |
| 喉头水肿 |
| 肺水肿 |
| 下肢水肿 |

临床表现

头面、眼睑、四肢、腹背甚至全身浮肿。皮下水肿表现为皮肤苍白、肿胀、皱纹变浅，局部温度较低，弹性差，用手指按压局部（如内踝、胫前区或额、颧部位）皮肤，出现凹陷，这种凹陷须数秒至一分钟方能平复。在手指松开后，这种凹陷须数秒至一分钟方能平复。全身性水肿表现为尿量减少，尿钠含量低（肾功能衰竭少尿期除外），体重增加。

·病症简介·

水肿是指血管外的组织间隙中有过多的体液积聚。水肿是全身气化功能障碍的一种表现，与肺、脾、肾、三焦各脏腑密切相关。

·致病原因·

因感受外邪，劳倦内伤，或饮食失调，使气化不利，津液输布失常，导致水液潴留，泛溢于肌肤所为。

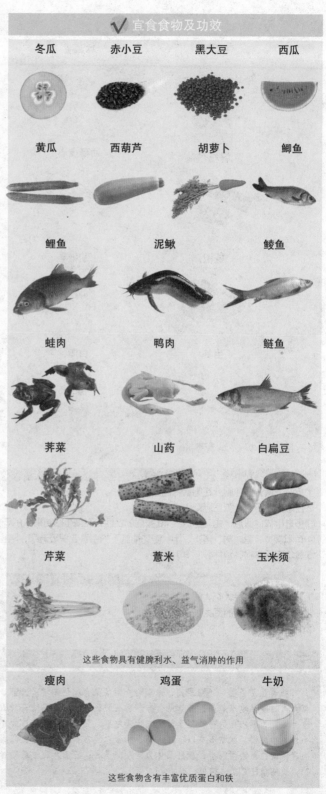

✓ 宜食食物及功效

冬瓜	赤小豆	黑大豆	西瓜
黄瓜	西葫芦	胡萝卜	鲫鱼
鲤鱼		泥鳅	鲮鱼
蛙肉		鸭肉	鲢鱼
荠菜		山药	白扁豆
芹菜		薏米	玉米须

这些食物具有健脾利水、益气消肿的作用

| 瘦肉 | 鸡蛋 | 牛奶 |

这些食物含有丰富优质蛋白和铁

✕ 慎食食物

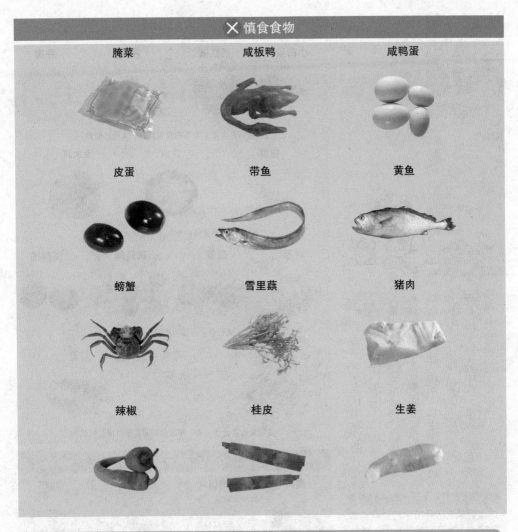

腌菜	咸板鸭	咸鸭蛋
皮蛋	带鱼	黄鱼
螃蟹	雪里蕻	猪肉
辣椒	桂皮	生姜

· 生活之宜 ·

①睡前用热水洗脚。
②保持皮肤清洁，防止损伤和感染。
③注意保暖，定期对房间进行消毒、清洁，防止各种感染。

· 生活之忌 ·

①长时间站立。
②夜间睡眠时平卧位。

♻ 生活一点通

四招快速消除小腿水肿

①按摩小腿腿肚子上的肌肉。
②拧小腿腿肚上的肌肉。
③按摩小腿前面的腿骨肌肉。
④按摩大腿肌肉。

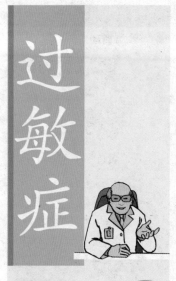

过敏症

临床表现

有些患者在症状出现之前有先兆，但这些早期症状，如焦虑、头晕，患者往往说不清楚，症状呈全身性，轻重不等。胃肠道症状有恶心、呕吐、腹绞痛、腹泻，其中腹痛常是本病的早期表现，胃肠道症状不常见，而且决不会单独出现。泌尿生殖系统表现有尿失禁、子宫收缩。

· 病症简介 ·

过敏症是临床免疫学方面最紧急的事件。现在描述为一组包括免疫或非免疫机制、常常是突发的、涉及多个器官的严重临床症状，是一个具有多种诱发物、致病机制不尽相同的临床综合征。在小儿时期本症常见，正常人群中过敏症的总患病率为10%～60%。

· 致病原因 ·

①任何食物都可能诱发过敏症，但最常引起过敏的是牛奶、蛋清、花生和其他豆科植物、坚果等。②与禽类有关的疫苗引起不良反应。③膜翅目昆虫，如蜂类，可引起致敏者发生局部或全身过敏症。④寒冷亦可诱发过敏症。

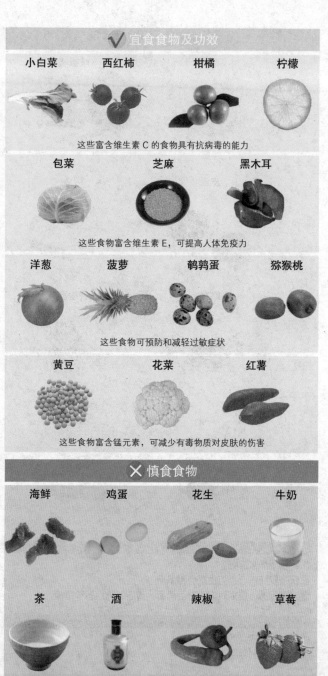

✔ 宜食食物及功效

| 小白菜 | 西红柿 | 柑橘 | 柠檬 |

这些富含维生素C的食物具有抗病毒的能力

| 包菜 | 芝麻 | 黑木耳 |

这些食物富含维生素E，可提高人体免疫力

| 洋葱 | 菠萝 | 鹌鹑蛋 | 猕猴桃 |

这些食物可预防和减轻过敏症状

| 黄豆 | 花菜 | 红薯 |

这些食物富含锰元素，可减少有毒物质对皮肤的伤害

✗ 慎食食物

| 海鲜 | 鸡蛋 | 花生 | 牛奶 |

| 茶 | 酒 | 辣椒 | 草莓 |

♻ 生活一点通

一般说来，在抗原刺激后症状开始得越晚，严重程度越轻，恢复也越快，可在几小时内恢复，有时需要几天，通常完全恢复。如曾发生心肌梗死，则需严密监护，不过在小儿幼时治疗开始越早越好。因此，预防和早期的及时处理极为重要。

外科疾病是医学科学中一种以手术治疗为特点的临床疾病，主要由创伤、炎症、肿瘤、畸形等原因引起。骨科是外科中一个重要的分支，有时会被看作一个独立的科别。对于外科病患者来说，饮食调理对于术后恢复也很重要。

荨麻疹

➕病症类型

急性荨麻疹
慢性荨麻疹
丘疹状荨麻疹

✔ 宜食食物及功效

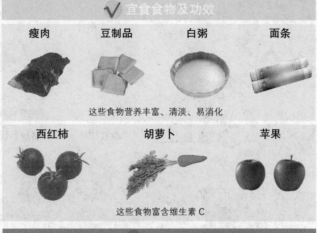

瘦肉　　豆制品　　白粥　　面条

这些食物营养丰富、清淡、易消化

西红柿　　　胡萝卜　　　苹果

这些食物富含维生素C

✘ 慎食食物

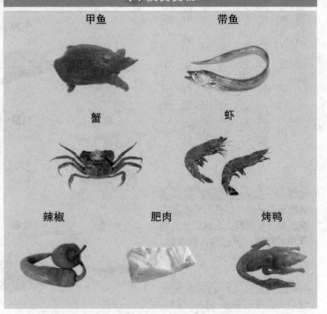

甲鱼　　　　　带鱼

蟹　　　　　　虾

辣椒　　　　肥肉　　　　烤鸭

·临床表现·

皮肤瘙痒，随即出现风团，呈鲜红、苍白或皮肤色，少数病例亦有水肿性红斑。部分患者可伴有恶心、呕吐、头痛、头胀、腹泻等。急性变态反应，有时可伴有休克的症状。

·病症简介·

荨麻疹，俗称风团或鬼风疙瘩，是由各种因素致使皮肤黏膜血管发生暂时性炎性充血与液体渗出，造成局部水肿的常见皮肤病。

·致病原因·

可由各种内源性或外源性的复杂因素引起，但很多情况下不能确定具体的病因。食物、药物、感染、吸入异物、动物及植物因素（如昆虫叮咬、毒毛刺入）、精神因素（精神紧张或兴奋）、遗传因素、内脏和全身性疾病（如风湿热、类风湿性关节炎、系统性红斑狼疮）都可能引发荨麻疹。

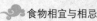
湿疹

+ 病症类型
急性湿疹
亚急性湿疹
慢性湿疹

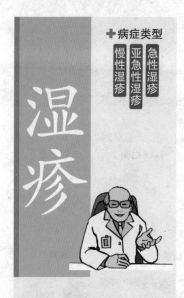

临床表现

湿热型特点为发病迅速，皮肤灼热红肿，或见大片红斑、丘疹、水疱、渗水多，甚至黄水淋漓，黏而有腥味。血风型表现为全身起红丘疹，搔破出血，渗水不多，舌质红，苔薄白或薄黄，脉弦带数；脾湿型表现为皮肤黯淡不红，搔痒后见渗水，后期干燥脱屑，瘙痒剧烈。

·病症简介·

湿疹是由多种内、外因素引起的浅层真皮及表皮炎。其临床表现具有对称性、渗出性、瘙痒性、多形性和复发性等特点。

·致病原因·

①日光、湿热、干燥、搔抓、摩擦、化妆品、肥皂、皮毛、燃料、人造纤维等均可诱发湿疹。②内分泌、代谢及胃肠功能障碍，感染病灶等。③神经因素如忧虑、紧张、情绪激动、失眠、劳累等也可能导致湿疹。

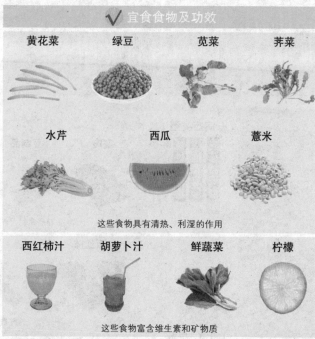

✓ 宜食食物及功效

| 黄花菜 | 绿豆 | 苋菜 | 荠菜 |

| 水芹 | 西瓜 | 薏米 |

这些食物具有清热、利湿的作用

| 西红柿汁 | 胡萝卜汁 | 鲜蔬菜 | 柠檬 |

这些食物富含维生素和矿物质

✗ 慎食食物

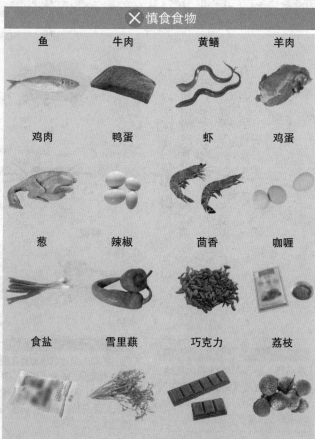

| 鱼 | 牛肉 | 黄鳝 | 羊肉 |

| 鸡肉 | 鸭蛋 | 虾 | 鸡蛋 |

| 葱 | 辣椒 | 茴香 | 咖喱 |

| 食盐 | 雪里蕻 | 巧克力 | 荔枝 |

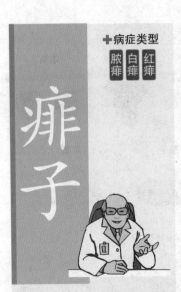

+ 病症类型

脓痱 白痱 红痱

痱子

急性发病时皮肤出现红斑，不久发生密集的针尖大小的丘疹、丘疱疹或小水泡，自觉很痒或烧灼感。好发于后背、肘窝、颈部、胸背部、腰部，女性乳房下部、小儿头面部及臀部。本病往往成批发生，一批消退，一批再发。气候凉爽时，数日内皮疹消退，轻微脱屑而愈。

· 病症简介 ·

痱子又称"热痱"，是由于在高温闷热环境下出汗过多、汗液蒸发不畅，导致汗管堵塞、汗管破裂、汗液外渗入周围组织而引起。

· 致病原因 ·

本病为外界气温高和湿度大，出汗过多，不易蒸发，汗管和汗孔闭塞，汗液潴留所产生的丘疹或丘疱疹。中医认为痱子是由于盛夏时节，暑热夹湿、蕴结肌肤、毛窍郁塞，乃生痱疱。热盛汗出，以冷水洗浴，毛孔骤闭热气堵于皮腠之间亦生此病。

✔ 宜食食物及功效

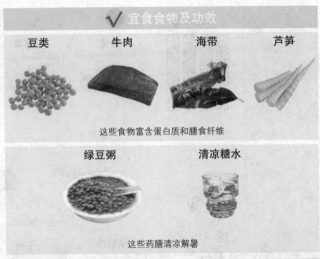

| 豆类 | 牛肉 | 海带 | 芦笋 |

这些食物富含蛋白质和膳食纤维

绿豆粥　　　　清凉糖水

这些药膳清凉解暑

✗ 慎食食物

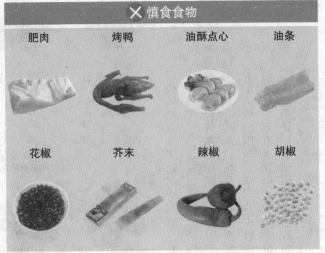

肥肉　　烤鸭　　油酥点心　　油条

花椒　　芥末　　辣椒　　胡椒

· 生活之宜 ·

①保持室内通风凉爽。
②小儿要勤洗澡、勤换衣服，保持皮肤清洁、干燥。
③卧床病人勤翻身，经常擦洗皮肤。

· 生活之忌 ·

①用肥皂洗澡或擦洗患处。
②阳光直射或用手抓挠患处。
③穿化纤内衣。

♻ 生活一点通

药浴避免婴幼儿长痱子

取适量中药，如十滴水、消暑祛痱水，或花露水放入洗澡水中，搅拌均匀后，再为婴幼儿洗澡，也可起到较好的预防痱子的作用。也可以到中药房买点野菊花熬水给婴幼儿洗澡，每天洗也可以。

白癜风

病症类型

节段型白癜风　泛发型白癜风　散发型白癜风　局限型白癜风

临床表现

白癜风在全身任何部位都可以发生，皮损部位颜色减退、变白。

白斑多数对称分布，初期多为指甲大或钱币大，近圆形、椭圆形或不规则形。有的边缘绕以色素带。在少数情况下，白斑中混有毛囊性点状色素增殖。白癜风患处没有鳞屑或萎缩等变化。白斑上的毛发也可完全变白。

·病症简介·

白癜风是一种原发性的皮肤色素脱失性疾病，主要表现为局部皮肤异样，全身多处都可能发生，一般无不适感。

·致病原因·

中医认为主要是因血热、外受风湿之邪，停留在肌肤，导致气血失调，气滞则形成白癜风。在西医中，白癜风病因主要是缺乏多巴及铜离子和酪氨酸造成黑色素缺陷，白色素过多造成恶性循环，形成皮肤表皮白斑存在。

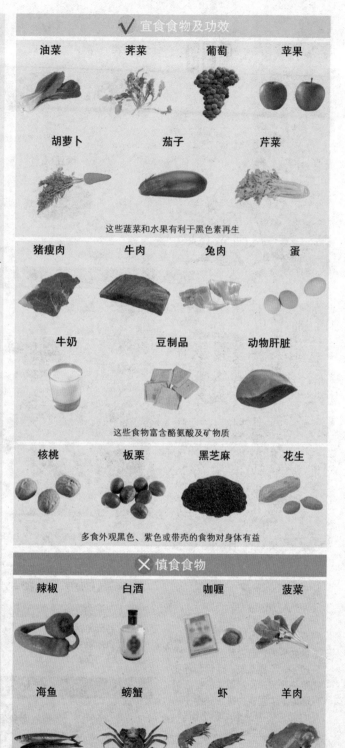

✔ 宜食食物及功效

油菜　荠菜　葡萄　苹果

胡萝卜　茄子　芹菜

这些蔬菜和水果有利于黑色素再生

猪瘦肉　牛肉　兔肉　蛋

牛奶　豆制品　动物肝脏

这些食物富含酪氨酸及矿物质

核桃　板栗　黑芝麻　花生

多食外观黑色、紫色或带壳的食物对身体有益

✘ 慎食食物

辣椒　白酒　咖喱　菠菜

海鱼　螃蟹　虾　羊肉

皮肤瘙痒病

➕ 病症类型

局限性皮肤瘙痒

泛发性皮肤瘙痒

临床表现

①全身性瘙痒病患者全身各处皆有阵发性瘙痒，且往往由一处移到另一处。瘙痒程度不同，往往晚间加剧，影响患者睡眠。②局限性瘙痒病指瘙痒发生于身体的某一部位，临床主要分为肛门瘙痒病、女阴瘙痒病、阴囊瘙痒病及其他瘙痒病四种，患部可能发生红肿、糜烂等症状。

· 病症简介 ·

皮肤瘙痒病是指临床上无原发损害，仅以皮肤瘙痒为主要症状的一种神经功能障碍型皮肤病，中医称之为痒症或瘙痒症。

· 致病原因 ·

全身性瘙痒病常与某些系统性疾病如糖尿病、尿毒症、肝胆疾病有关；肛门瘙痒病多与蛲虫病、前列腺炎、痔核及肛瘘等有关；阴囊瘙痒病常与局部多汗、摩擦及股癣等有关；女阴瘙痒病大多与白带、阴道滴虫病及宫颈癌等有关。

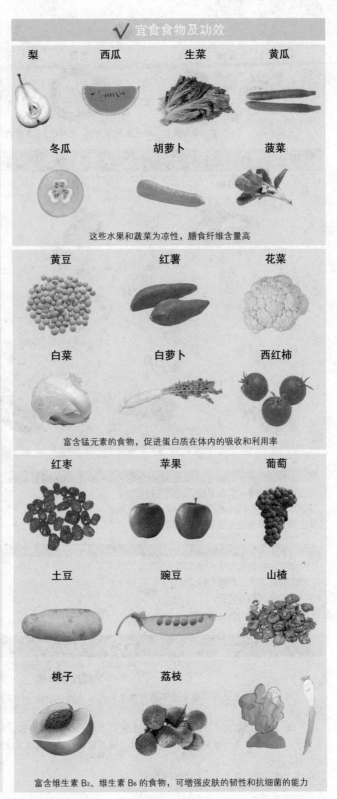

✓ 宜食食物及功效

| 梨 | 西瓜 | 生菜 | 黄瓜 |
| 冬瓜 | 胡萝卜 | | 菠菜 |

这些水果和蔬菜为凉性，膳食纤维含量高

| 黄豆 | 红薯 | 花菜 |
| 白菜 | 白萝卜 | 西红柿 |

富含锰元素的食物，促进蛋白质在体内的吸收和利用率

红枣	苹果	葡萄
土豆	豌豆	山楂
桃子	荔枝	

富含维生素 B_2、维生素 B_6 的食物，可增强皮肤的韧性和抗细菌的能力

✔ 宜食食物及功效

| 柑橘 | 芝麻 | 核桃 |

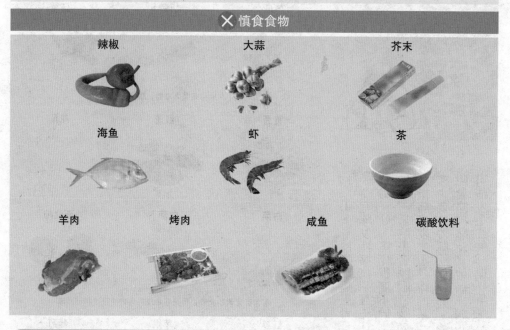

富含维生素 B_2、维生素 B_6 的食物，可增强皮肤的韧性和抗细菌的能力

✕ 慎食食物

辣椒　　　　　大蒜　　　　　芥末

海鱼　　　　　虾　　　　　茶

羊肉　　　　烤肉　　　　咸鱼　　　碳酸饮料

· 生活之宜 ·

①生活起居规律，早睡早起，加强体育锻炼。
②选择宽松的棉质内衣裤，避免摩擦。
③全身瘙痒患者应注意减少洗澡次数。

· 生活之忌 ·

①洗澡时过度搓洗皮肤和使用碱性肥皂。
②周边环境冷热，刺激皮肤。
③忧郁恼怒，精神紧张。
④喝生水。

♻ 生活一点通

冬季预防皮肤瘙痒

　　科学洗澡：洗澡时尽量少用浴液和香皂。洗澡后可以涂抹一些能防止水分蒸发的膏霜，用以锁住皮肤水分。

　　增强润肤：每天在容易瘙痒的部位涂抹1～2次含止痒成分的润肤剂以保持皮肤的滋润。

　　保暖保湿：室内温度以24～25℃为宜。应当设法提高室内湿度，在室内放置几盆水，可以起到一定的加湿作用。

　　内在调理：要注意休息及适当地调节心理压力。

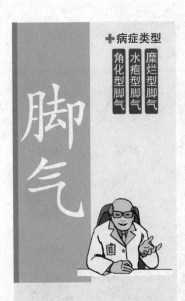

糜烂型脚气
水疱型脚气
角化型脚气

脚气

临床表现

①糜烂型：初起趾间潮湿，浸渍发白或起小水疱，干涸脱屑后，剥去皮屑为湿润、潮红的糜烂面，有奇痒，易继发感染。②水疱型：初起为壁厚饱满的小水疱，有的可融合成大疱，疱液透明，周围无红晕。③角化型：主要表现为皮肤粗厚而干燥，角化脱屑、瘙痒，易发生皲裂。本型无水疱及化脓，病程缓慢，多年不愈。

·病症简介·

脚气是一种极常见的真菌感染性皮肤病。成人中 70% ~ 80% 的人有脚气。常在夏季加重，冬季减轻，也有人终年不愈。

·致病原因·

本病是由皮肤癣菌（真菌或称霉菌）所引起的。足部多汗潮湿或鞋袜不通气等都可诱发本病。皮肤癣菌常通过污染的澡堂、游泳池边的地板、浴巾、公用拖鞋、洗脚盆而传染。

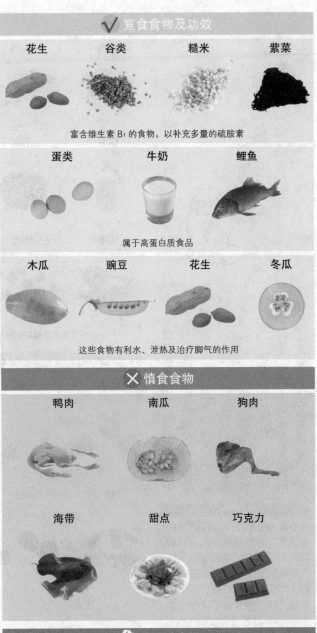

✔宜食食物及功效

花生　谷类　糙米　紫菜

富含维生素 B₁ 的食物，以补充多量的硫胺素

蛋类　牛奶　鲤鱼

属于高蛋白质食品

木瓜　豌豆　花生　冬瓜

这些食物有利水、泄热及治疗脚气的作用

✘慎食食物

鸭肉　南瓜　狗肉

海带　甜点　巧克力

♻生活一点通

脚气的根治原则

选用 100% 的杀菌产品治疗脚气才能根除。

对脚气病菌接触的鞋袜要进行杀菌、消毒，并预防脚气病菌重新感染。

治疗时不能损害健康皮肤，尽可能不要使用激素类产品。

此病传染容易引起手癣和性器官疾病，要及时治疗。

一定要保持脚的干净和干燥，才能预防脚气。

冻疮

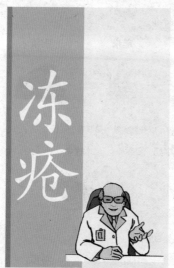

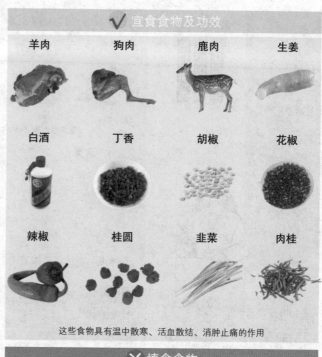

羊肉	狗肉	鹿肉	生姜
白酒	丁香	胡椒	花椒
辣椒	桂圆	韭菜	肉桂

这些食物具有温中散寒、活血散结、消肿止痛的作用

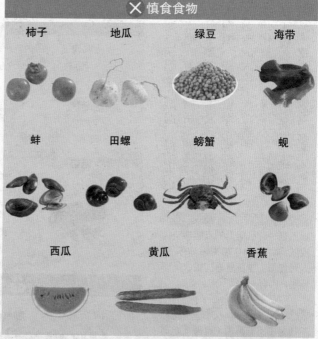

柿子	地瓜	绿豆	海带
蚌	田螺	螃蟹	蚬
西瓜	黄瓜	香蕉	

临床表现

冻疮初起为局部性蚕豆至指甲盖大小紫红色肿块或硬结，边缘鲜红，中央青紫，触之动脉冰冷，压之退色，去压后恢复较慢，遇热后更甚，严重者有胀感、瘙痒，自觉局部可有水疱，破溃后形成溃疡，经久不愈。如果肢端血运不好，手足容易出汗以及慢性营养不良者更容易发生。

· 病症简介 ·

冻疮是由于寒冷引起的局限性炎症损害。冻疮是冬天的常见病，据有关资料统计，中国每年有两亿人受到冻疮的困扰，其中主要是儿童、妇女及老年人。冻疮一旦发生，在寒冷季节里常较难快速治愈，要等天气转暖后才会逐渐愈合。

· 致病原因 ·

中医认为冻疮是由于暴露部位御寒不够，寒邪侵犯，气血运行凝滞引起，且与患者体弱少动或过度劳累有关。西医认为是由于冬季气候寒冷，外露的皮肤受到寒冷的侵袭，皮下小动脉发生痉挛收缩，造成血液瘀滞，导致组织细胞受到损害。

♻ 生活一点通

除皮肤起水疱或溃烂者外，可用生姜片或辣椒涂擦易患冻疮的部位，每日2次，可减轻或避免冻疮的发生。约1周后，症状即可消失，表皮逐渐脱落，不留疤痕。

神经性皮炎

＋病症类型

弥漫性神经性皮炎　局限性神经性皮炎

临床表现

本病初发时，仅有瘙痒感，而无原发皮损。由于搔抓及摩擦，皮肤逐渐出现粟粒至绿豆大小的扁平丘疹，圆形或多角形，坚硬而有光泽，散在分布。因有阵发性剧痒，患者经常搔抓，丘疹逐渐增多，日久则融合成片，肥厚，苔藓样变，表现为皮纹加深、皮嵴隆起，干燥，有细碎脱屑。斑片样皮损变为暗褐色，损边界清楚，边缘可有小的扁平丘疹，散在而孤立。

病症简介

神经性皮炎是一种局限性皮肤神经功能障碍性皮肤病，和中医所谓的牛皮癣、摄领疮相似，是以阵发性瘙痒和皮肤苔藓化为特征的慢性皮肤炎症。

致病原因

西医认为与精神因素、胃肠道功能障碍、内分泌功能紊乱、体内慢性感染和局部的外来刺激有关。中医认为其由风湿蕴肤、经气不畅所致。

✔ 宜食食物及功效

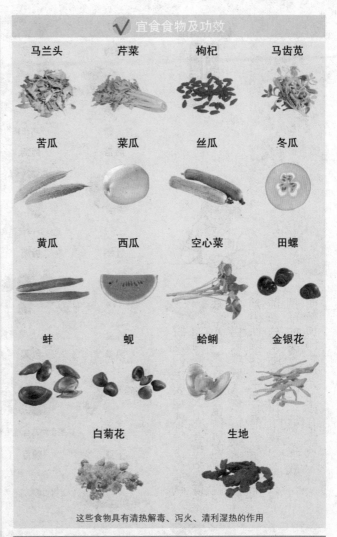

马兰头	芹菜	枸杞	马齿苋
苦瓜	菜瓜	丝瓜	冬瓜
黄瓜	西瓜	空心菜	田螺
蚌	蚬	蛤蜊	金银花
白菊花	生地		

这些食物具有清热解毒、泻火、清利湿热的作用

✕ 慎食食物

| 辣椒 | 咖喱 | 生姜 | 荔枝 |
| 螃蟹 | 牛肉 | 羊肉 | 肥肉 |

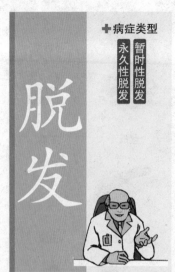

脱发

临床表现

脱发的主要症状是头发油腻，如同擦油一样，有淡黄色鳞屑固着难脱，或灰白色鳞屑飞扬，自觉瘙痒。若是男性脱发，主要是前头与头顶部，缺乏光泽，有焦枯发蓬，前额的发际与鬓角往上移，前头与顶部的头发稀疏、变黄、变软，终使额顶部一片光秃或有些茸毛。

·病症简介·

正常脱落的头发都是处于退行期及休止期的毛发，由于进入退行期与新进入生长期的毛发不断处于动态平衡。病理性脱发是指头发异常或过度地脱落。

·致病原因·

①病理性原因，由于病毒、细菌、高热使毛母细胞受到损伤。②物理性原因，空气污染物堵塞毛囊导致的脱发。③化学性原因，有害化学物质对头皮组织毛囊细胞的损害导致脱发。④营养性原因，消化吸收功能障碍造成营养不良导致脱发。

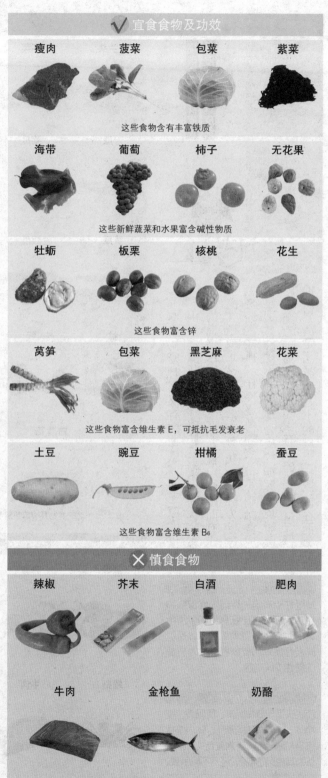

✓ 宜食食物及功效

| 瘦肉 | 菠菜 | 包菜 | 紫菜 |

这些食物含有丰富铁质

| 海带 | 葡萄 | 柿子 | 无花果 |

这些新鲜蔬菜和水果富含碱性物质

| 牡蛎 | 板栗 | 核桃 | 花生 |

这些食物富含锌

| 莴笋 | 包菜 | 黑芝麻 | 花菜 |

这些食物富含维生素E，可抵抗毛发衰老

| 土豆 | 豌豆 | 柑橘 | 蚕豆 |

这些食物富含维生素B6

✗ 慎食食物

| 辣椒 | 芥末 | 白酒 | 肥肉 |
| 牛肉 | 金枪鱼 | 奶酪 |

直肠脱肛

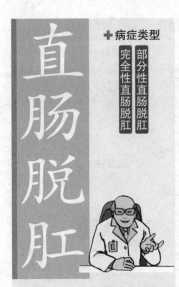

病症类型

完全性直肠脱肛　部分性直肠脱肛

临床表现

早期仅在排便时有肿块自肛门脱出，便后可自行缩回。随着病情的发展，因肛提肌及肛管括约肌缺乏收缩力，则需用手帮助回复。严重者在咳嗽、喷嚏、用力或行走时亦可脱出，且不易回复。此病好发于老人、产妇、儿童。

·病症简介·

直肠脱垂是指肛管、直肠甚至乙状结肠下端向下移位突出于肛门外的一种病理状态。脱垂部分位于直肠内称内脱垂，脱出肛门外则称外脱垂。

·致病原因·

中医认为脱肛的原因主要是中气不足，气虚下陷。小儿多属先天不足，气血未旺；老年人多属气虚不能固摄；发生在产妇多属中气下陷。现代医学认为，小儿易发生脱肛主要原因在于骶骨弯曲尚未长成，直肠呈垂直状态，并且比较活动，加之泻痢等原因，一般多为直肠黏膜脱垂。

✓ 宜食食物及功效

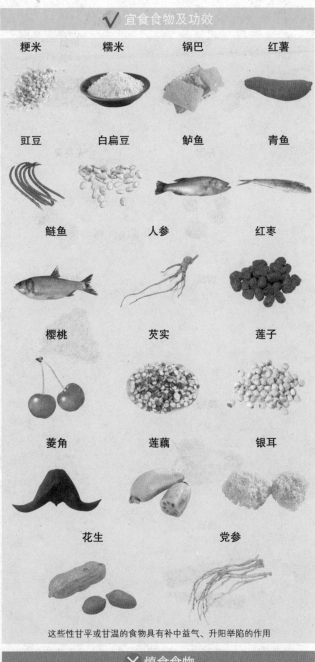

粳米　糯米　锅巴　红薯

豇豆　白扁豆　鲈鱼　青鱼

鲢鱼　人参　红枣

樱桃　芡实　莲子

菱角　莲藕　银耳

花生　党参

这些性甘平或甘温的食物具有补中益气、升阳举陷的作用

✗ 慎食食物

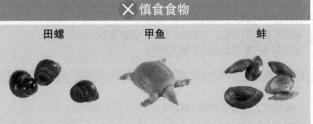

田螺　甲鱼　蚌

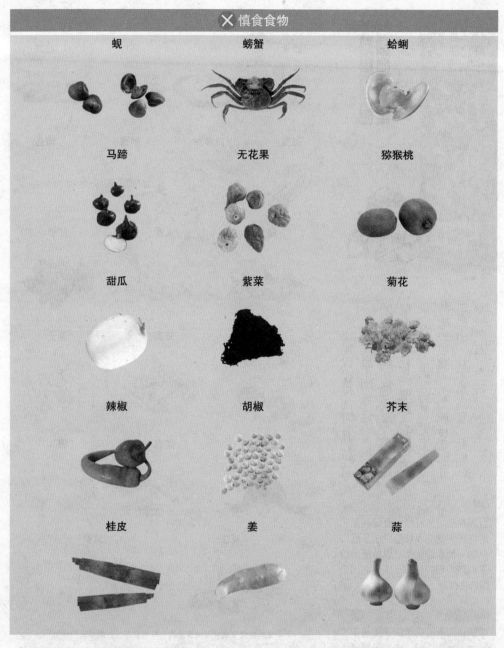

✕ 慎食食物

蚬	螃蟹	蛤蜊
马蹄	无花果	猕猴桃
甜瓜	紫菜	菊花
辣椒	胡椒	芥末
桂皮	姜	蒜

· 生活之宜 ·

①多卧床休息，加强营养，经常提肛。

②脱肛后及时复位，并适当休息。小孩要用塔形纱布固定。

③注射治疗后要适当控制数天排便。

· 生活之忌 ·

①腹泻和便秘。

②排便用力过度或蹲厕时间过久。

骨折

闭合性骨折　开放性骨折

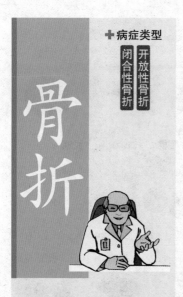

临床表现

骨折发生后，病人表情痛苦，局部疼痛；小儿哭闹不止；骨折局部可出现肿胀、淤血、变形和功能障碍；触摸局部可感觉骨头变形，压痛明显，有异常活动及骨苍摩擦音。

· 病症简介 ·

所谓骨折，顾名思义，就是指骨头或骨头的结构完全或部分断裂。多见于儿童及老年人，中青年也时有发生。病人常为一个部位骨折，少数为多发性骨折。

· 致病原因 ·

发生骨折的主要原因是外伤，如打伤、撞伤、挤压、跌伤；其次是由全身性疾病及骨头本身的疾病所引起，如软骨瘤、坏血病、骨软化症、骨肿瘤、骨囊肿、急慢性骨髓炎等；部分骨折与疲劳及职业有关，如过于劳累可导致足部骨折，机床工作者多出现手部骨折等。

✔ 宜食食物及功效

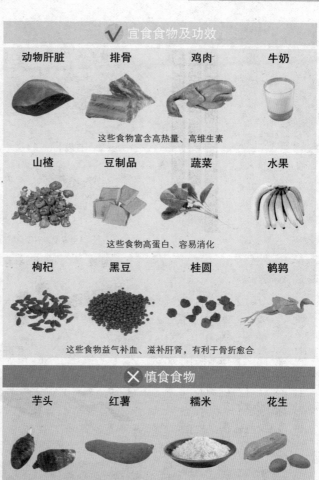

| 动物肝脏 | 排骨 | 鸡肉 | 牛奶 |

这些食物富含高热量、高维生素

| 山楂 | 豆制品 | 蔬菜 | 水果 |

这些食物高蛋白、容易消化

| 枸杞 | 黑豆 | 桂圆 | 鹌鹑 |

这些食物益气补血、滋补肝肾，有利于骨折愈合

✘ 慎食食物

| 芋头 | 红薯 | 糯米 | 花生 |

| 肥肉 | 烤鸭 | 糖类 |

♻ 生活一点通

　　在骨折治疗中，其复位、固定、功能锻炼这三个基本原则十分重要。

　　第一步：复位，将骨折后发生移位的骨折断端重新恢复正常或接近原有正常位置，以重新恢复骨骼的支架作用。

　　第二步：固定，骨折复位后，因为其不稳定，容易发生再移位，因此要采用不同的方法将其固定在满意的位置上，使其逐渐愈合。

　　第三步：功能锻炼，通过受伤肢体肌肉收缩，增加骨折周围组织的血液循环，促进骨折愈合，防止肌肉萎缩。

肩周炎

+病症类型

肌腱、腱鞘的退化性病变性肩周炎

盂肱关节腔病变性肩周炎

肩周滑液囊病变性肩周炎

临床表现

肩部疼痛难忍，尤以夜间为甚，睡觉时常因肩怕压而取特定卧位，翻身困难，影响入睡。肩关节活动受限，影响日常生活。端碗用筷以及穿衣提裤也感到困难等。病重时生活不能自理，日久者可见患肢肌肉萎缩，患肩比健肩略高耸、短窄，肩周有压痛点。局部肌肉粗钝变硬，肩关节活动范围明显受限，甚至不能活动。

·病症简介·

肩周炎是肩关节周围肌肉、肌腱、滑囊和关节囊等软组织的慢性无菌性炎症。炎症导致关节内外粘连，从而影响肩关节的活动。

·致病原因·

因年老体衰，全身退行性变，活动功能减退，气血不旺盛，肝肾亏虚，复感风寒湿邪的侵袭，久之筋凝气聚、气血凝涩、筋脉失养、经脉拘急而发病。

✔ 宜食食物及功效

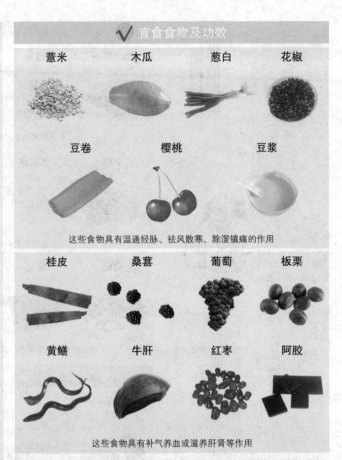

薏米　木瓜　葱白　花椒

豆卷　樱桃　豆浆

这些食物具有温通经脉、祛风散寒、除湿镇痛的作用

桂皮　桑葚　葡萄　板栗

黄鳝　牛肝　红枣　阿胶

这些食物具有补气养血或滋养肝肾等作用

✘ 慎食食物

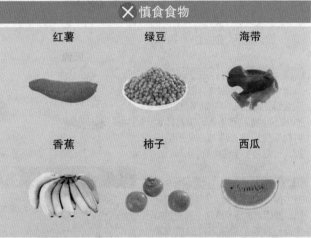

红薯　绿豆　海带

香蕉　柿子　西瓜

♻ 生活一点通

按摩治疗是一项有效的治疗方法，贵在坚持，动作由轻到重，不能急于求成，急性期需待症状缓解后再施以手法。

康复措施中的几项锻炼方法，不要求一次完成，可交替进行。

风湿性关节炎

临床表现

肢体关节、肌肉、筋骨发生疼痛、酸麻、沉重、屈伸不利，甚至关节红肿、发热等。一年四季均有，阴雨天会加重。疼痛游走不定，一段时间是这个关节发作，一段时间是那个关节不适，但疼痛持续时间不长，几天就可消退。受凉及阴雨天加重。

· 病症简介 ·

风湿性关节炎是一种常见的急性或慢性结缔组织炎症，可反复发作并累及心脏。临床以关节和肌肉游走性酸楚、重著、疼痛为特征，属变态反应性疾病，是风湿热的主要表现之一，多以急性发热及关节疼痛起病。

· 致病原因 ·

为机体正气虚，阳气不足，卫气不能固表，以及外在风、寒、湿三邪相杂作用于人体，侵犯关节所致。此外，本病病人 HLA－DRwu 抗原检出率明显升高，提示发病与遗传有关。

✔ 宜食食物及功效

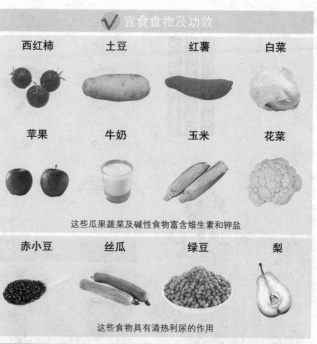

西红柿　土豆　红薯　白菜

苹果　牛奶　玉米　花菜

这些瓜果蔬菜及碱性食物富含维生素和钾盐

赤小豆　丝瓜　绿豆　梨

这些食物具有清热利尿的作用

✘ 慎食食物

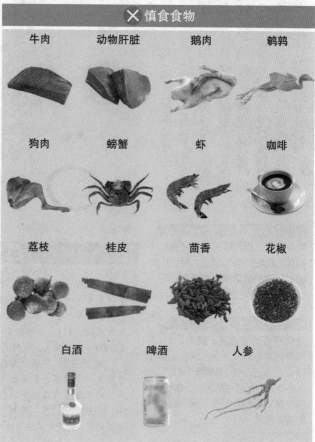

牛肉　动物肝脏　鹅肉　鹌鹑

狗肉　螃蟹　虾　咖啡

荔枝　桂皮　茴香　花椒

白酒　啤酒　人参

原发性骨质疏松症

临床表现

骨质疏松者，钙丢失量百分之三十左右来自脊柱，百分之二十五左右来自股骨，因此，病人常因脊柱骨折或股骨上段骨折就诊。脊柱骨折多以胸、腰椎压缩性骨折多见，轻微外伤或无外伤时便可发生。除易骨折外，还可见弥漫性脊柱疼痛；腰骶关节、骶髂关节、膝关节疼痛；颈、腰椎、膝关节、足跟骨骨质增生等。

·病症简介·

原发性骨质疏松症主要是骨量低和骨的微细结构有破坏，骨组织的矿物质和骨基质均有减少，导致骨的脆性增加和容易发生骨折。

·致病原因·

此病和内分泌因素、遗传因素、营养因素等有关。因为饮食、生活习惯、周围环境、情绪等的影响，人的体液很多时候都会趋于酸性，酸性体质是钙质流失、骨质疏松的重要原因。

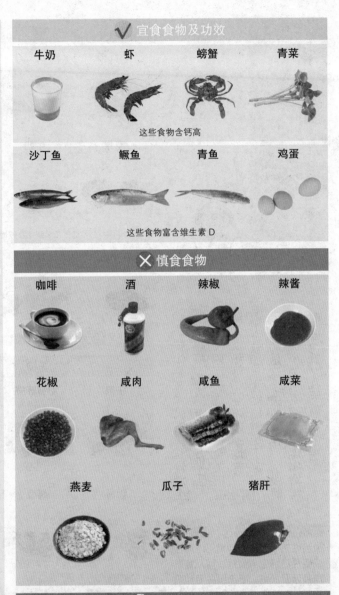

✓ 宜食食物及功效

牛奶	虾	螃蟹	青菜

这些食物含钙高

沙丁鱼	鳜鱼	青鱼	鸡蛋

这些食物富含维生素D

✗ 慎食食物

咖啡	酒	辣椒	辣酱

花椒	咸肉	咸鱼	咸菜

燕麦	瓜子	猪肝

♻ 生活一点通

　　锻炼可使骨量增加，骨骼负重和肌肉锻炼可获理想效果，包括走步、慢跑和站立的锻炼，同时需补充足够的钙量，如果钙剂在进餐后服，同时喝200毫升液体则吸收较好。牛奶中的钙易被吸收，225毫升牛奶中含钙300毫克，绝经后妇女每日需钙量1000～1500毫克，同时还应补充维生素D、维生素B6、维生素B12、维生素K，可减少骨质疏松的危险性。对绝经期妇女应用雌激素和孕激素来预防或减慢椎体骨和四肢骨的骨量丢失。此外，患者还可通过补充钙剂来缓解骨质疏松症，补钙剂以每天500～1000毫升为宜，钙剂主要分为有机钙和无机钙，其中有机钙有氯化钙、碳酸钙、活性钙和磷酸氢钙等。

继发性骨质疏松症

【临床表现】 以疼痛最为常见，多为腰背酸痛，其次为肩背、颈部或腕踝部，可因坐位、立位、卧位或翻身时疼痛，时好时坏；还可导致脊柱变形、弯腰、驼背、身材变矮；易骨折，常见骨折部位是脊椎骨（压缩性、楔型）、腕部（桡骨头）和髋骨（股骨颈）。

· 病症简介 ·

继发性骨质疏松症是以骨组织显微结构受损，骨矿成分和骨基质等比例减少，骨质变薄，骨小梁数量减少，骨脆性增加和骨折危险度升高的一种全身性骨病。继发性骨质疏松症又可分为绝经后骨质疏松症和老年性骨质疏松症。

· 致病原因 ·

继发性骨质疏松症是由其他疾病或药物等因素所诱发的疾病。随着年龄的增长，钙调节激素的分泌失调致使骨代谢紊乱，也容易导致继发性骨质疏松；老年人由于牙齿脱落及消化功能降低，进食少，多有营养缺乏，使蛋白质、钙、磷、维生素及微量元素摄入不足。

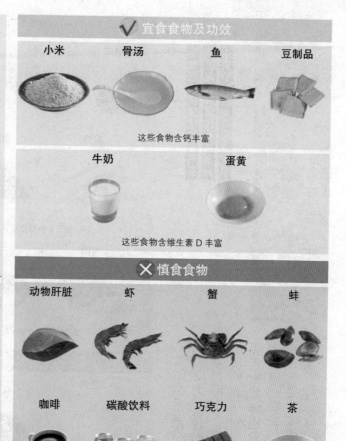

✔ 宜食食物及功效

小米	骨汤	鱼	豆制品

这些食物含钙丰富

牛奶	蛋黄

这些食物含维生素 D 丰富

✘ 慎食食物

动物肝脏	虾	蟹	蚌
咖啡	碳酸饮料	巧克力	茶

· 生活之宜 ·

①多做户外运动，加强身体新陈代谢。
②保持良好心情，缓解心理压力。

· 生活之忌 ·

①作息无规律，晚睡或夜不归宿。
②吸烟和过量饮酒。

♻ 生活一点通

治疗骨质疏松症的误区

误区一：补钙就能治好骨质疏松。人体在30～35岁之间达到一生中获得的最高骨量，之后骨量开始慢慢丢失。所以，要想老年的时候骨头硬朗，就得年轻的时候打好基础。

误区二：补钙越多越好。其实60岁以上的老年人每天只要摄取800毫克的钙就足够了，过量补钙反而会引起血管钙化、肾结石等其他疾病。

类风湿性关节炎

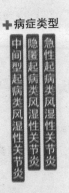

+病症类型

中间型起病类风湿性关节炎
隐匿起病类风湿性关节炎
急性起病类风湿性关节炎

临床表现

①全身表现：最初只有低热、乏力、食欲不振、体重减轻及手足麻木、指端动脉痉挛现象。

②皮肤表现：出现皮下结节，常见于肘的伸肌腱，手和足的伸、屈肌腱，跟腱。

③关节表现：开始只有关节僵硬，以早晨起床后最为明显，称为晨僵，活动后减轻。

·病症简介·

类风湿性关节炎是全身性结缔组织疾病的局部表现。如果经久不治，可能导致关节内软骨的破坏甚至残废。

·致病原因·

一般认为，类风湿性关节炎起因于机体内免疫系统发生问题，产生许多不必要的抗体，不仅会杀死病菌，同时也破坏身体正常的结构。最常侵犯的部位是四肢小关节，其次是肌肉、肺、皮肤、血管、神经、眼睛等。

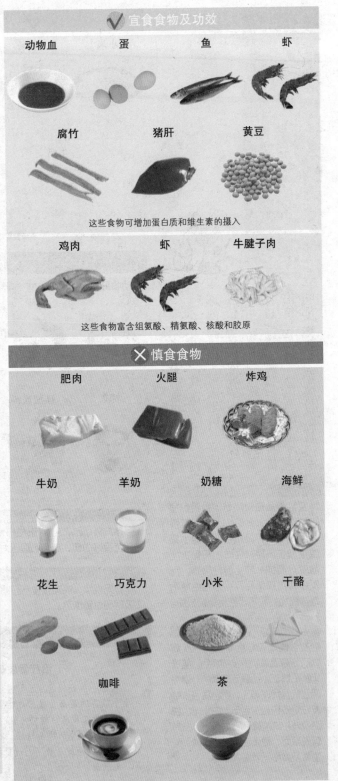

✓宜食食物及功效

动物血　　蛋　　鱼　　虾

腐竹　　猪肝　　黄豆

这些食物可增加蛋白质和维生素的摄入

鸡肉　　虾　　牛腱子肉

这些食物富含组氨酸、精氨酸、核酸和胶原

✗慎食食物

肥肉　　火腿　　炸鸡

牛奶　　羊奶　　奶糖　　海鲜

花生　　巧克力　　小米　　干酪

咖啡　　茶

淋巴结核

+病症类型

颈部淋巴结核
腋窝部淋巴结核
腹股沟部淋巴结核
腹部淋巴结核

临床表现

好发于颈部、颌下、腋下、腹股沟等处。因其结核累累如串珠状，初起一粒或数粒不等，小的如蚕核，大的如梅子。皮色不变，不热不痛。病久则瘰疬逐渐增大，与表皮粘连，有的数个相互成串，推之不能活动，微觉疼痛。将溃时皮肤渐转暗红，疼痛亦加剧，滞之后脓水清稀，夹有败絮样物质。

· 病症简介 ·

神经性皮炎因风湿蕴肤、经气不畅所致。好发于颈部、四肢、腰骶，以对称性皮肤粗糙肥厚、剧烈瘙痒为主要表现的皮肤性疾病。

· 致病原因 ·

情志不畅，肝气郁结，气郁化火，炼液为痰，凝阻经络，久则肾水亏耗而肝阳愈亢，痰火互结形成结核，渐至血淤肉腐而溃烂不收。

✔ 宜食食物及功效

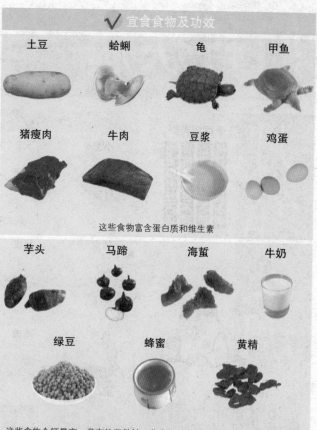

土豆　　蛤蜊　　龟　　甲鱼

猪瘦肉　　牛肉　　豆浆　　鸡蛋

这些食物富含蛋白质和维生素

芋头　　马蹄　　海蜇　　牛奶

绿豆　　蜂蜜　　黄精

这些食物含钙量高，具有软坚散结、化痰去淤或滋阴清热、益气扶正的作用

✘ 慎食食物

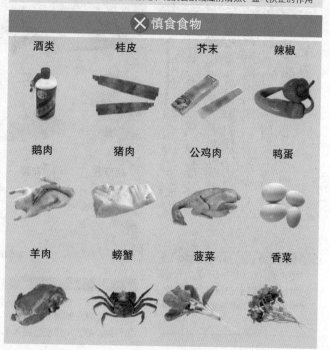

酒类　　桂皮　　芥末　　辣椒

鹅肉　　猪肉　　公鸡肉　　鸭蛋

羊肉　　螃蟹　　菠菜　　香菜

妇科疾病

女性生殖系统的疾病即为妇科疾病。妇科疾病是女性常见病、多发病。但由于许多人对妇科疾病缺乏应有的认识，缺乏对身体的保健，导致一些女性疾病缠身，且久治不愈，给正常的生活、工作带来极大的不便。

月经失调

✚ 病症类型

气郁型月经不调　血寒型月经不调　肾虚型月经不调　血虚型月经不调

临床表现

①规则子宫出血，包括月经过多或持续时间过长；月经过少，经量及经期均少；不规则出血。②功能性子宫出血，由内分泌调节系统失调所引起的子宫异常出血。③绝经后阴道出血，指月经停止六个月后的出血，常由恶性肿瘤、炎症等引起。④闭经，指从未来过月经或月经周期已建立后又停止三个周期以上。

·病症简介·

月经失调，也称月经不调，表现为月经周期或出血量的异常，或是月经前、经期时的腹痛及全身症状。

✔ 宜食食物及功效

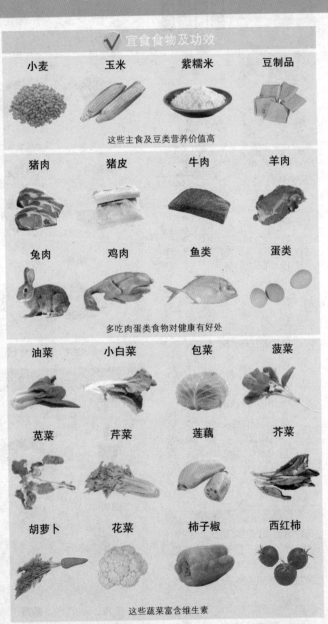

小麦　玉米　紫糯米　豆制品

这些主食及豆类营养价值高

猪肉　猪皮　牛肉　羊肉

兔肉　鸡肉　鱼类　蛋类

多吃肉蛋类食物对健康有好处

油菜　小白菜　包菜　菠菜

苋菜　芹菜　莲藕　芥菜

胡萝卜　花菜　柿子椒　西红柿

这些蔬菜富含维生素

·致病原因·

①情绪异常，长期的精神压抑、生闷气或遭受重大精神刺激和心理创伤。②寒冷刺激，经期受寒冷刺激，会使盆腔内的血管过分收缩。③节食过度，机体能量摄入不足。④嗜烟酒。

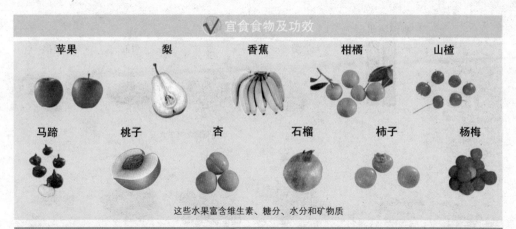

✔ 宜食食物及功效

苹果	梨	香蕉	柑橘	山楂

| 马蹄 | 桃子 | 杏 | 石榴 | 柿子 | 杨梅 |

这些水果富含维生素、糖分、水分和矿物质

✘ 慎食食物

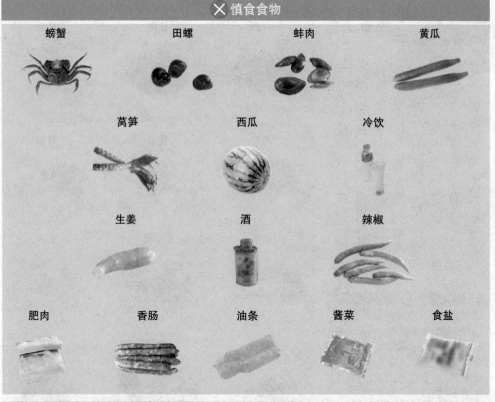

螃蟹	田螺	蚌肉	黄瓜

| 莴笋 | 西瓜 | 冷饮 |

| 生姜 | 酒 | 辣椒 |

| 肥肉 | 香肠 | 油条 | 酱菜 | 食盐 |

♻ 生活一点通

自我按摩缓解月经不调

　　先仰卧，以右手鱼际先揉按腹部的气海穴约1分钟，再以右手拇指指腹罗纹面依次点按双侧下肢的三阴交穴，每穴点按1分钟，最后用一只手手掌按摩小腹部约1分钟。改俯卧，双手手掌在腰骶部上下往返反复按摩2分钟，再用双手拇指指端依次点按肾腧、命门等穴各30分钟，直到稍感酸胀，最后以双手五指同时提拿双侧肾腧穴各3次。此外，经期勿提重物及做剧烈运动以免下腹部用力，造成经血过多或延长，但做适度温和的运动，可放松肌肉促进血液循环，阻止水分滞留，更可以促使大脑分泌脑内啡（这是一种使人全身舒畅的天然鸦片）。

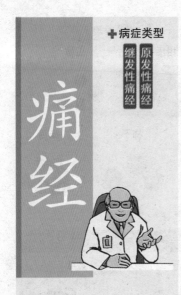

+病症类型

原发性痛经

继发性痛经

痛经

临床表现

妇女经期或行经前后。疼痛部位多在下腹部，重者可放射至腰骶部或股内前侧。约有百分之五十以上病人伴有全身症状：乳房胀痛、肛门坠胀、胸闷烦躁、悲伤易怒、心惊失眠、头痛头晕、恶心呕吐、胃痛腹泻、倦怠乏力、面色苍白、四肢冰凉、冷汗淋漓、虚脱昏厥等症状。

·病症简介·

痛经是指妇女在经期及其前后，出现小腹或腰部疼痛，甚至痛及腰骶。每随月经周期而发，严重者可伴恶心呕吐、冷汗淋漓、手足厥冷，甚至昏厥，给工作及生活带来影响。

·致病原因·

子宫异常、精神因素、遗传因素、妇科病、少女初潮、心理压力大、久坐导致气血循环变差、经血运行不畅、爱吃冷饮等造成痛经；经期剧烈运动、受风寒湿冷侵袭等均易引发痛经；受某些工业或化学性气味刺激等造成痛经。

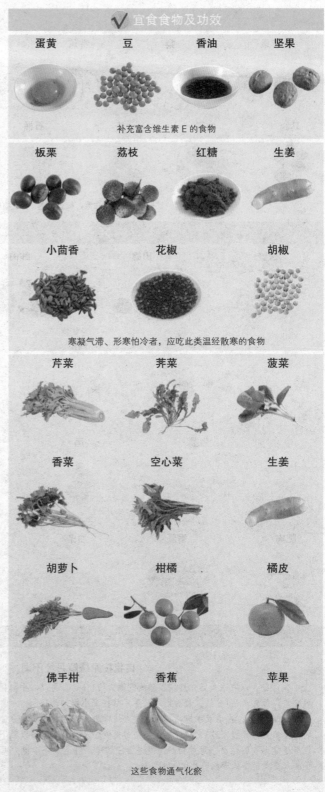

✓ 宜食食物及功效

| 蛋黄 | 豆 | 香油 | 坚果 |

补充富含维生素 E 的食物

| 板栗 | 荔枝 | 红糖 | 生姜 |

| 小茴香 | 花椒 | 胡椒 |

寒凝气滞、形寒怕冷者，应吃此类温经散寒的食物

| 芹菜 | 荠菜 | 菠菜 |

| 香菜 | 空心菜 | 生姜 |

| 胡萝卜 | 柑橘 | 橘皮 |

| 佛手柑 | 香蕉 | 苹果 |

这些食物通气化瘀

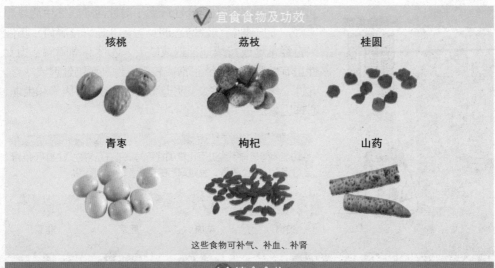

✅ 宜食食物及功效

核桃　　　　荔枝　　　　桂圆

青枣　　　　枸杞　　　　山药

这些食物可补气、补血、补肾

❌ 慎食食物

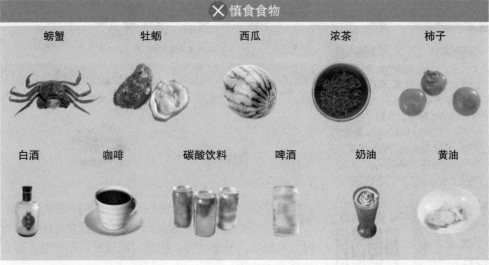

螃蟹　　牡蛎　　西瓜　　浓茶　　柿子

白酒　　咖啡　　碳酸饮料　　啤酒　　奶油　　黄油

· 生活之宜 ·

①讲究经期卫生，平时可泡矿物质澡。
②平时加强体育锻炼，可练习瑜伽操。
③保持心情愉悦。

· 生活之忌 ·

①经期受寒受潮。
②吸烟、喝酒，饮用含有咖啡因的碳酸饮料。
③精神压力大，抑郁烦躁。

♻ 生活一点通

缓解痛经的方法

①热敷法，在小腹上放个暖水袋，或在床上放一条加热的毯子。
②喝牛奶可以补充体内钙质，帮助体内电离子平衡，缓解痛经。

女性性功能障碍

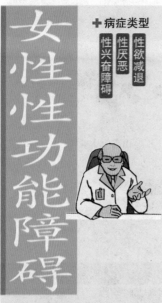

＋病症类型

- 性欲减退
- 性厌恶
- 性兴奋障碍

·致病原因·

①尚未进入绝经期的女性出现性功能障碍。②糖尿病、椎骨的损伤、高血压、高脂血症等心血管疾病会导致性功能障碍。③药物很有可能导致性功能障碍。④夫妻性生活时，阴道壁和阴茎的摩擦减少，这也会导致性功能障碍。

临床表现 ①性欲减退。②性厌恶：对性活动或性生活思想的一种持续性憎恶的反应。③性兴奋障碍：指性兴奋经常地或持续地延迟或缺乏。④性高潮障碍：指女性虽有性要求，性欲正常或较强，性高潮仍延迟或缺乏。⑤性交疼痛：有前庭炎、阴道萎缩、阴道炎等因素和生理、心理因素。

·病症简介·

性功能障碍是指不能进行正常的性行为或者在正常性行为中不能得到性满足的一类障碍，会对双方的生活和谐造成阻碍。

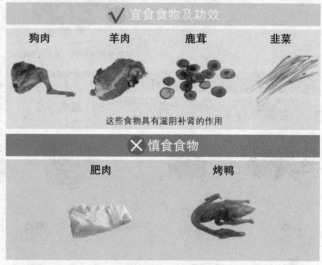

✔宜食食物及功效

| 狗肉 | 羊肉 | 鹿茸 | 韭菜 |

这些食物具有滋阴补肾的作用

✘慎食食物

| 肥肉 | 烤鸭 |

盆腔炎

＋病症类型

- 慢性盆腔结缔组织炎
- 结核性盆腔炎
- 慢性盆腔炎
- 急性盆腔炎

·病症简介·

盆腔炎是以小腹或下腹疼痛或坠胀，引及腰骶，或伴发热，白带增多等为主要表现的妇科疾病。

临床表现 ①急性盆腔炎多有高热、畏寒、下腹剧疼及压痛。②慢性盆腔炎多表现为：全身症状多不明显，有时可有低热，易感疲劳，病程时间较长，部分患者可有神经衰弱症状。

·致病原因·

①女性生殖器的特殊结构。②女性生殖器的自然防御机制容易受到破坏。③医源性感染，抗代谢药物的应用。④性行为、性生活过于频繁。⑤其他因素，结核病、阑尾炎、外科手术、妇科肿瘤等疾病和因素也容易导致盆腔炎的发生。

✔宜食食物及功效

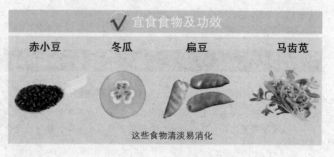

| 赤小豆 | 冬瓜 | 扁豆 | 马齿苋 |

这些食物清淡易消化

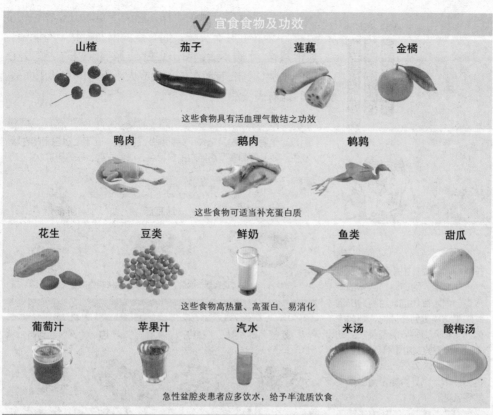

✔ 宜食食物及功效

| 山楂 | 茄子 | 莲藕 | 金橘 |

这些食物具有活血理气散结之功效

鸭肉　鹅肉　鹌鹑

这些食物可适当补充蛋白质

花生　豆类　鲜奶　鱼类　甜瓜

这些食物高热量、高蛋白、易消化

葡萄汁　苹果汁　汽水　米汤　酸梅汤

急性盆腔炎患者应多饮水，给予半流质饮食

✘ 慎食食物

辣椒　狗肉　公鸡肉

蟹　田螺　肥肉

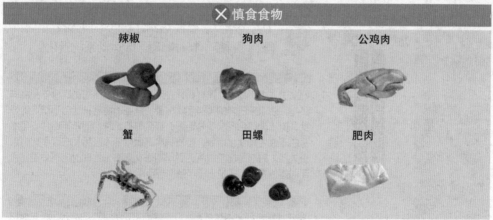

・生活之宜・

① 勤换洗内裤，每晚用清水清洗外阴，保持会阴部清洁干燥。

② 注意保暖。

③ 劳逸结合，积极治疗。

・生活之忌・

①吹空调或直吹对流风。

②穿紧身、化纤质地的内裤。

③月经期、人流术后、上或取节育环等妇科手术后有性生活、游泳、盆浴、桑拿等。

阴道炎

➕病症类型

非特异性阴道炎
霉菌性阴道炎
滴虫性阴道炎

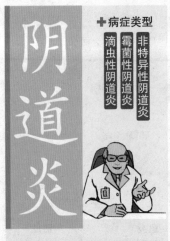

临床表现

白带增多且呈黄水样，感染严重时分泌物可转变为脓性并有臭味，偶有点滴出血症状。有阴道灼热下坠感、小腹不适，常出现尿频、尿痛。阴道黏膜发红、轻度水肿、触痛，有散在的点状或大小不等的片状出血斑，有时伴有表浅溃疡。

·致病原因·

正常健康妇女，由于解剖学及生物化学特点，阴道对病原体的侵入有自然防御功能，当阴道的自然防御功能遭到破坏时，则病原体易于侵入，导致阴道炎症。幼女及绝经后妇女由于雌激素缺乏，阴道 pH 高达 7 左右，故阴道抵抗力低下，比青春期及育龄妇女易受感染。

·病症简介·

阴道炎是阴道黏膜及黏膜下结缔组织的炎症。临床上以白带的性状发生改变及外阴瘙痒灼痛为主要特点，可有尿痛、尿急等症状。

✓ 宜食食物及功效

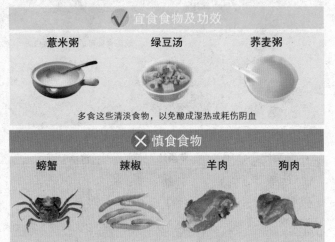

薏米粥　　　　绿豆汤　　　　荞麦粥

多食这些清淡食物，以免酿成湿热或耗伤阴血

✗ 慎食食物

螃蟹　　　辣椒　　　羊肉　　　狗肉

女性更年期综合征

➕病症类型

肝肾阴亏型更年期综合征
心肾不交型更年期综合征

临床表现

①月经紊乱。②阵热潮红。③心血管及脂代谢障碍。④神经、精神障碍。⑤运动系统退化。

·致病原因·

妇女进入更年期后，家庭和社会环境的变化都可加重其身体和精神负担，使原来已有的某些症状加重。有些本身精神状态不稳定的妇女，更年期综合征就更为明显，甚至喜怒无常。更年期综合征虽然是由于性生理变化所致，但发病率高低与个人经历和心理负担有直接关系。对心理比较敏感的更年期妇女来说，生理上的不适更易引起心理的变化，于是出现了各种更年期症状。

·病症简介·

更年期综合征是由雌激素水平下降而引起的一系列症状。更年期妇女，由于卵巢功能减退，垂体功能亢进，分泌过多的促性腺激素，引起植物神经紊乱。

✓ 宜食食物及功效

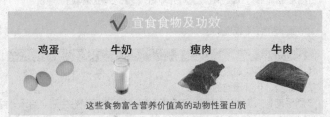

鸡蛋　　　牛奶　　　瘦肉　　　牛肉

这些食物富含营养价值高的动物性蛋白质

✔ 宜食食物及功效

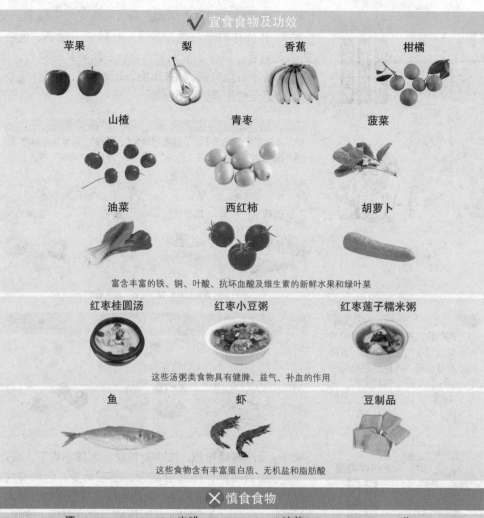

苹果　　　梨　　　香蕉　　　柑橘

山楂　　　青枣　　　菠菜

油菜　　　西红柿　　　胡萝卜

富含丰富的铁、铜、叶酸、抗坏血酸及维生素的新鲜水果和绿叶菜

红枣桂圆汤　　　红枣小豆粥　　　红枣莲子糯米粥

这些汤粥类食物具有健脾、益气、补血的作用

鱼　　　虾　　　豆制品

这些食物含有丰富蛋白质、无机盐和脂肪酸

✘ 慎食食物

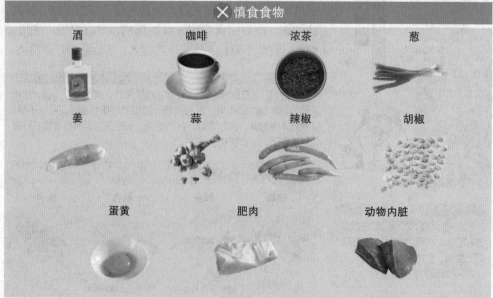

酒　　　咖啡　　　浓茶　　　葱

姜　　　蒜　　　辣椒　　　胡椒

蛋黄　　　肥肉　　　动物内脏

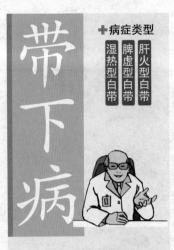

带下病

✚病症类型

湿热型白带　脾虚型白带　肝火型白带

·致病原因·

带下病的病因病机主要是脏腑功能失常，湿从内生，或下阴直接感染湿毒虫邪，致使湿邪损伤任带，使任脉不固，带脉失约，带浊下注胞中，流溢于阴窍，发为带下病。

临床表现　带下病的辨证有虚实之分。临床以实证较多，尤其合并阴痒者更为多见。一般带下量多、色白、质清无臭者，属虚；带下量多，色、质异常有臭者，属实。如带下五色夹杂，如脓似血，奇臭难闻，当警惕癌变，应结合必要的检查以明确诊断。

·病症简介·

带下病是指带下绵绵不断，量多腥臭，色泽异常，并伴有全身症状。带下病为"白带"，还有"黄带""黑带""赤带""青带"等。

✔ 宜食食物及功效

山药	扁豆	莲子	坚果

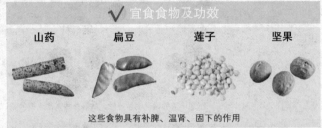

这些食物具有补脾、温肾、固下的作用

✘ 慎食食物

蛤蜊	蚌	螺

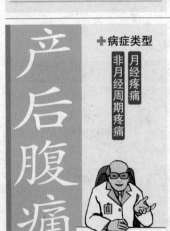

产后腹痛

✚病症类型

非月经周期疼痛　月经疼痛

·病症简介·

产后腹痛，是妇女下腹部的盆腔内器官较多，出现异常时，容易引起产后腹痛，包括腹痛和小腹痛，以小腹部疼痛最为常见。

临床表现　腹部疼痛剧烈，按之有结块，恶露不肯下，或疼痛夹冷感，热痛感减轻，恶露量少，色紫有块。兼见头晕目眩，心悸失眠，大便秘结，舌质淡红，苔薄，脉细弱。产后出现下腹阵发性疼痛，难以忍受。或腹部绵绵，持续不解，不伴寒热等症者，可诊断为产后腹痛。

·致病原因·

由于分娩时失血过多，冲任空虚，胞脉失养，或因血少气弱，运行无力，以致血流不畅，迟滞而痛，或因产后正气虚弱，起居不慎，寒邪入侵胞脉，血为寒凝，肝气郁结，疏泄失常，气机不宣，恶露当下不下，以致腹痛。

✔ 宜食食物及功效

猪蹄	鲫鱼	鸡肉	瘦肉

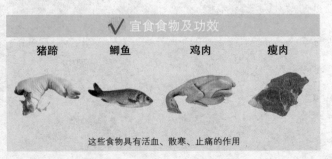

这些食物具有活血、散寒、止痛的作用

✔ 宜食食物及功效

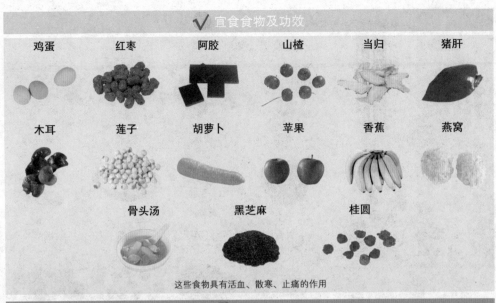

鸡蛋	红枣	阿胶	山楂	当归	猪肝
木耳	莲子	胡萝卜	苹果	香蕉	燕窝

骨头汤　　　黑芝麻　　　桂圆

这些食物具有活血、散寒、止痛的作用

✕ 慎食食物

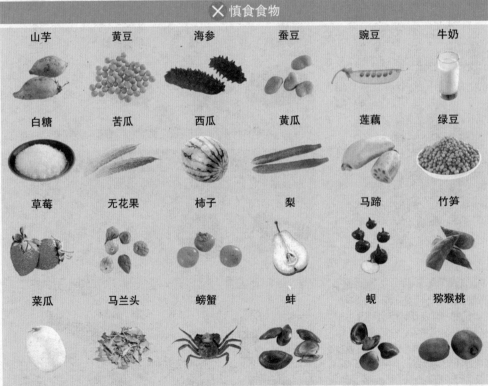

山芋	黄豆	海参	蚕豆	豌豆	牛奶
白糖	苦瓜	西瓜	黄瓜	莲藕	绿豆
草莓	无花果	柿子	梨	马蹄	竹笋
菜瓜	马兰头	螃蟹	蚌	蚬	猕猴桃

♻ 生活一点通

　　产后腹痛是产后的自然现象，因为胎儿、胎盘分娩出后，空虚增大的子宫需逐渐缩复而恢复至妊娠前大小，子宫缩复时宫内血流暂时阻止，可出现腹痛，但这种腹痛较轻，可以耐受，不需治疗，如果腹痛较剧烈可按中医辨证治疗。

外阴瘙痒

+病症类型

婴幼儿外阴瘙痒
老年人外阴瘙痒

临床表现

外阴及阴道瘙痒，甚至痒痛难忍，坐卧不宁，或伴带下增多。常系阵发性发作，也可为持续性的，一般夜间加剧，无原因的外阴瘙痒一般仅发生在生育年龄或绝经后妇女，多波及整个外阴部，但也可能仅局限于某部或单侧外阴，但局部皮肤和黏膜外观正常，或仅有因搔抓过度而出现的抓痕。

·病症简介·

外阴瘙痒是外阴各种不同病变所引起的一种症状，但也可发生于外阴完全正常者，一般多见于中年妇女，当瘙痒加重时，患者多坐卧不安，以致影响生活和工作。

·致病原因·

因肝肾阴虚，精血亏损，外阴失养而致阴痒，或因肝经湿热下注，带下浸渍阴部，或湿热生虫，虫蚀阴中以致阴痒所致。

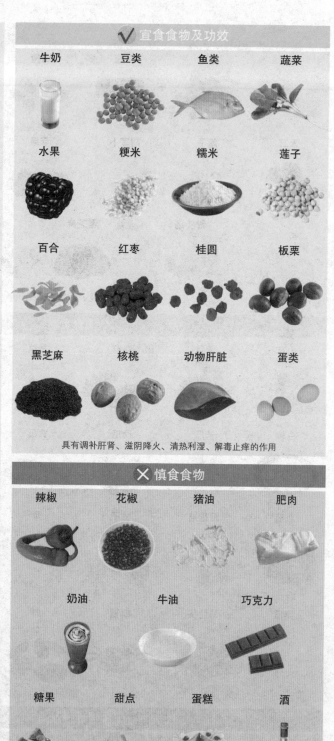

√ 宜食食物及功效

牛奶	豆类	鱼类	蔬菜
水果	粳米	糯米	莲子
百合	红枣	桂圆	板栗
黑芝麻	核桃	动物肝脏	蛋类

具有调补肝肾、滋阴降火、清热利湿、解毒止痒的作用

✗ 慎食食物

辣椒	花椒	猪油	肥肉
奶油	牛油	巧克力	
糖果	甜点	蛋糕	酒

产后出血

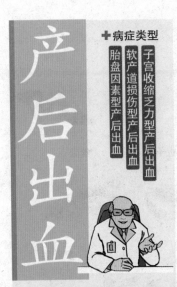

➕病症类型

子宫收缩乏力型产后出血

软产道损伤型产后出血

胎盘因素型产后出血

临床表现

产后出血临床表现与流血量和速度有关，出血量在五百毫升以下，健康妇女可以代偿而无明显症状，但已有贫血者则可较早表现症状。早期表现为头晕、口渴、脉搏呼吸加快，若未及时处理，紧接出现面色苍白、四肢冰凉潮湿、脉搏快而弱、呼吸急促、意识模糊昏迷等严重休克症状。

·病症简介·

胎儿娩出后24小时内阴道流血量超过500毫升者称为产后出血，多发生于胎儿娩出至胎盘娩出和产后2小时内，是分娩严重并发症。

·致病原因·

①子宫收缩乏力约占产后出血的70%，产妇贫血、妊高征等均可影响宫缩。②产道损伤多系宫颈或阴道损伤。③胎盘因素多为胎盘滞留或残留。④凝血功能障碍多见于产科播散性血管内凝血，部分见于全身性出血疾病及肝脏疾病。

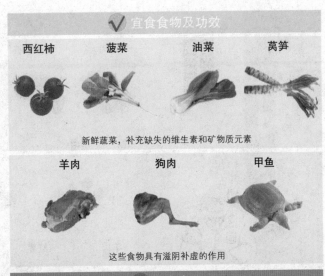

✔宜食食物及功效

| 西红柿 | 菠菜 | 油菜 | 莴笋 |

新鲜蔬菜，补充缺失的维生素和矿物质元素

| 羊肉 | 狗肉 | 甲鱼 |

这些食物具有滋阴补虚的作用

✖慎食食物

| 辣椒 | 大蒜 | 咖喱 |

| 西瓜 | 黄瓜 | 冷饮 |

·生活之宜·

①在护理人员的协助下对婴儿母乳喂养，以刺激子宫收缩。

②多与人交流沟通，放松心情。

③病情稳定后下床活动，逐渐增加活动量。

·生活之忌·

①不注意室内通风，环境不清洁。

②不遵医嘱，乱用抗生素。

♻生活一点通

产后出血患者护理

保证产妇充足睡眠，加强营养，给予高热量饮食，多食富含铁的食物，宜少量多餐。病情稳定后鼓励下床活动，活动量应逐渐增加。协助产妇进行母乳喂养，可刺激子宫收缩，以利恶露排出。

＋病症类型
继发性闭经　原发性闭经

闭经

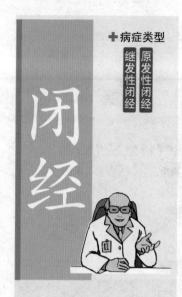

临床表现

年过18周岁，第二性征已经发育尚未来经者或者年龄超过18周岁第二性征没有发育者为原发性闭经，月经已来潮又停止6个月或3个周期者为继发性闭经。

·病症简介·

以女子年逾18周岁，月经尚未来潮，或已来潮、非怀孕而又中断3个月以上为主要表现的月经病称为闭经。

·致病原因·

①处女膜闭锁：由于泌尿生殖窦上皮未向外阴、前庭贯穿所致。常在青春期发现有周期性腹痛，亦有因阴道宫腔积血而形成下腹包块，严重可引起尿频、尿潴留及便泌等压迫症状。②先天性无阴道：副中肾管发育停滞未向下延伸所致。卵巢正常，如合并先天性无子宫或痕迹子宫为女性生殖道畸形综合征。③先天性无子宫：副中肾管中段及尾部未发育所致。

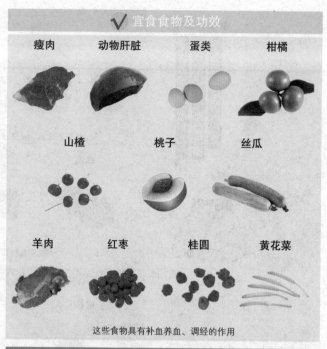

✔ 宜食食物及功效

瘦肉	动物肝脏	蛋类	柑橘
山楂		桃子	丝瓜
羊肉	红枣	桂圆	黄花菜

这些食物具有补血养血、调经的作用

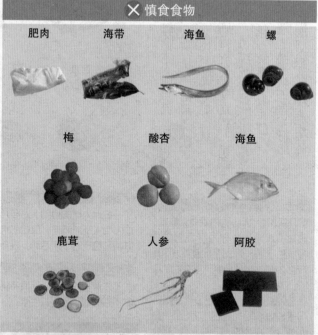

✘ 慎食食物

肥肉	海带	海鱼	螺
梅		酸杏	海鱼
鹿茸		人参	阿胶

♻ 生活一点通

闭经的预防和调护

尽量减少宫腔手术，能有效预防闭经。闭经与七情内伤关系密切，宜调节情志。正确处理产程，防止产时、产后大出血。

妊娠高血压

+ 病症类型

- 轻度妊娠高血压
- 中度妊娠高血压

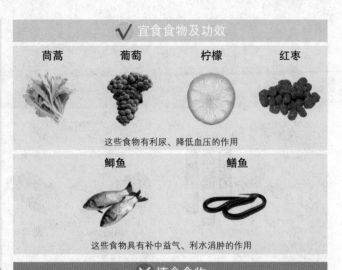

| 茼蒿 | 葡萄 | 柠檬 | 红枣 |

这些食物有利尿、降低血压的作用

| 鲫鱼 | 鳝鱼 |

这些食物具有补中益气、利水消肿的作用

✗ 慎食食物

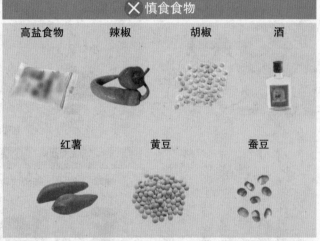

| 高盐食物 | 辣椒 | 胡椒 | 酒 |

| 红薯 | 黄豆 | 蚕豆 |

临床表现

主要病变是全身性血管痉挛，而其中挛缩的结果会造成血液减少。临床常见之症状：全身水肿、恶心、呕吐、头痛、视力模糊、上腹部疼痛、血小板减少、凝血功能障碍、胎儿生长迟滞或胎死腹中。

· 病症简介 ·

妊娠高血压简称妊高征，是妊娠期妇女特有的疾病，以高血压、水肿、蛋白尿、抽搐、昏迷、心肾功能衰竭，甚至母子死亡为特点。

· 致病原因 ·

目前对妊娠高血压的治病原因仍不能十分确定，但年龄小于（含）20岁或大于35岁的初孕妇，营养不良、贫血、低蛋白血症者患该病的概率要高于其他人。

♻ 生活一点通

预防妊娠高血压

①在妊娠早期进行定期检查，主要是测血压、查尿蛋白和测体重。

②注意休息和营养。心情要舒畅，精神要放松，争取每天卧床10小时以上，并以侧卧位为佳，以增进血液循环，改善肾脏供血条件。饮食不要过咸，保证蛋白质和维生素的摄入。

③及时纠正异常情况。如发现贫血，要及时补充铁质；若发现下肢浮肿，要增加卧床时间，把脚抬高休息；血压偏高时要按时服药。症状严重时要考虑终止妊娠。

④注意既往史。曾患有肾炎、高血压等疾病以及上次怀孕有过妊娠高血压综合征的孕妇要在医生指导下进行重点监护。

⑤一旦孕妇患了妊娠高血压，如果是轻度，可在门诊进行治疗。如果到了中、重程度，则应住院治疗。该症的治疗原则是：镇静、解痉、降压、扩容或利尿，必要时抗凝，适时终止妊娠，防止子痫及严重并发症。

男科疾病

男性常见疾病包括前列腺疾病、性功能障碍、不育、阳痿、早泄、遗精、肾虚、睾丸炎、龟头炎、包皮包茎等。男性常见疾病一般用药物治疗效果不是很明显，配合饮食的调补才能尽早地、没有副作用地解决问题。

阳痿

+ 病症类型
- 原发性阳痿
- 不完全性阳痿
- 完全性阳痿

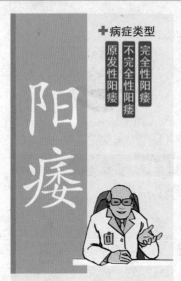

·临床表现·

①阴茎不能完全勃起或勃起不坚，不能顺利完成正常的性生活。②偶有发生阳痿，可能是一时紧张或劳累所致，不属于病态。③阳痿虽然频繁发生，但于清晨或自慰时阴茎可以勃起并可维持一段时间。

·致病原因·

①精神方面的因素，因某些原因产生紧张心情。②手淫成习，性交次数过多，使勃起中枢经常处于紧张状态。③阴茎勃起中枢发生异常，可致阳痿。④一些重要器官患严重疾病时。⑤患脑垂体疾病、睾丸因损伤或疾病被切除以后，患肾上腺功能不全或糖尿病的病人，都会发生阳痿。

✔ 宜食食物及功效

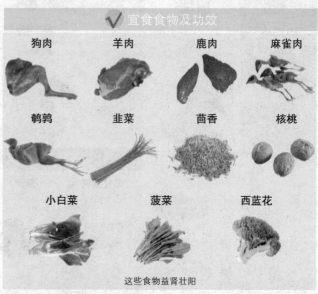

狗肉　　羊肉　　鹿肉　　麻雀肉

鹌鹑　　韭菜　　茴香　　核桃

小白菜　　菠菜　　西蓝花

这些食物益肾壮阳

✘ 慎食食物

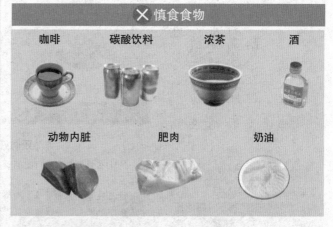

咖啡　　碳酸饮料　　浓茶　　酒

动物内脏　　肥肉　　奶油

·病症简介·

阳痿是指男性阴茎勃起功能障碍，表现为男性在有性欲的情况下，阴茎不能勃起或能勃起但不坚硬，不能进行性交活动。

♻ 生活一点通

阳痿的治疗方法

①海绵体内注射血管活性药物。
②阴茎假体植入手术。

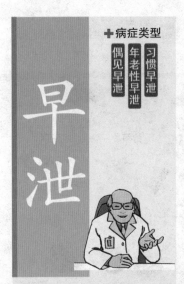

病症类型

习惯早泄
年老性早泄
偶见早泄

早泄

临床表现

性交时未接触或刚接触到女方外阴，抑或插入阴道时间短暂，尚未达到性高潮便即射精，随后阴茎疲软，双方达不到性满足即泄精而萎软。同时伴随精神抑郁、焦虑或头晕、神疲乏力、记忆力减退等全身症状。

· 病症简介 ·

早泄是指男子在阴茎勃起之后，未进入阴道之前或正当纳入以及刚刚进入而尚未抽动时便已射精，阴茎也随之疲软并进入不应期。

· 致病原因 ·

早泄多半是由于大脑皮层抑制过程的减弱、高级性中枢兴奋性过高、对脊髓初级射精中枢的抑制过程减弱以及骶髓射精中枢兴奋性过高所引起。

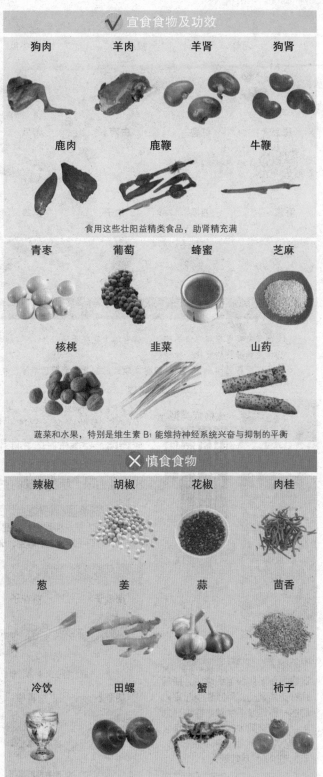

✔ 宜食食物及功效

狗肉　　羊肉　　羊肾　　狗肾

鹿肉　　鹿鞭　　牛鞭

食用这些壮阳益精类食品，助肾精充满

青枣　　葡萄　　蜂蜜　　芝麻

核桃　　韭菜　　山药

蔬菜和水果，特别是维生素 B₁ 能维持神经系统兴奋与抑制的平衡

✘ 慎食食物

辣椒　　胡椒　　花椒　　肉桂

葱　　姜　　蒜　　茴香

冷饮　　田螺　　蟹　　柿子

✕ 慎食食物

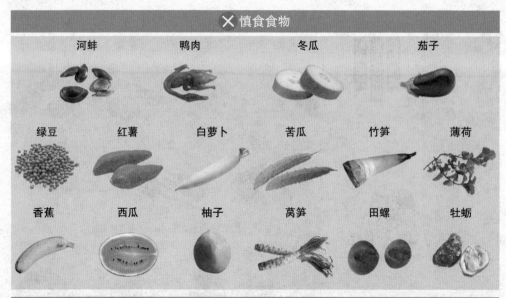

| 河蚌 | 鸭肉 | 冬瓜 | 茄子 |

| 绿豆 | 红薯 | 白萝卜 | 苦瓜 | 竹笋 | 薄荷 |

| 香蕉 | 西瓜 | 柚子 | 莴笋 | 田螺 | 牡蛎 |

♻ 生活一点通

①加强夫妻思想和感情的交流，将有助于克服不良心理。
②做足同房前的爱抚、吮吻。
③改变同房时间。将性生活安排在睡醒时，身体疲劳已解除，精力旺盛，同房质量会提高。

前列腺肥大

➕ 病症类型
侧叶增生
后联合或中叶增生
侧叶、中叶增生
颈叶及颈下叶增生

临床表现 ①尿频、尿急，是一种早期症状。日间及夜间排尿次数增多，且逐步加重。②排尿困难。开始表现排尿踌躇，要等待好久才能排出。③尿失禁。多为晚期症状，特别是夜间患者熟睡时，盆底骨骼松弛，更易使尿液自行流出。④血尿。膀胱颈部的充血或膀胱伴发炎症、结石、肿瘤。

· 病症简介 ·

前列腺肥大是一种退行性病变，一般成年男性30～40岁时，前列腺就开始有不同程度的增生，50岁以后就出现症状。

✔ 宜食食物及功效

| 南瓜子 | 葵花子 | 西蓝花 | 菠菜 |

服食种子类食物、新鲜蔬菜对预防前列腺增生有好处

| 胡萝卜 | 青椒 | 梨 | 苹果 |

多食新鲜水果、蔬菜对身体健康有好处

· 致病原因 ·

这是由于前列腺组织增生，使前列腺功能紊乱，反馈性引起睾丸功能一时性增强所致。性生活会加重前列腺肥大，性生活本身会使前列腺长时间处于充血状态，引起和加重前列腺肥大。

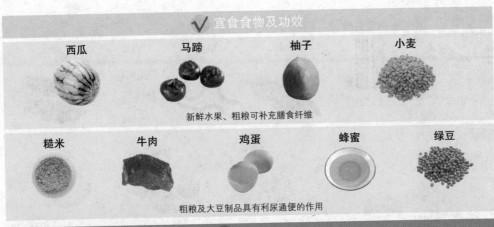

✔ 宜食食物及功效

| 西瓜 | 马蹄 | 柚子 | 小麦 |

新鲜水果、粗粮可补充膳食纤维

| 糙米 | 牛肉 | 鸡蛋 | 蜂蜜 | 绿豆 |

粗粮及大豆制品具有利尿通便的作用

✖ 慎食食物

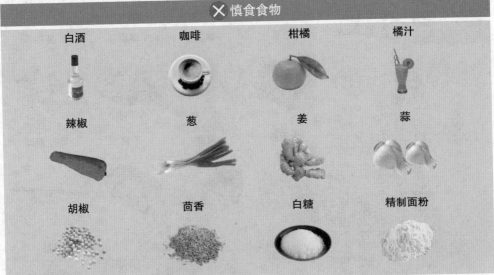

| 白酒 | 咖啡 | 柑橘 | 橘汁 |

| 辣椒 | 葱 | 姜 | 蒜 |

| 胡椒 | 茴香 | 白糖 | 精制面粉 |

· 小贴士 ·

黄豆对改善男性的骨质流失十分有效。男性过了60岁，骨质会开始流失，情况和更年期妇女一样严重。多吃黄豆可以补充卵磷脂。

· 生活之宜 ·

①放松心情，减轻生活压力。
②适当控制性生活频率，做到适度，既不纵欲也不控欲。
③保持会阴部清洁，经常洗温水澡。

· 生活之忌 ·

①憋尿。
②受寒。
③无节制行房事。

♻ 生活一点通

男性阴部通风差，容易藏污纳垢，局部细菌常会乘虚而入，这样就会导致前列腺炎、前列腺增生症、性功能下降等，因此，坚持清洗会阴部是前列腺增生症护理的一个重要环节。清洗要习惯用温水洗，经常洗温水澡可以疏解肌肉与前列腺的紧张，对前列腺增生症患者十分有好处。

本症发展缓慢，病程长，若能从中年开始预防效果更好，除采取上述措施外，还应防止性生活过度，尤其要警惕性交中断行为。据临床观察，多数患者只要能坚持自我保健措施落实和注意及时治疗，效果均很好。反之，坚持差的效果不理想。

男性不育症

十病症类型
相对不育　绝对不育

临床表现

原发性男性不育是指一个男子从未使一个女子受孕。继发性男性不育是指一个男子曾经使一个女子受孕，而近12个月有不避孕性生活史而未受孕，这种不育有较大的恢复生育能力可能性。

·病症简介·

指夫妇婚后同居2年以上，未采取避孕措施而未受孕，其原因属于男方者，亦称男性生育力低下。

·致病原因·

引起男性不育的常见原因包括先发育异常、精子不能入阴道、炎症、输精管阻塞、精索静脉曲张、精子生成障碍、纤毛不动综合征、精神心理性因素和免疫、营养及代谢性因素等。

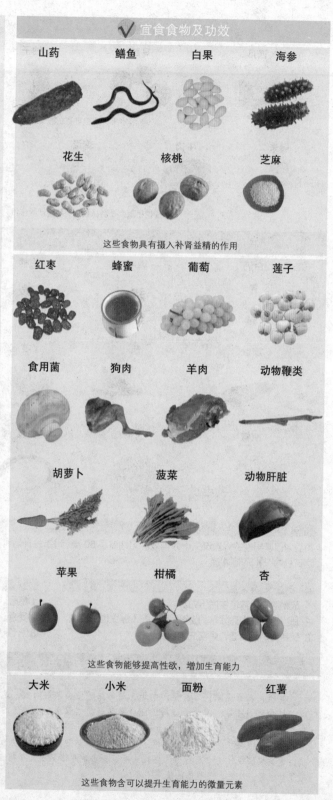

✓宜食食物及功效

山药　鳝鱼　白果　海参

花生　核桃　芝麻

这些食物具有摄入补肾益精的作用

红枣　蜂蜜　葡萄　莲子

食用菌　狗肉　羊肉　动物鞭类

胡萝卜　菠菜　动物肝脏

苹果　柑橘　杏

这些食物能够提高性欲，增加生育能力

大米　小米　面粉　红薯

这些食物含可以提升生育能力的微量元素

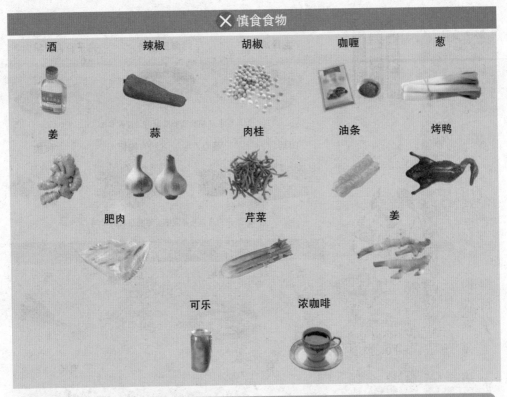

✕ 慎食食物

酒	辣椒	胡椒	咖喱	葱
姜	蒜	肉桂	油条	烤鸭
肥肉	芹菜	姜
可乐	浓咖啡

· 小贴士 ·

野味、鱼类等水产品富有人体所需的各种营养成分，特别是蛋白质比素食类食物高得多。饮食不必赶潮流，工薪阶层收入有限，应注意价格效益之比，要讲科学，用有限的钱购买尽可能多的对生育有价值的营养品。

· 生活之宜 ·

① 养成良好的生活习惯，注意个人卫生，特别是外生殖器的卫生。
② 调养好身体和心理，保持精力旺盛，心情愉悦。
③ 掌握一定的性知识，了解男性生理特征和保健知识。

· 生活之忌 ·

① 接触放射性、污染物质和有毒物品。
② 长时间骑自行车、泡热水澡、穿牛仔裤引起睾丸温度升高。

♻ 生活一点通

① 内分泌治疗。
② 生殖道炎症的治疗：目前主张联合应用抗生素与抗炎类药物，治疗的效果较好。
③ 免疫治疗：应用外科手术切除生殖管道局部的损伤病灶，减少抗精子抗体的产生，同时使用免疫制剂，可取得较好疗效。
④ 外科治疗：现已广泛用于临床的有，输精管的显微外科吻合术、附睾管与输精管的显微外科吻合术。
⑤ 人工授精：应用各种物理和生物化学技术处理精液，提高精子受孕能力，进行人工授精。
⑥ 补充锌、硒治疗。锌元素可以维持和助长男性功能、提高精子数量。缺锌会使男性激素分泌减少，从而使性功能不全、睾丸缩小，从而影响精子的生成、成熟，最终使得精子数目减少、活力下降、精液液化延迟。硒元素是精浆中过氧化物酶的重要组成部分，当精液中硒元素含量降低时，这个酶的活性就降低，不能抑制精子细胞膜脂质过氧化反应，造成精子损伤，死精增多，活性下降。

遗精

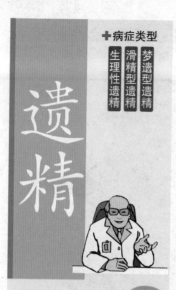

+ 病症类型

生理性遗精　滑遗型遗精　梦遗型遗精

临床表现

①梦遗是指睡眠过程中，在睡梦中遗精。②滑精又称"滑泄"，指夜间无梦而遗或清醒时精液自动滑出的病症。③生理性遗精是指未婚青年或婚后分居、无性交的射精，一般两周或更长时间遗精一次，可以无梦而遗，也可有梦而遗。阴茎勃起功能正常，可以无梦而遗，也可有梦而遗。

· 病症简介 ·

指男性在没有性交的情况下精液自行泻出的现象。

· 致病原因 ·

中医将精液自遗现象称遗精或失精。有梦而遗者名为"梦遗"，无梦而遗，甚至清醒时精液自行滑出者为"滑精"。多由肾虚精关不固，或心肾不交，或湿热下注所致。常见病机有肾气不固、肾精不足而致肾虚不藏。可由劳心过度、妄想不遂造成。

· 小贴士 ·

对于遗精严重，身体虚弱的患者，要用当归四逆汤进行通经活血。药方：附子30克，炙甘草20克，干姜15克，寒邪去尽，遗精自然而止。

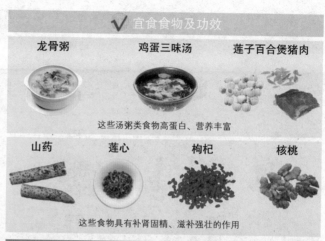

✓ 宜食食物及功效

龙骨粥　　鸡蛋三味汤　　莲子百合煲猪肉

这些汤粥类食物高蛋白、营养丰富

山药　　莲心　　枸杞　　核桃

这些食物具有补肾固精、滋补强壮的作用

✗ 慎食食物

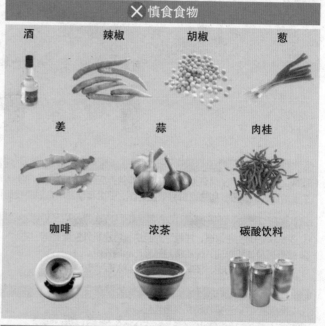

酒　　辣椒　　胡椒　　葱

姜　　蒜　　肉桂

咖啡　　浓茶　　碳酸饮料

♻ 生活一点通

不要将正常的生理现象视为疾病，千万不要为此忧心忡忡，背上思想包袱，自寻烦恼。

有遗精现象的男性不要过分紧张。遗精时不要中途忍精，不要用手捏住阴茎不使精液流出，以免败精贮留精宫，引起其他疾病。遗精后不要受凉，更不要用冷水洗涤，以防寒邪乘虚而入。

适当参加体育活动、体力劳动和文娱活动，增强体质，陶冶情操，转移注意力，缓解焦虑情绪。

少吸烟，少进酒、茶、咖啡、葱、蒜辛辣等刺激性物品。不用过热的水洗澡，睡时宜屈膝侧卧位，被褥不宜过厚，内裤不宜过紧。

遗精发生后，应在医生指导下进行相关检查，找出致病原因，及时治疗。

不射精

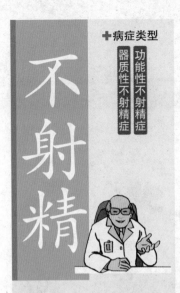

＋病症类型

功能性不射精症
器质性不射精症

临床表现

①非性生活时有遗精现象，且性交时间能维持很久而不疲软，在性交过程中不能达到性高潮或射精，没有射精动作，也没有精液排出体外，或即使有性高潮的感受，但既无射精动作，也无精液排出体外。②性生活时没有射精动作，并有与原发疾病相应的症状体征，如前列腺炎、精囊腺结核或肿瘤引起的精道梗阻。

·病症简介·

不射精症指阴茎虽然能正常勃起和性交，但达不到性高潮和获得性快感，不能射精；或在其他情况下可射精，而在阴道内不射精。

·致病原因·

①缺乏性知识。②夫妻双方感情不和等精神因素。③对性生活的刻意克制。④男性包皮过长。

✔宜食食物及功效

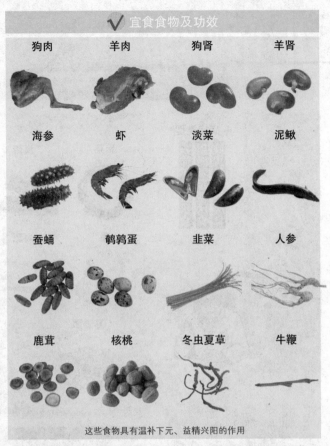

狗肉	羊肉	狗肾	羊肾
海参	虾	淡菜	泥鳅
蚕蛹	鹌鹑蛋	韭菜	人参
鹿茸	核桃	冬虫夏草	牛鞭

这些食物具有温补下元、益精兴阳的作用

✖慎食食物

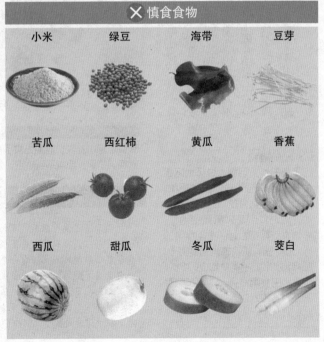

小米	绿豆	海带	豆芽
苦瓜	西红柿	黄瓜	香蕉
西瓜	甜瓜	冬瓜	茭白

儿童疾病

在临床上，小儿与成人有很多不同之处，年龄越小，差别越大。儿科的常见疾病药物治疗虽然效果明显，但是容易对儿童尚未发育完全的器官造成一定的伤害，因此，饮食调理对疾病的治疗就显得十分重要了。

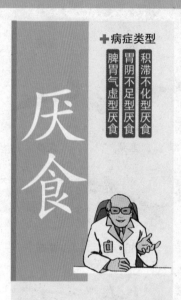

➕病症类型

脾胃气虚型厌食　胃阴不足型厌食　积滞不化型厌食

厌食

临床表现

临床以不思饮食、食量较同龄正常儿童明显减少，对进食表示反感、病程一般持续两个月以上为特征。城市儿童发病率较高，一般经治疗后可好转。少数长期不愈者可影响儿童的生长发育。

·致病原因·

①不良的饮食习惯。过多地吃零食打乱了消化活动的正常规律，会使小儿没有食欲。吃饭时不专心，对进食缺乏兴趣和主动性。②饮食结构不合理。主副食中的肉、鱼、蛋、奶等高蛋白食物多，蔬菜、水果、谷类食物少，冷饮、冷食、甜食吃得多。③家长照顾孩子进食的方法态度不当。④疾病影响。

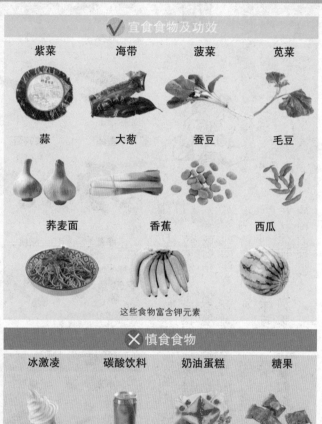

✔ 宜食食物及功效

| 紫菜 | 海带 | 菠菜 | 苋菜 |

| 蒜 | 大葱 | 蚕豆 | 毛豆 |

| 荞麦面 | 香蕉 | 西瓜 |

这些食物富含钾元素

✖ 慎食食物

| 冰激凌 | 碳酸饮料 | 奶油蛋糕 | 糖果 |

·病症简介·

厌食是指小儿较长时期见食不贪、食欲不振，甚至拒食的一种常见病症。如果长期得不到矫正，会引发营养不良和发育迟缓、畸形。

♻ 生活一点通

当孩子不爱吃饭时，家长往往很紧张，千方百计让孩子多吃一口。其实，在孩子食欲不振时少吃一顿并无多大妨碍，反而可借此让已疲劳的消化腺有一个休整机会，这样对儿童消化功能的恢复是有好处的。多数孩子饿了自然会产生食欲，自然会吃。有些父母担心孩子营养不良，强迫孩子多吃，并严厉训斥，这对孩子的机体和个性都是一种可怕的压制，可能会使孩子形成逆反心理，认为进食是极不愉快的事，逐渐形成顽固性厌食。

营养不良

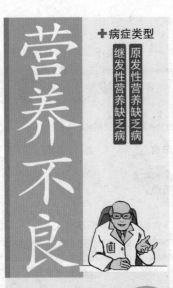

+病症类型

原发性营养缺乏病
继发性营养缺乏病

·临床表现·

①情绪变化：当孩子情绪发生异常时，应警惕体内某些营养素缺乏。②行为反常：孩子不爱交往，行为孤僻，动作笨拙。③过度肥胖。④其他：早期营养不良症状还有恶心、呕吐、厌食、便秘、腹泻、睡眠减少、口唇干裂、口腔炎、皮炎、共济失调、舞蹈样动作、肌无力等。

·病症简介·

小儿营养不良是由于摄食不足，或由于食物不能充分吸收利用，以致不能维持正常能量代谢，出现体重不增加或减少、生长发育停滞、脂肪减少、肌肉萎缩的一种慢性营养缺乏症。

·致病原因·

①喂养方法不当：喂奶方法不对，热量、蛋白质、脂肪长期供应不足。②疾病因素：孩子体质差，反复发生感冒、消化不良、慢性消耗性疾病，会增加机体对营养物质的需要量。③孩子生长发育过快，而各种营养物质不能供应上，造成供不应求。

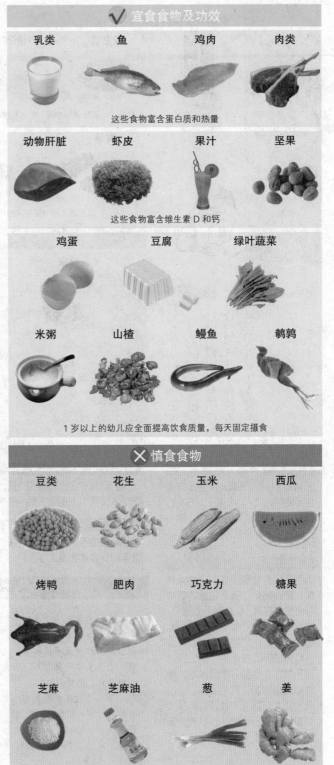

√ 宜食食物及功效

| 乳类 | 鱼 | 鸡肉 | 肉类 |

这些食物富含蛋白质和热量

| 动物肝脏 | 虾皮 | 果汁 | 坚果 |

这些食物富含维生素 D 和钙

| 鸡蛋 | 豆腐 | 绿叶蔬菜 |
| 米粥 | 山楂 | 鳗鱼 | 鹌鹑 |

1 岁以上的幼儿应全面提高饮食质量，每天固定摄食

✕ 慎食食物

豆类	花生	玉米	西瓜
烤鸭	肥肉	巧克力	糖果
芝麻	芝麻油	葱	姜

流涎

+病症类型

生理性流涎

病理性流涎

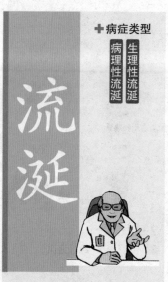

临床表现

婴幼儿口中唾液不自觉从口内流溢出，常常打湿衣襟，容易感冒和并发其他疾病，有的不经治疗甚至会数年不愈。

·病症简介·

流涎亦称小儿流涎，是婴幼儿最常见的疾病之一。多见于1岁左右的婴儿，常发生于断奶前后，是一种以流口水较多为特征的病症。

·致病原因·

①当患口腔黏膜炎症以及神经麻痹、延髓麻痹、脑炎后遗症等神经系统疾病时，因唾液分泌过多，或吞咽障碍所致者，为病理现象。
②由于婴儿的口腔浅，不会节制口腔的唾液，在新生儿期，唾液腺不发达，到第五个月以后，唾液分泌量增加，六个月时，牙齿萌出，对牙龈三叉神经的机械性刺激使唾液分泌增多，以致流涎稍多，均属生理现象，不应视作病态。

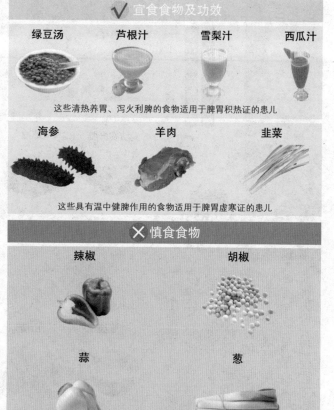

✔ 宜食食物及功效

绿豆汤　　芦根汁　　雪梨汁　　西瓜汁

这些清热养胃、泻火利脾的食物适用于脾胃积热证的患儿

海参　　　　羊肉　　　　韭菜

这些具有温中健脾作用的食物适用于脾胃虚寒证的患儿

✕ 慎食食物

辣椒　　　　　　　　　胡椒

蒜　　　　　　　　　　葱

·生活之宜·

①保护好孩子口腔周围的皮肤，让其脸部、颈部保持干爽，避免湿疹。
②给6个月以上的宝宝啃一些饼干，减少流涎。

·生活之忌·

①用粗糙的手帕在其嘴边擦抹，损伤皮肤。
②平时穿着太多或太厚。

♻ 生活一点通

　　中医称流涎为"滞颐"，认为引起本病的病因主要是脾胃积热或脾胃虚寒。脾之液为涎，廉泉乃津液之道路。若小儿脾胃素蕴湿热，致廉泉不能制约，故涎液自流而稠黏，甚则口角赤烂；或因小儿素体脾胃虚寒，不能收摄其津液，以致口角流涎清稀、大便溏薄、面白唇淡。

　　可以通过按摩来治疗小儿流涎，患儿仰卧，家长以掌心在腹部顺时针方向团摩5分钟。患儿仰卧，家长以两手大拇指自中脘至脐向两旁分推20～50次。清补脾经各100次，揉板门300次。患儿俯卧，家长以中指指腹按揉脾腧、胃腧各1分钟。按揉足三里、三阴交穴各1分钟。

小儿腹泻

+病症类型

重型腹泻　单纯性腹泻

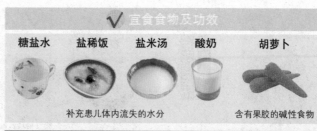

✔ 宜食食物及功效

糖盐水　盐稀饭　盐米汤　酸奶　胡萝卜

补充患儿体内流失的水分　　含有果胶的碱性食物

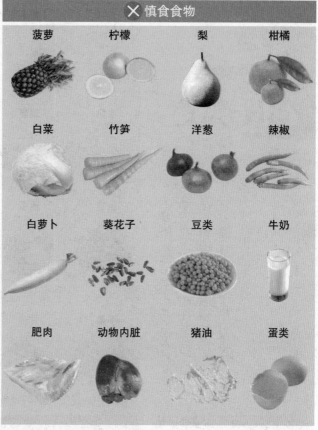

✕ 慎食食物

菠萝　柠檬　梨　柑橘

白菜　竹笋　洋葱　辣椒

白萝卜　葵花子　豆类　牛奶

肥肉　动物内脏　猪油　蛋类

临床表现

轻微的腹泻多数由饮食不当或肠道感染引起，病儿精神较好，无发热和精神症状；较严重的腹泻多为致病性大肠杆菌或病毒感染引起，大多伴有发热、烦躁不安、精神萎靡、嗜睡等症状。

· 病症简介 ·

小儿腹泻是各种原因引起的以腹泻为主要临床表现的胃肠道功能紊乱综合征。发病年龄多在2岁以下，1岁以内者约占50%。

· 致病原因 ·

①非感染性因素包括：小儿消化系统发育不良，对食物的耐受力差，不能适应食物质和量的较大变化；气候突然变化，小儿腹部受凉使肠蠕动增加或因天气过热使消化液分泌减少，因而诱发腹泻。②感染性因素是指由多种病毒、细菌、真菌、寄生虫引起的，可通过污染的日用品、手、玩具或带菌者传播。

· 小贴士 ·

过敏体质婴幼儿易对牛奶中的蛋白质过敏。由于牛奶中蛋白质含量达3.5%（人乳仅1.1%），这类婴幼儿本身又对异种蛋白质过敏，在喝了牛奶后容易引起腹泻、不消化甚至荨麻疹等过敏反应。

♻ 生活一点通

合理喂养对预防和治疗小儿腹泻有重要意义，因此我们应提倡母乳喂养，并及时添加辅食。小儿在添加辅助食物时必须注意从少到多，逐渐增加，使婴儿有一个适应过程；从稀到稠，先喝米汤，渐渐过渡到稀饭、软饭；从细到粗。五个月试加鸡蛋黄、鱼泥、嫩豆腐；七个月以后可添加富有营养、适合其消化吸收的食物，逐渐为断奶做些必要准备，但应避免在夏天断奶。

小儿多汗

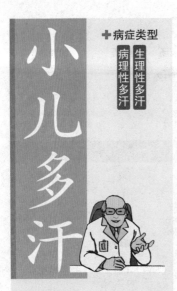

+ 病症类型

生理性多汗
病理性多汗

临床表现

①身体虚弱的小儿在白天过度活动，晚上入睡后往往多汗，但深睡后汗逐渐消退。②病理性多汗往往在儿童安静状态出现，也可见全身或大半身大汗淋漓或出汗不止。

· 病症简介 ·

小儿多汗即汗腺分泌量过多，无故流汗量大，甚至在安静状态下大量流汗。可分生理性多汗和病理性多汗。

· 致病原因 ·

①生理性多汗多见于天气炎热、室温过高、穿衣或盖被过多、婴儿于寒冷季节包裹过多或体内供热和产热过多（如快速进热食、剧烈运动后）等。②病理性多汗多见于佝偻病、结核病、内分泌疾病、结缔组织病、苯丙酮尿症。

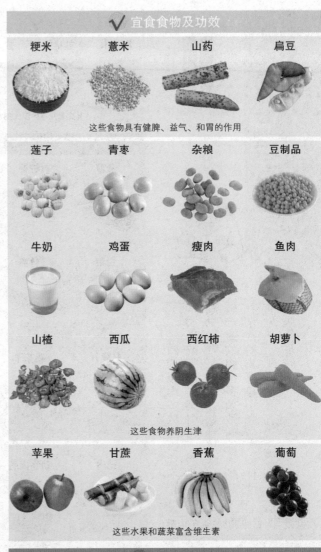

✔ 宜食食物及功效

| 粳米 | 薏米 | 山药 | 扁豆 |

这些食物具有健脾、益气、和胃的作用

莲子	青枣	杂粮	豆制品
牛奶	鸡蛋	瘦肉	鱼肉
山楂	西瓜	西红柿	胡萝卜

这些食物养阴生津

| 苹果 | 甘蔗 | 香蕉 | 葡萄 |

这些水果和蔬菜富含维生素

✘ 慎食食物

| 冰镇饮料 | 冰激凌 | 花生 | 葵花子 |
| 肥肉 | 烤鸭 | 辣椒 | 生姜 |

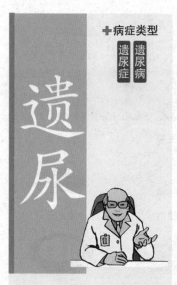

遗尿

病症类型
遗尿症　遗尿病

临床表现

多数患儿易兴奋、性格活泼、活动量大、夜间睡眠过深、不易醒，遗尿在睡眠过程中一夜发生一至两次或更多。醒后方觉，并常在固定时间。主要类型分两种，一种为遗尿频繁，几乎每夜发生；另一种遗尿可为一时性，可隔数日或数月发作一次或发作一段时间。

· 病症简介 ·

遗尿系指3周岁以上的小儿，睡中小便自遗，醒后方觉的一种病症，俗称"尿床"。

· 致病原因 ·

①遗传因素：遗尿患者常在同一家族中发病，其发生率为20%～50%。②泌尿系统解剖或功能障碍：泌尿通路狭窄梗阻、膀胱发育变异、尿道感染、膀胱容量及内压改变等均可引起遗尿。③控制排尿的中枢神经系统功能发育迟缓。

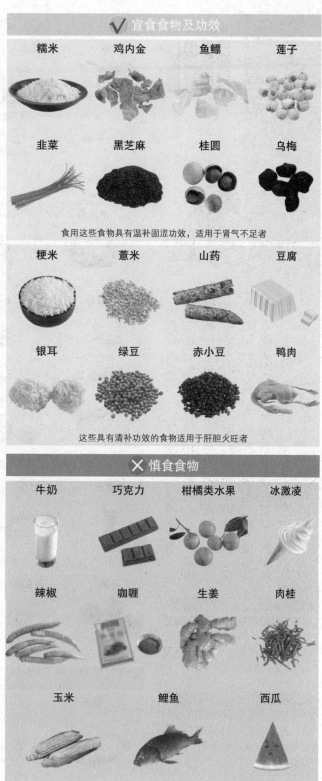

✔ 宜食食物及功效

| 糯米 | 鸡内金 | 鱼鳔 | 莲子 |
| 韭菜 | 黑芝麻 | 桂圆 | 乌梅 |

食用这些食物具有温补固涩功效，适用于肾气不足者

| 粳米 | 薏米 | 山药 | 豆腐 |
| 银耳 | 绿豆 | 赤小豆 | 鸭肉 |

这些具有清补功效的食物适用于肝胆火旺者

✘ 慎食食物

牛奶	巧克力	柑橘类水果	冰激凌
辣椒	咖喱	生姜	肉桂
玉米	鲤鱼	西瓜	

麻疹

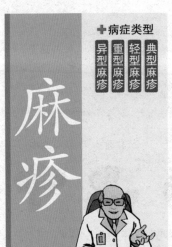

+病症类型

| 异型麻疹 | 重型麻疹 | 轻型麻疹 | 典型麻疹 |

临床表现

症状有发热、上呼吸道炎、眼结膜炎等。以皮肤出现红色斑丘疹和颊黏膜上有麻疹黏膜斑为其特征。典型麻疹的临床过程可概括为"烧三天，出疹三天，退热三天"。此病传染性极强，在人口密集而未普种疫苗的地区易发生。现在麻疹成为全年散发的疾病，发病年龄也从五岁以下的婴幼儿转向主要以八个月以内的婴儿及十四岁以上的青少年为主，这与麻疹疫苗的接种年龄有关。

·病症简介·

麻疹是儿童最常见的急性呼吸道传染病之一，其传染性很强，在人口密集而未普种疫苗的地区易发生，2~3 年发生一次。

·致病原因·

麻疹是由于感染麻疹病毒所引起的，其潜伏期为 11 天左右。引起麻疹的病毒从口鼻吸入，侵犯肺脾。

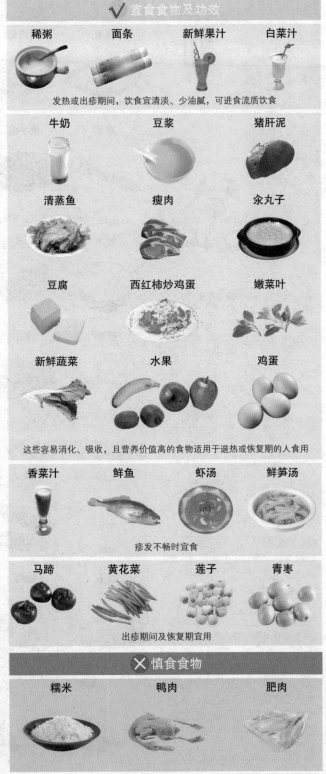

✓宜食食物及功效

| 稀粥 | 面条 | 新鲜果汁 | 白菜汁 |

发热或出疹期间，饮食宜清淡、少油腻，可进食流质饮食

牛奶	豆浆	猪肝泥
清蒸鱼	瘦肉	汆丸子
豆腐	西红柿炒鸡蛋	嫩菜叶
新鲜蔬菜	水果	鸡蛋

这些容易消化、吸收，且营养价值高的食物适用于退热或恢复期的人食用

| 香菜汁 | 鲜鱼 | 虾汤 | 鲜笋汤 |

疹发不畅时宜食

| 马蹄 | 黄花菜 | 莲子 | 青枣 |

出疹期间及恢复期宜用

✗慎食食物

| 糯米 | 鸭肉 | 肥肉 |

216

✕ 慎食食物

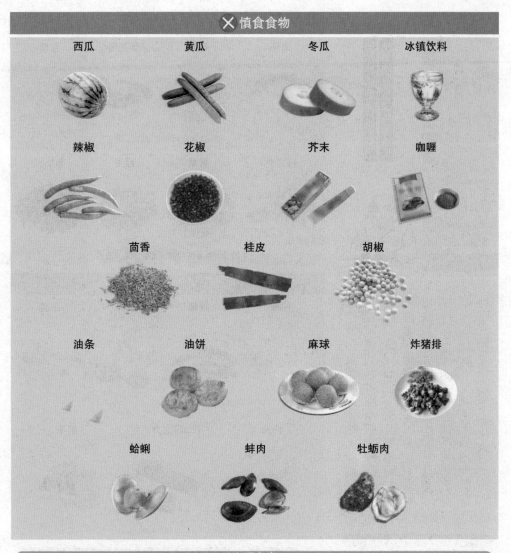

西瓜　　　　　　黄瓜　　　　　　冬瓜　　　　　冰镇饮料

辣椒　　　　　　花椒　　　　　　芥末　　　　　　咖喱

茴香　　　　　　桂皮　　　　　　胡椒

油条　　　　　　油饼　　　　　　麻球　　　　　炸猪排

蛤蜊　　　　　　蚌肉　　　　　牡蛎肉

· 生活之宜 ·

①居室内避免阳光直射，保持温度、湿度和通风。
②用盐水漱口，保持口腔湿润和清洁。
③给患儿勤翻身和擦洗皮肤，注意清洁口鼻，如果眼睛分泌物过多者，可用生理盐水或温开水轻轻擦洗。

· 生活之忌 ·

①用酒精擦浴。
②用冰袋降温。
③患病期间出门探亲或到人口密集的场所。

♻ 生活一点通

　　麻疹病儿居室要保持安静，经常要开窗通风，室内空气要清新湿润，但要避免穿堂风，不要让冷风直接吹到病儿身上。要避免强烈光线刺激病儿的眼睛，窗户要拉上窗帘，灯泡尽量用灯罩罩住。给病儿穿衣盖被要适当，穿盖过多，捂得全身是汗，见风后反而容易感冒着凉，而引起肺炎。

流行性腮腺炎

+ 病症类型
热毒炽盛型急性腮腺炎　风热外感型急性腮腺炎

临床表现

发热及腮腺非化脓性肿痛，并可侵犯各种腺组织或神经系统及肝、肾、心脏、关节等器官。从外表看，腮腺肿胀多不发红，只是皮肤紧张、发亮。较重的患者有发热、怯冷、头痛、咽痛、食欲不佳、恶心、呕吐等症状，一至两天后出现腮腺肿胀，肿胀部一般不会化脓。

·病症简介·

流行性腮腺炎，俗称"痄腮"，是由腮腺炎病毒引起的急性呼吸道传染病，冬春季节发生流行，老幼均可发病。

·致病原因·

腮腺炎病毒侵入人体后，在局部黏膜上皮细胞和淋巴结中复制并进入血流，播散至腮腺和中枢神经系统引起炎症。病毒在此复制后再次侵入血流，并侵犯其他尚未受累的器官。睾丸、卵巢、胰腺甚至脑也可产生非化脓性炎症改变。

√ 宜食食物及功效

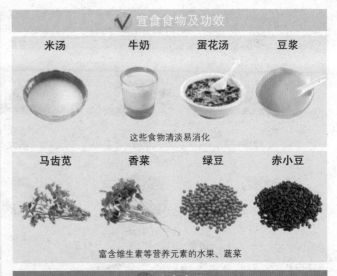

米汤　牛奶　蛋花汤　豆浆

这些食物清淡易消化

马齿苋　香菜　绿豆　赤小豆

富含维生素等营养元素的水果、蔬菜

✕ 慎食食物

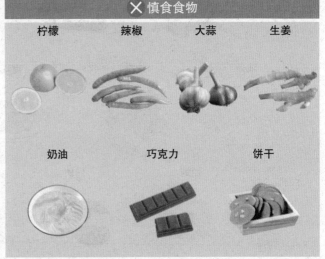

柠檬　辣椒　大蒜　生姜

奶油　巧克力　饼干

·生活之宜·

①对患儿进行隔离。
②调节饮食，注意休息。
③用温盐水漱口。

·生活之忌·

①居室闭塞，不通风。
②不及时清除口腔内食物残渣，出现继发细菌感染。

♻ 生活一点通

　　针灸治疗腮腺炎有良好的效果，但是如果有其他炎症，要配合使用其他疗法来治疗。患者如果发热超过39℃，可采用头部冷敷、温水擦浴等方法，或在医生的指导下服用退热止痛药，如阿司匹林、扑热息痛等以缓解患者的症状。

小儿肥胖症

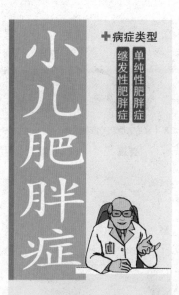

+病症类型

继发性肥胖症
单纯性肥胖症

临床表现

小儿体重超过同性别、同身高正常儿均值20%以上者便可诊断为肥胖症。肥胖可发生于任何年龄，但最常见于婴儿期、五六岁和青春期。患儿食欲旺盛且喜吃甜食和高脂肪食物。明显肥胖的儿童常有疲劳感，用力时气短或腿痛。

·病症简介·

小儿肥胖症是由于能量摄入长期超过人体的消耗，使体内脂肪过度积聚、体重超过一定范围的一种营养障碍性疾病。

·致病原因·

①营养素摄入过多：摄入的营养超过肌体代谢需要。②活动量过少：缺乏适当的活动和体育锻炼。③遗传因素：肥胖有高度的遗传性，目前认为肥胖多与基因遗传有关。④其他：如调节饱食感及饥饿感的中枢失去平衡以致多食。

✔ 宜食食物及功效

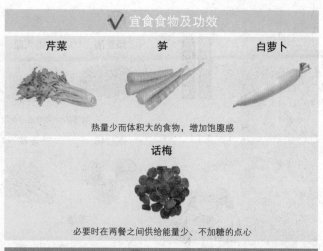

芹菜　　　笋　　　白萝卜

热量少而体积大的食物，增加饱腹感

话梅

必要时在两餐之间供给能量少、不加糖的点心

✘ 慎食食物

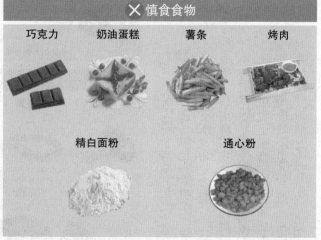

巧克力　　奶油蛋糕　　薯条　　烤肉

精白面粉　　　　通心粉

·小贴士·

自制饮料治疗小儿肥胖症：山楂冰糖水，取生山楂10克，冰糖6克，煎水，经常饮用可有效缓解小儿肥胖。

·生活之宜·

①经常晒太阳。
②加强体育锻炼，消耗多余脂肪。

·生活之忌·

①使用禁食、饥饿、半饥饿的不科学方法减肥。
②滥用减肥药。

♻ 生活一点通

小儿肥胖症的治疗，首先是饮食控制，其次是运动锻炼。如果肥胖很严重的话，需用药物治疗，关键在于自身下决心以及家长们的监督合作。减肥过程一定要遵医嘱，使用科学的方法，目前国际上减肥遵循三原则，即不厌食、不乏力、不腹泻。

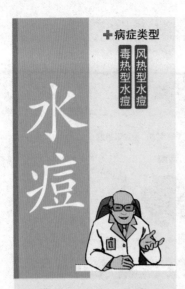

水痘

病症类型

风热型水痘
毒热型水痘

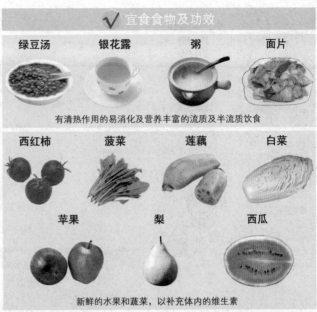

✓ 宜食食物及功效

| 绿豆汤 | 银花露 | 粥 | 面片 |

有清热作用的易消化及营养丰富的流质及半流质饮食

| 西红柿 | 菠菜 | 莲藕 | 白菜 |

| 苹果 | 梨 | 西瓜 |

新鲜的水果和蔬菜，以补充体内的维生素

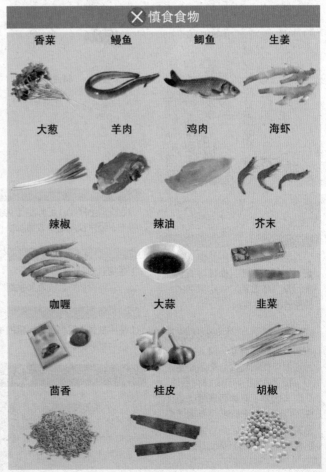

✗ 慎食食物

| 香菜 | 鳗鱼 | 鲫鱼 | 生姜 |

| 大葱 | 羊肉 | 鸡肉 | 海虾 |

| 辣椒 | 辣油 | 芥末 |

| 咖喱 | 大蒜 | 韭菜 |

| 茴香 | 桂皮 | 胡椒 |

临床表现

①潜伏期：七至十七天。②前驱期：起病急，幼儿前驱期症状常不明显，开始即见皮疹。③发疹期：在起病当日或第二日出现，初起为红色斑丘疹，数小时后很快变为水疱疹，其周围有红晕。④少数患者呈重型，见于体质虚弱幼小婴儿，免疫缺陷患儿，或正在进行激素等免疫抑制剂治疗的患儿。

·病症简介·

水痘是由水痘带状疱疹病毒初次感染引起的急性传染病。主要以发热及成批出现周身性红色斑丘疹、疱疹、痂疹为特征。

·致病原因·

水痘带状疱疹病毒属疱疹病毒科，病毒先在上呼吸道繁殖，小量病毒侵入血中在单核吞噬系统中繁殖，再次大量进入血循环，形成第二次病毒血症，侵袭皮肤及内脏，引起发病。

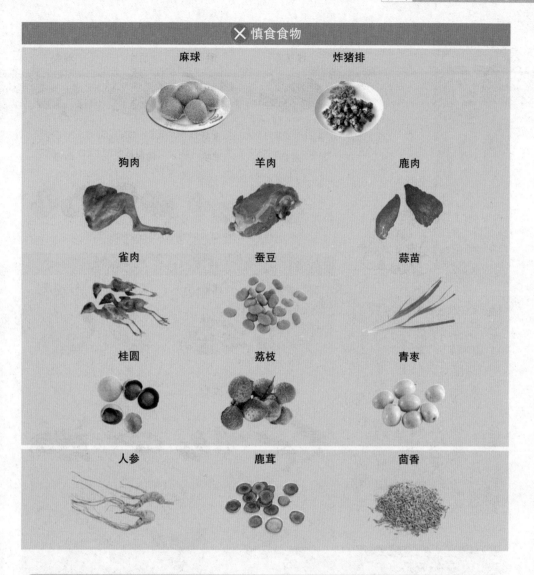

✕ 慎食食物

麻球　　　　　　　炸猪排

狗肉　　　　　　羊肉　　　　　　鹿肉

雀肉　　　　　　蚕豆　　　　　　蒜苗

桂圆　　　　　　荔枝　　　　　　青枣

人参　　　　　　鹿茸　　　　　　茴香

· 生活之宜 ·

①多饮开水。
②卧床休息，加强护理。
③对患者进行隔离，直至痊愈。

· 生活之忌 ·

①使用肾上腺皮质激素类药物。
②抓伤、擦破皮肤，引起感染，留下疤痕。

♻ 生活一点通

　　水痘是一种常见的，主要发生在儿童中的传染病。一年四季均可发病，特别是多发于冬、春两季。以往由于水痘的症状比较轻，而且出过水痘以后就有终身的免疫力，所以人们常常认为没有必要在儿童中进行预防接种。但研究发现，幼年时患了水痘，成年以后可能体内水痘病毒再激活引起带状疱疹。

百日咳

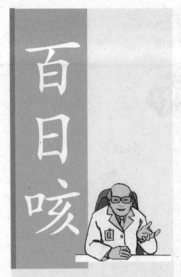

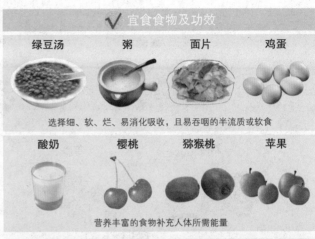

绿豆汤	粥	面片	鸡蛋

选择细、软、烂、易消化吸收，且易吞咽的半流质或软食

酸奶	樱桃	猕猴桃	苹果

营养丰富的食物补充人体所需能量

慎食食物

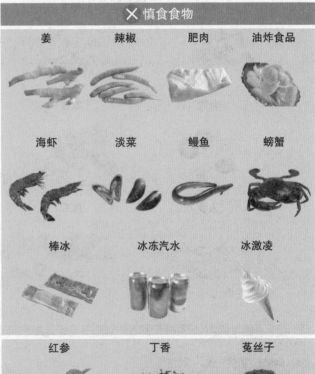

姜	辣椒	肥肉	油炸食品
海虾	淡菜	鳗鱼	螃蟹
棒冰	冰冻汽水		冰激凌
红参	丁香		菟丝子

临床表现

本病可分为三期：前驱期，仅表现为低热、咳嗽、流涕、喷嚏等上呼吸道感染症状；7～10天后转入痉咳期，表现为阵发性痉挛性咳嗽，发作日益加剧，每次阵咳可达数分钟之久，咳后伴一次鸡鸣样长吸气，若治疗不善，此期可长达2～6周；恢复期阵咳渐减甚至停止，此期两周或更长。

· 病症简介 ·

百日咳是急性呼吸道传染病，病人是唯一的传染源，潜伏期2～23天，传染期约一个半月。呼吸道传染是主要的传播途径。人群普遍易感，以学龄前儿童为多。

· 致病原因 ·

百日咳杆菌为鲍特杆菌属，侵入呼吸道黏膜在纤毛上皮进行繁殖，使纤毛麻痹，上皮细胞坏死，坏死上皮、炎性渗出物及黏液排除障碍，堆聚潴留，不断刺激神经末梢，导致痉挛性咳嗽。支气管阻塞也可引起肺不张或肺气肿。

生活一点通

①及时发现和隔离病人，一般起病后隔离40天，或痉咳开始后30天。②患者的痰、口鼻分泌物要进行消毒处理。③要保护易感者，进行预防接种，注射疫苗。④对于婴幼儿及体弱的接触者，可给予百日咳多价免疫球蛋白做被动免疫。

儿童多动症

临床表现

①活动过多：孩子不论在何种场合，都处于不停活动的状态中。②注意力不易集中：注意力集中时间短暂，或注意力集中很难集中。③冲动任性：这类孩子由于自控力差，冲动任性，不服管束，常惹是生非。④学习困难：注意力不集中，上课不注意听讲。这符合实际年龄特点。

·病症简介·

儿童多动症、多动综合征是一种常见的儿童行为异常问题，又称脑功能轻微失调或轻微脑功能障碍综合征或注意缺陷障碍。是一种儿童最常见的行为障碍，国外资料报告患病率为 5%～10%。在校学生患病率为 5%～20%。

·致病原因·

目前对儿童多动症的病因和发病机制还不完全清楚，不过国内外学者认为本病是由多种因素引起的，归纳起来有遗传因素、轻微脑损伤、脑发育不成熟、工业污染、营养因素、家庭和环境因素、药物因素等。

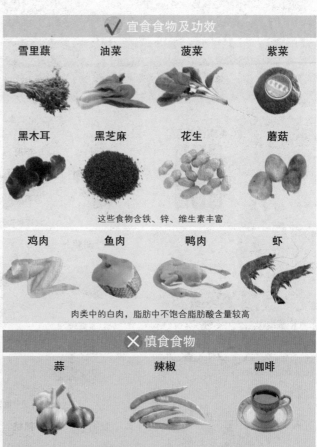

✔ 宜食食物及功效

雪里蕻　油菜　菠菜　紫菜

黑木耳　黑芝麻　花生　蘑菇

这些食物含铁、锌、维生素丰富

鸡肉　鱼肉　鸭肉　虾

肉类中的白肉，脂肪中不饱合脂肪酸含量较高

✘ 慎食食物

蒜　辣椒　咖啡

薯片　薯条

西红柿　苹果　柑橘

猪肉　牛肉　羊肉　狗肉

·小贴士·

瘦肉莲子汤治疗儿童多动症：瘦肉 75 克，莲子 30 克，百合 30 克，共放砂锅内加水煮汤，调味食用，每天 1 次，连服。

五官科疾病

五官科各器官结构复杂，各个器官之间关系紧密，发病的病因病理各不相同，疾病诊疗变得更为复杂。近年来检查手段的不断提高，中西医结合治疗的充分利用，配合营养膳食的调理使五官科疾病的治愈率达到了较高水平。

夜盲

病症类型
暂时性夜盲
获得性夜盲
先天性夜盲

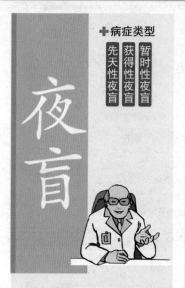

临床表现

主要表现为白天视力较好，入夜或于暗处则视力大减，乃至不辨咫尺，见于维生素 A 缺乏和某些眼底疾病。

致病原因

夜盲症为视网膜的视杆细胞功能紊乱而引起的暗适应障碍。在光的作用下，视杆细胞内的视紫红质漂白，分解为全反－视黄醛和视蛋白。凡是影响足量的维生素 A 供应，正常的杆体细胞功能及视网膜色素上皮功能等阻碍视紫红质光化学循环的一切因素，均可导致夜盲。

✓ 宜食食物及功效

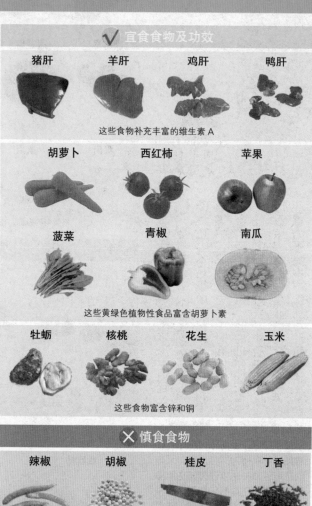

| 猪肝 | 羊肝 | 鸡肝 | 鸭肝 |

这些食物补充丰富的维生素 A

| 胡萝卜 | 西红柿 | 苹果 |
| 菠菜 | 青椒 | 南瓜 |

这些黄绿色植物性食品富含胡萝卜素

| 牡蛎 | 核桃 | 花生 | 玉米 |

这些食物富含锌和铜

✗ 慎食食物

| 辣椒 | 胡椒 | 桂皮 | 丁香 |
| 白酒 | 啤酒 | 咖啡 | 浓茶 |

病症简介

夜盲亦称"昼视""雀目""月光盲"，是一种夜间视力失常的疾病。为对弱光敏感度下降，暗适应时间延长的重症表现。

鼻窦炎

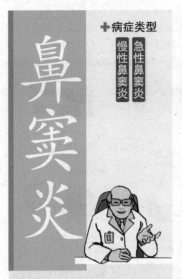

+病症类型

急性鼻窦炎
慢性鼻窦炎

〔临床表现〕

①头痛：头痛可位于额部、面部或枕后部。低头、用力、咳嗽时头痛加重。②鼻塞：患者常有较重的鼻塞，擤去鼻涕后，鼻通气可暂时改善，但不久又觉鼻塞。③流涕：鼻窦炎患者常诉鼻涕较多，有些可向前擤出；有些向后鼻孔流入鼻咽部，导致病人常诉「痰多」。④嗅觉障碍：部分患者可有嗅觉减退或缺失。这一症状大多为暂时性。

·病症简介·

鼻窦炎是鼻窦黏膜的非特异性炎症，为一种鼻科常见病。以鼻塞、多脓涕、头痛为主要表现，可伴有轻重不一的鼻塞、头痛等症状。

·致病原因·

本病一般分为急性和慢性两类，其原因很多，比较复杂。除了病理原因，游泳时污水进入鼻窦，邻近器官感染扩散，鼻腔肿瘤妨碍鼻窦引流，以及外伤等均可引起鼻窦炎。

√ 宜食食物及功效

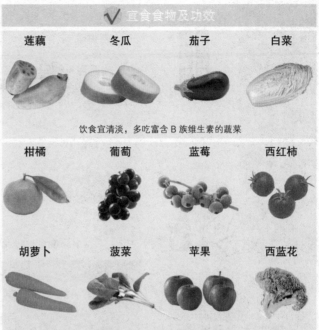

| 莲藕 | 冬瓜 | 茄子 | 白菜 |

饮食宜清淡，多吃富含 B 族维生素的蔬菜

| 柑橘 | 葡萄 | 蓝莓 | 西红柿 |
| 胡萝卜 | 菠菜 | 苹果 | 西蓝花 |

要多吃新鲜水果和蔬菜，以摄取足够的维生素 C 和生物类黄酮，以消炎和保持微血管健康

✗ 慎食食物

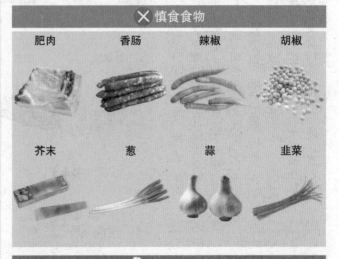

| 肥肉 | 香肠 | 辣椒 | 胡椒 |
| 芥末 | 葱 | 蒜 | 韭菜 |

♻ 生活一点通

在各种鼻窦炎中，上颌窦炎最多见，依次为筛窦、额窦和蝶窦的炎症。鼻窦炎可以单发，亦可以多发。最常见的致病原因为鼻腔感染后继发鼻窦化脓性炎症。此外，变态反应、机械性阻塞及气压改变等均易诱发鼻窦炎，牙的感染可引起齿源性上颌窦炎。鼻窦炎患者头痛发作时，可以采用冷敷或者热敷的办法来缓解疼痛。有的人喜欢在额头或颈部冷敷，也有人喜欢热敷颈部或洗热水澡，具体则要因人而异。头痛发作时用热敷袋或冷敷袋覆盖额头，并按摩太阳穴的血管，可以缓解疼痛。

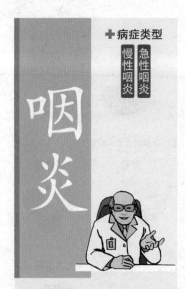

咽炎

病症类型
慢性咽炎　急性咽炎

临床表现

起病急，初起时咽部干燥、灼热，继而疼痛，吞咽唾液时咽痛往往比进食时更为明显；可伴发热、头痛、食欲不振和四肢酸痛；侵及喉部，可伴声嘶和咳嗽。口咽及鼻咽黏膜呈急性充血，咽后壁淋巴滤泡和咽侧索也见红肿，间或在淋巴滤泡中央出现黄白色点状渗出物；颌下淋巴结肿大并有压痛，重者可累及会厌及杓状会厌襞，发生水肿。

·病症简介·
咽炎是一种常见的上呼吸道炎症，急性期若未及时治疗，往往转为慢性。患者出现咽痛、咽痒、声嘶、咽异物感、频繁干咳。

·致病原因·
①病原微生物，包括细菌、病毒、螺旋体、立克次体等。②物理或化学性刺激。③气候、季节因素，寒冷可直接对咽部黏膜造成刺激和损害。

✔ 宜食食物及功效

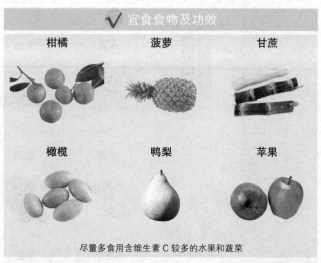

柑橘　菠萝　甘蔗
橄榄　鸭梨　苹果

尽量多食用含维生素C较多的水果和蔬菜

✘ 慎食食物

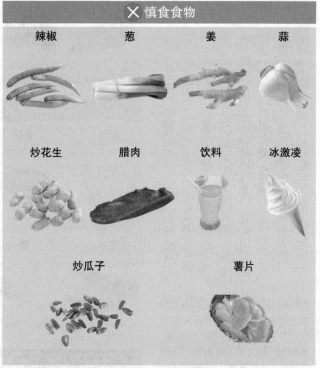

辣椒　葱　姜　蒜
炒花生　腊肉　饮料　冰激凌
炒瓜子　薯片

·生活之宜·
① 平时多饮水，帮助排出体内毒素，让身体各部位运行顺畅。
② 改善生活环境，远离粉尘环境，加强个人卫生防护。
③ 保持室内温度和湿度稳定，经常通风换气。

·生活之忌·
① 吸烟、饮酒。
② 因感冒等其他疾病引起发炎和感染，加重病情。
③ 黑白颠倒，生活作息时间不规律。

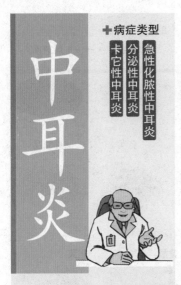

中耳炎

+ 病症类型

- 急性化脓性中耳炎
- 分泌性中耳炎
- 卡它性中耳炎

临床表现 主要表现为耳内疼痛（夜间加重）、发热、恶寒、口苦、小便红或黄，大便秘结、听力减退等。如鼓膜穿孔，耳内会流出脓液，疼痛会减轻，并常与慢性乳突炎同时存在。急性期治疗不彻底，会转为慢性中耳炎，随体质、气候变化，耳内会经常性流脓液，时多时少，迁延多年。

· 病症简介 ·

中耳炎是累及中耳全部或部分结构的炎性病变，绝大多数为非特异性炎症，尤其好发于儿童，是一种常见病，常发生于8岁以下儿童。

· 致病原因 ·

中医将本病称为"耳脓""耳疳"，认为是因肝胆湿热、（火）邪气盛行引起。病菌进入鼓室，当抵抗力减弱或细菌毒素增强时就产生炎症。慢性中耳炎可由急性中耳炎、咽鼓管阻塞、机械性创伤、热灼性和化学性烧伤及冲击波创伤所致。

✔ 宜食食物及功效

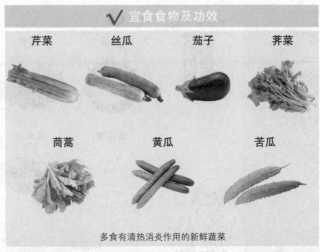

芹菜	丝瓜	茄子	荠菜
茼蒿	黄瓜	苦瓜	

多食有清热消炎作用的新鲜蔬菜

✘ 慎食食物

姜	胡椒	酒	羊肉
人参	肉桂	附子	鹿茸

· 生活之宜 ·

① 注意休息，保证睡眠时间。
② 保证室内空气流通，以使鼻腔畅通。

· 生活之忌 ·

① 洗头或游泳后耳内有水残留。
② 用力擤鼻涕。

♻ 生活一点通

当内科治疗失败或是有慢性中耳炎时，可以考虑手术方式治疗。耳膜切开术：耳膜上切一个小口，可缓解耳朵疼痛，引流出分泌物做细菌培养。耳膜造口术：如果中耳积水超过3个月，就要考虑手术治疗。因为积水过久会破坏听小骨，引起听力障碍。将耳膜打个小洞，放一个引流小管，一般建议应放置6～18个月或直到自然掉落为止。耳管放置期间最好不要去游泳。

耳鸣

+ 病症类型

病理性耳鸣　生理性耳鸣

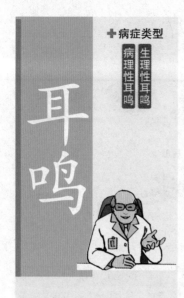

临床表现

①搏动性耳鸣，患者描述耳鸣声为与心跳一致的飕飕声、嘀嗒声或轻叩声，用听诊器置于患者颞部或耳部，常可以听到。②非搏动性耳鸣，是一种连续而稳定的噪声，如病者所描述之嗡嗡声、蟋蟀声、钟声或摩托声。

·病症简介·

耳鸣是指人们在没有任何外界刺激条件下所产生的异常声音感觉，常常是耳聋的先兆，因听觉功能紊乱而引起。

·致病原因·

①外耳或中耳的听觉失灵，不能吸收周围的声音。②内耳受伤，失去了转化声音能量的功能。③来自中耳及内耳之外的鸣声干扰。年老者也会因身体衰弱，血流质量较差而出现耳鸣。因为靠近耳朵，这些因血流不通畅而产生的声音，耳朵会听得一清二楚，成了耳鸣。

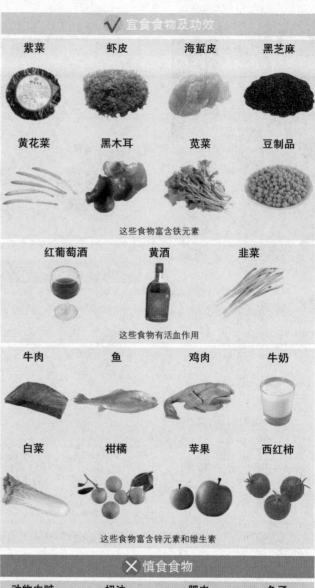

√ 宜食食物及功效

| 紫菜 | 虾皮 | 海蜇皮 | 黑芝麻 |

| 黄花菜 | 黑木耳 | 苋菜 | 豆制品 |

这些食物富含铁元素

红葡萄酒　黄酒　韭菜

这些食物有活血作用

| 牛肉 | 鱼 | 鸡肉 | 牛奶 |

| 白菜 | 柑橘 | 苹果 | 西红柿 |

这些食物富含锌元素和维生素

✕ 慎食食物

| 动物内脏 | 奶油 | 肥肉 | 鱼子 |

♻ 生活一点通

　　牛奶中含有维生素A、维生素D、维生素B₁、维生素B₆、维生素B₁₂、维生素E及胡萝卜素，吸收利用这些维生素成分与钙，对防治和改善血液循环和耳聋症状很有帮助。

齿衄

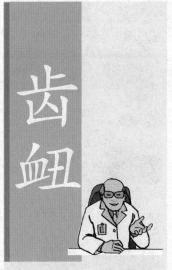

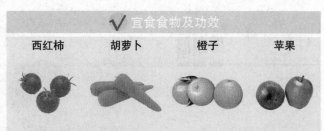

✔ 宜食食物及功效

| 西红柿 | 胡萝卜 | 橙子 | 苹果 |

应多食用维生素C含量丰富的食物，维生素C可增强血管的韧性，能预防出血

✘ 慎食食物

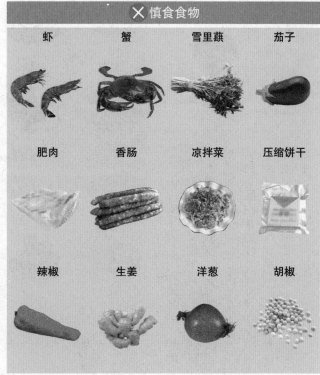

虾	蟹	雪里蕻	茄子
肥肉	香肠	凉拌菜	压缩饼干
辣椒	生姜	洋葱	胡椒

临床表现

①牙齿痛，牙龈红肿，患处得冷则痛减，受热则痛增，或有发热恶寒，口渴，舌红，苔白干，脉浮数。②齿衄量多、血色鲜红，齿龈红肿疼痛，头痛，口臭，牙痛剧烈，口渴咽干，大便秘结，小便黄赤，舌红苔黄，脉洪数。或患处有脓溢出，腮肿连颊。

·病症简介·

齿衄又称牙宣，是指血液自牙缝或牙龈渗出的症状，多由胃火上炎、灼伤血络或肾阴亏虚，虚火内动，迫血妄行所致。

·致病原因·

牙齿属肾、牙龈属脾胃，所以脾胃和肾不健康就能影响到牙齿和牙龈。齿衄多因长期过食脂肪、辛辣、糖类食物或疲劳过度、肾阴受伤、虚火上炎以及饮食不节、脾虚不统所致。

·生活之宜·

①注意口腔卫生，可适当使用中药牙膏。
②在食用盐中加入温开水，用其漱几次口，之后再含，最后吞服。

·生活之忌·

①吸烟、喝酒。
②不及时就医检查，引起其他并发症。

♻ 生活一点通

齿衄以齿龈出血为主要表现，当与口腔、咽喉、肺、气管、食管及胃脘部的出血而见咯血、呕（吐）血、鼻出血等相鉴别。根据临床需要，可进行必要的检查，如血常规检查、出凝血时间、血小板计数、X摄片、CT扫描、病理切片等，以明确诊断。

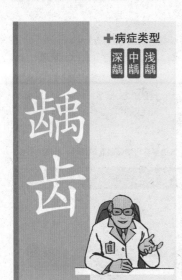

＋病症类型

深龋　中龋　浅龋

龋齿

临床表现

①浅龋牙齿上未形成龋洞，牙齿病变部位多由半透明的乳黄色变为浅褐色或黑褐色。②中龋病变破坏到了牙本质浅层，牙齿巨有龋洞形成，牙齿对酸甜食物较为敏感。③深龋病变破坏到了牙本质深层，牙齿有较深的龋洞形成，温度刺激、化学刺激以及食物进入龋洞均引起疼痛。

·病症简介·

龋齿是一种由口腔中多种因素复合作用所导致的牙齿硬组织进行性病损，表现为无机质脱矿和有机质分解，随病程发展而从色泽改变到形成实质性病损。

·致病原因·

①细菌的代谢产物可以破坏牙齿和牙周组织，酸能使牙齿的无机物脱矿、有机物溶解，形成窝洞，成为龋齿。②食物因素：食物是细菌致龋的物质基础，糖类是诱导龋齿最重要的食物。③口腔环境因素：包括牙齿和唾液两大方面。

✓ 宜食食物及功效

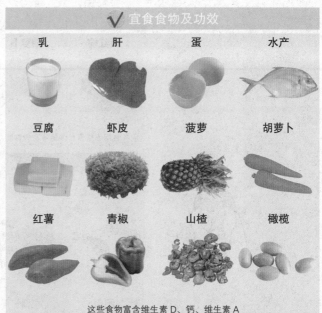

乳	肝	蛋	水产
豆腐	虾皮	菠萝	胡萝卜
红薯	青椒	山楂	橄榄

这些食物富含维生素D、钙、维生素A

✗ 慎食食物

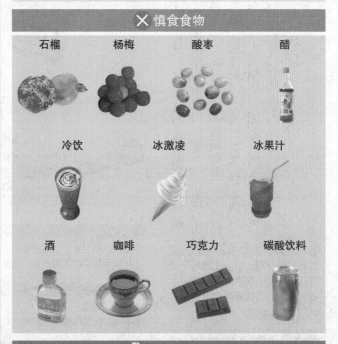

石榴	杨梅	酸枣	醋
冷饮	冰激凌		冰果汁
酒	咖啡	巧克力	碳酸饮料

♻ 生活一点通

儿童为龋齿多发人群，应该注意儿童的饮食习惯，按时增加各种辅食，多吃粗糙、硬质和含纤维质的食物，对牙面有摩擦洁净的作用，减少食物残屑堆积。硬质食物需要充分咀嚼，既增强牙周组织，又能摩擦牙齿咬面，可能使窝沟变浅，有利于减少窝沟龋。

失音

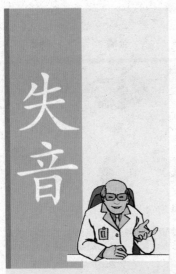

临床表现

患者说话时声调变低，声音微弱，严重时发不出声音。常见于喉喑、喉癣、气厥、喉息肉、白喉、子喑等病中。有新久之别，新病多因外感风寒燥热之邪，或痰热内蕴而发病；久病则多属肺肾阴虚。相当于西医的急慢性喉炎、声带病变、癔病性失音、喉头结核等疾病。

·病症简介·

失音是指神清而声音嘶哑，甚至不能发出声音的病症，失音又称"喑""喉喑"，与中风舌强不语之"舌喑"完全不同。医学上称"暴喑"。需要长时间讲话或不正确使用喉咙的人，时常碰到此困扰。

·致病原因·

失音虽属喉咙、声道的局部疾患，实与肺肾有密切关系。因为声音出于肺系而根于肾。肺主气，肾藏精，故肾精充沛，肺气旺盛，则气出于会厌而声音响亮，如果肺肾有病，皆能导致失音。

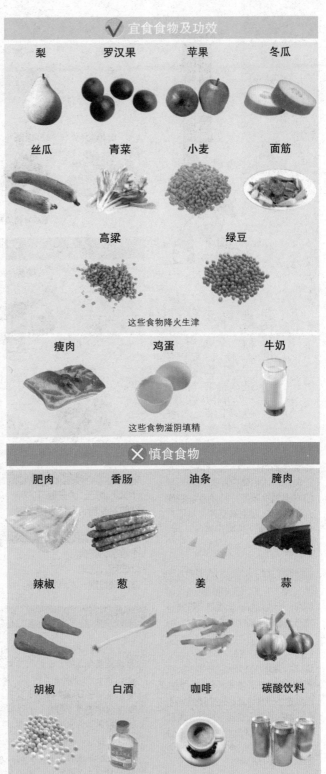

✔ 宜食食物及功效

梨	罗汉果	苹果	冬瓜
丝瓜	青菜	小麦	面筋
	高粱	绿豆	

这些食物降火生津

| 瘦肉 | 鸡蛋 | 牛奶 |

这些食物滋阴填精

✘ 慎食食物

肥肉	香肠	油条	腌肉
辣椒	葱	姜	蒜
胡椒	白酒	咖啡	碳酸饮料

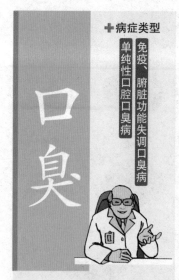

病症类型

免疫、腑脏功能失调口臭病

单纯性口腔口臭病

口臭

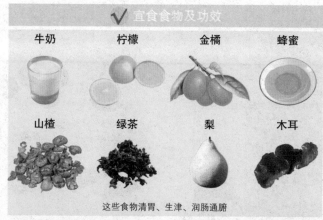

✓ 宜食食物及功效

牛奶	柠檬	金橘	蜂蜜

山楂	绿茶	梨	木耳

这些食物清胃、生津、润肠通腑

✗ 慎食食物

大蒜	辣椒	洋葱	芥末

臭豆腐	肥肉	烤肉

临床表现

多表现为呼气时有明显异味，刷牙、漱口均难以消除，使用清洁剂也难以掩盖，是一股发自内部的臭气。

· 病症简介 ·

口臭是指因机体内部失调而导致口内出气臭秽的一种病症。它使人不敢与人近距离交往，从而产生自卑心理，影响正常的人际、情感交流，令人十分苦恼。

· 致病原因 ·

① 口腔不卫生，口内食物残渣长期积存，产生吲哚硫酸氢基及胺类等物质，发出一种腐烂的恶臭。② 有些戴假牙的人不注意假牙的清洁，口腔内也会有气味。③ 口腔疾病，龋坏的牙齿中的腐物易产生一种腐败的恶臭气味。④ 身性疾病，有些口臭是由于身体其他部位的疾病引起，都会经呼吸道排出臭味，表现为口臭。⑤ 特殊食物癖好，特别爱食用大蒜、大葱等，口、胃中都会有令人不愉快的气味。

· 生活之宜 ·

①饭后漱口，睡前刷牙。
②防治便秘，保持大便通畅。

· 生活之忌 ·

①睡前吃零食。
②吸烟、饮酒。
③进餐过饱，尤其是晚餐。

♻ 生活一点通

　　烟草中的尼古丁等有害物质会影响人体正常的血液循环，使局部免疫力下降，最终引发口臭等身体疾患。吸烟不仅会污染呼吸道，还会使口腔变得干燥，随着唾液量的减少，口臭也会逐渐加重。吸烟者口中常有烟臭，影响社交与工作，而且吸烟可使牙齿变黄，有碍美观。因此，为了健康，也为了美观，吸烟者应尽可能戒烟。此外，口臭患者可以使用口气清新剂来缓解病情。口气清新剂可以及时有效地除去口腔中食物代谢物引起的臭味，像因轻度鼻窦炎造成的异味和吸烟导致的口臭等。可以先喝几口清水，喷上口气清新剂后合上嘴数秒，便能令口腔保持数小时的清新。

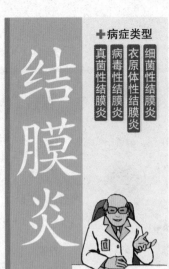

结膜炎

➕ 病症类型

细菌性结膜炎
衣原体性结膜炎
病毒性结膜炎
真菌性结膜炎

临床表现

上有大量的脓性分泌物积存。盖。打开眼睑检查可见眼球上及结膜在一起，眼角上被黄白色的分泌物覆或脓性，上下眼睑被脓性分泌物黏合眼睑肿胀明显，眼分泌物变成黏液性毛变湿，眼睛半闭。随着炎症的发展，流出水样分泌液，内眼角下面被初期，结膜潮红、肿胀、充血、

· 病症简介 ·

结膜炎俗称红眼病，是眼科的常见病。由于大部分结膜与外界直接接触，因此容易受到周围环境中感染性和非感染性因素的刺激。

· 致病原因 ·

中医认为多因外感风热之邪上犯，或因肝经火热上注于目，或因过食烟酒辛辣物品，以致内热上冲所致。西医认为是机械性损伤、眼睑外伤、结膜外伤、眼内异物刺激、倒睫、眼睑内翻，化学性药物刺激及洗浴药液误入眼内所致。

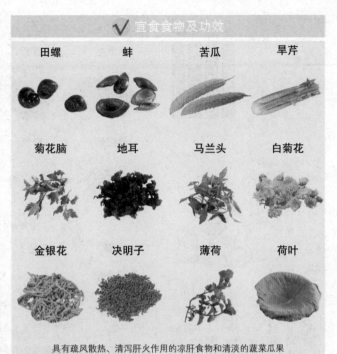

✔ 宜食食物及功效

田螺	蚌	苦瓜	旱芹
菊花脑	地耳	马兰头	白菊花
金银花	决明子	薄荷	荷叶

具有疏风散热、清泻肝火作用的凉肝食物和清淡的蔬菜瓜果

✘ 慎食食物

羊肉	鹅肉	虾	鲢鱼
鳗鱼	人参	荔枝	胡椒
茴香	桂皮		白酒

· 小贴士 ·

结膜炎多见于春秋季节，可散发感染，也可流行于学校、工厂等集体生活场所。因此，春秋季节要严格搞好个人卫生和集体卫生。提倡勤洗手、洗脸和不用手或衣袖拭眼。

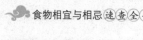

青光眼

+病症类型

混合型青光眼　继发性青光眼　原发性青光眼　先天性青光眼

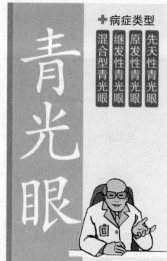

临床表现

急性闭角型青光眼患者患眼侧头部剧痛，眼球充血，视力骤降的症状。亚急性闭角型青光眼患者仅轻度不适，甚至无任何症状，可有视力下降，眼球充血，经常在傍晚发病，经睡眠后缓解。慢性闭角型青光眼患者自觉症状不明显，发作时轻度眼胀、头痛，阅读困难，常有虹视。原发性开角型青光眼发病隐蔽，进展较为缓慢，非常难观察，故早期一般无任何症状，当病变到一定程度时，可出现轻度眼胀、视力疲劳和头痛。

· 病症简介 ·

青光眼是发病迅速、危害性大的眼病。特征是眼内压升高的水平超过眼球所能耐受的程度而给眼球各部分组织和视功能带来损害。

· 致病原因 ·

各种原因导致气血失和，经脉不利，目中玄府闭塞，神水瘀积所致。

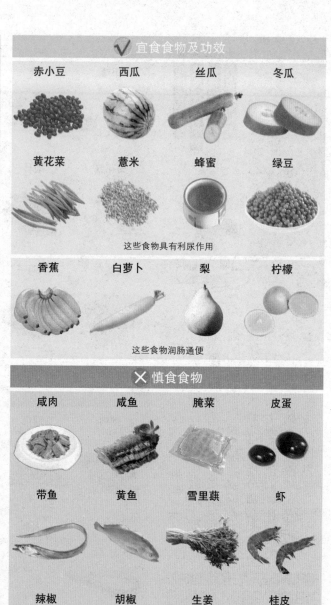

✓ 宜食食物及功效

| 赤小豆 | 西瓜 | 丝瓜 | 冬瓜 |
| 黄花菜 | 薏米 | 蜂蜜 | 绿豆 |

这些食物具有利尿作用

| 香蕉 | 白萝卜 | 梨 | 柠檬 |

这些食物润肠通便

✗ 慎食食物

咸肉	咸鱼	腌菜	皮蛋
带鱼	黄鱼	雪里蕻	虾
辣椒	胡椒	生姜	桂皮
白酒	浓咖啡	浓茶	花椒

白内障

代谢性白内障
外伤性白内障
并发性白内障
老年性白内障

临床表现

无痛楚下视力逐渐减弱，对光敏感，经常需要更换眼镜镜片的度数、复视。需在较强光线下阅读，晚上视力比较差，看到颜色褪色或带黄。在早期，还常有固定不飘动的眼前黑点，亦可有单眼复视或多视。发病人群以老年人为最多，南方地区多于北方。

· 病症简介 ·

各种原因如老化、遗传、营养障碍、免疫与代谢异常等，都能引起晶状体代谢紊乱，导致晶状体蛋白质变性而发生混浊，形成白内障。

· 致病原因 ·

中医认为多为肝肾阴不足、脾气精血亏损、眼珠失养而致。西医认为本病患者血液中锌含量偏低。

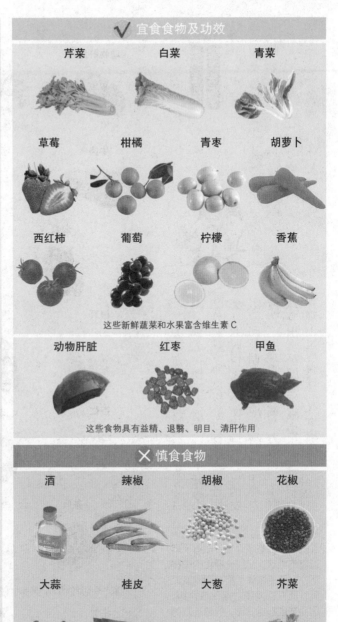

✔ 宜食食物及功效

芹菜　　白菜　　青菜
草莓　　柑橘　　青枣　　胡萝卜
西红柿　　葡萄　　柠檬　　香蕉

这些新鲜蔬菜和水果富含维生素 C

动物肝脏　　红枣　　甲鱼

这些食物具有益精、退翳、明目、清肝作用

✘ 慎食食物

酒　　辣椒　　胡椒　　花椒
大蒜　　桂皮　　大葱　　芥菜
糖类　　羊肉　　狗肉　　牛肉

✚ 病症类型

单纯性近视
病理性近视

近视

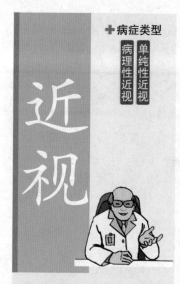

临床表现

①视力减退，视远物模糊不清，近视力正常。②外斜视，中度以上近视患者在近距离作业时很少或不使用调节，可诱发眼位向外偏斜，形成外斜视。③视力疲劳，近视眼患者调节力很好。④眼球突出，高度近视眼由于眼轴增长，外观上呈现眼球向外突出的状态。

· 病症简介 ·

近视是眼睛看清近物、却看不清远物的症状。在屈光静止的前提下，远处的物体不能在视网膜汇聚，而在视网膜之前形成焦点，因而造成视觉变形，导致远方的物体模糊不清。

· 致病原因 ·

近视的致病原因包括环境因素和遗传因素。环境因素是指青少年眼球生长发育时期，阅读、书写等近距离工作时，眼外肌对眼球施加一定压力，眼球的前后轴可能变长。遗传因素是指高度近视的双亲家庭下一代近视的发病率较高。

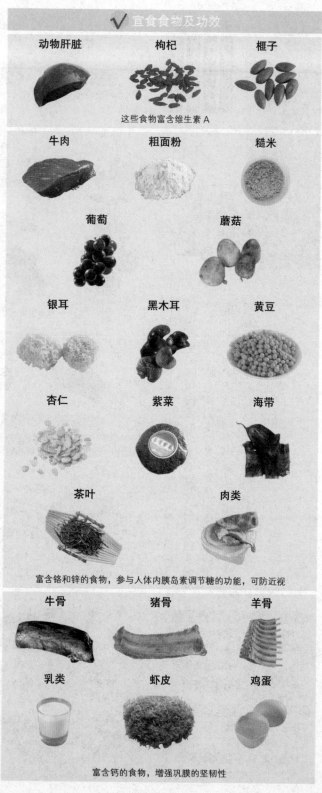

✓ 宜食食物及功效

动物肝脏　　枸杞　　榧子

这些食物富含维生素A

牛肉　　粗面粉　　糙米

葡萄　　蘑菇

银耳　　黑木耳　　黄豆

杏仁　　紫菜　　海带

茶叶　　肉类

富含铬和锌的食物，参与人体内胰岛素调节糖的功能，可防近视

牛骨　　猪骨　　羊骨

乳类　　虾皮　　鸡蛋

富含钙的食物，增强巩膜的坚韧性

✔ 宜食食物及功效

青枣　　　　油菜　　　　小白菜　　　　花生

富含钙的食物，增强巩膜的坚韧性

蓝莓　　　　　　　　　鱼

这些食物具有活化视网膜、保护眼睛的作用

✘ 慎食食物

白糖　　　　全脂奶酪　　　　糖果　　　　大蒜

· 生活之宜 ·

①坚持做眼保健操，每天 3 ~ 4 次。

②科学用眼，劳逸结合，学习或工作 1 ~ 2 小时后远眺大自然景色，休息 10 ~ 15 分钟。

③阅读和写字要保持与书面 30 厘米以上的距离。

④光线照明要适合眼睛。

· 生活之忌 ·

①歪头看书写字。

②学习或工作环境光线刺眼或过于昏暗。

③用眼过度。

♻ 生活一点通

预防儿童近视的方法

①培养正确的读书、写字姿势，不要趴在桌子上或扭着身体。书本和眼睛应保持30厘米。学校课桌椅应适合学生身材。

②看书写字时间不宜过久，持续1~1.5 小时后要 短时间的休息眼睛向远眺，做眼保健操。

③写字读书光线最好从左边照射过来，不要在太暗或者太亮的光线下学习。

④积极开展体育锻炼，保证学生每天1小时从事体育活动。

⑤教导学生写字不要过小过密，更不要写斜、草字。

⑥看电视时要注意高度应与视线相平；眼与荧光屏的距离不应小于荧光屏对角线长度的5倍；看电视时室内应开一盏亮度低的电灯，有利于保护视力。

老花眼

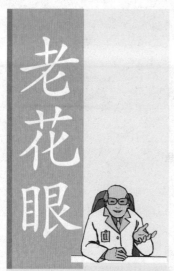

临床表现

近距离阅读模糊、眼睛疲劳、酸胀、多泪、畏光、干涩及伴生头痛。临床可见视远如常，视近则模糊不清，将目标移远即感清楚，故常不自主将近物远移。随年龄增长，即使将书报尽量远移，也难以看清楚，并可伴有眼胀、干涩、头痛等症状。年龄多在40岁以上。

· 病症简介 ·

老花眼又称"视敏度功能衰退症"，是人体功能老化的一种现象，指人上年纪以后逐渐产生近距离阅读或工作困难的情况。患者通常在40岁以上，视远尚清，视近模糊的眼病，相当于西医学的老视，是人体衰老变化的一种表现。

· 致病原因 ·

引起老花眼的原因是眼内"过氧化脂质"堆积过多，随着年龄增长，眼球晶状体逐渐硬化、增厚，而且眼部肌肉的调节能力也随之减退，导致变焦能力降低。因此，看近物时，影像投射在视网膜时无法完全聚焦，看近距离的物件就模糊不清。

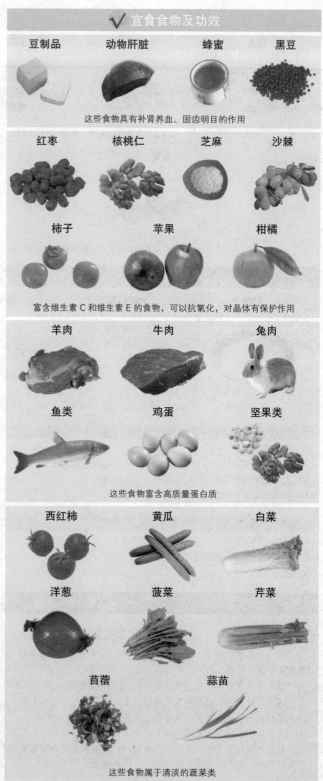

✔ 宜食食物及功效

| 豆制品 | 动物肝脏 | 蜂蜜 | 黑豆 |

这些食物具有补肾养血、固齿明目的作用

| 红枣 | 核桃仁 | 芝麻 | 沙棘 |
| 柿子 | 苹果 | 柑橘 |

富含维生素C和维生素E的食物，可以抗氧化，对晶体有保护作用

| 羊肉 | 牛肉 | 兔肉 |
| 鱼类 | 鸡蛋 | 坚果类 |

这些食物富含高质量蛋白质

西红柿	黄瓜	白菜
洋葱	菠菜	芹菜
苜蓿	蒜苗

这些食物属于清淡的蔬菜类

✔ 宜食食物及功效

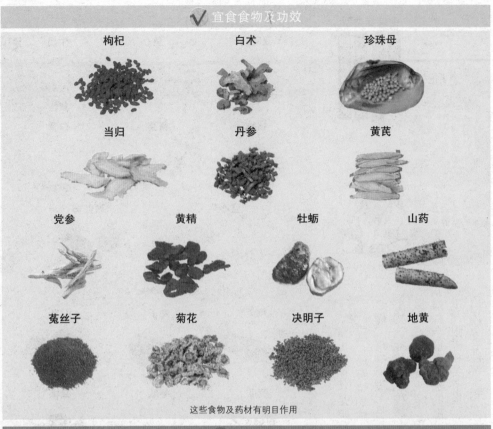

枸杞	白术	珍珠母
当归	丹参	黄芪
党参	黄精	牡蛎	山药
菟丝子	菊花	决明子	地黄

这些食物及药材有明目作用

✘ 慎食食物

| 辣椒 | 生姜 | 大蒜 |

·生活之宜·

①每天晨起和睡前用冷水洗眼洗脸。
②每天早中晚远眺 1 ~ 2 次。
③经常眨眼。

·生活之忌·

看书报和电视时间过长，导致眼肌和视力过度疲劳。

♻ 生活一点通

　　引起老花眼的原因是眼内"过氧化脂质"堆积过多，而"过氧化脂质"过多容易引起白内障和心脑血管等方面的疾病。老花眼是人体健康的第一张"黄牌"，不及时治疗，后患无穷。

干眼症

➕ 病症类型

混合性干眼
粘蛋白异常性干眼
水液异常性干眼
脂质异常性干眼

临床表现

常见的症状是眼部干涩，有异物感，还有烧灼感、痒感、畏光、红痛、视物模糊、易疲劳、黏丝状分泌物等症状。这种病常常在老年人中以特发病表现出来，但多数常见于干燥综合征在眼部的部分表现，包括口干、眼干和关节炎。还可发生于许多自体免疫性疾病和系统性疾病。

· 病症简介 ·

干眼症又称为角结膜干燥症，是由于眼泪的数量不足或者质量差导致的眼部干燥综合征。干眼症严重者可导致角膜上皮损伤。

· 致病原因 ·

①水液层泪腺泪液分泌不足，这是干眼症最常见的原因。②油脂层分泌不足，眼睑疾病造成眼睑皮脂腺功能不良。③黏液素层分泌不足，缺乏维生素A、慢性结膜炎或化学性的灼伤。④泪液过度蒸发泪膜分布不均匀。

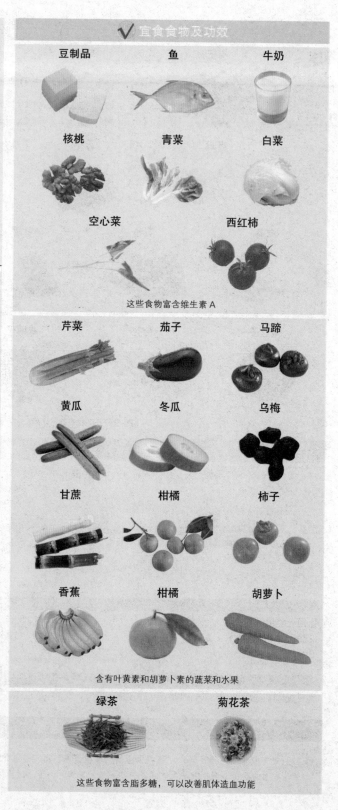

✓ 宜食食物及功效

豆制品　　　　鱼　　　　牛奶

核桃　　　　青菜　　　　白菜

空心菜　　　　西红柿

这些食物富含维生素A

芹菜　　　　茄子　　　　马蹄

黄瓜　　　　冬瓜　　　　乌梅

甘蔗　　　　柑橘　　　　柿子

香蕉　　　　柑橘　　　　胡萝卜

含有叶黄素和胡萝卜素的蔬菜和水果

绿茶　　　　　　菊花茶

这些食物富含脂多糖，可以改善肌体造血功能

✗ 慎食食物

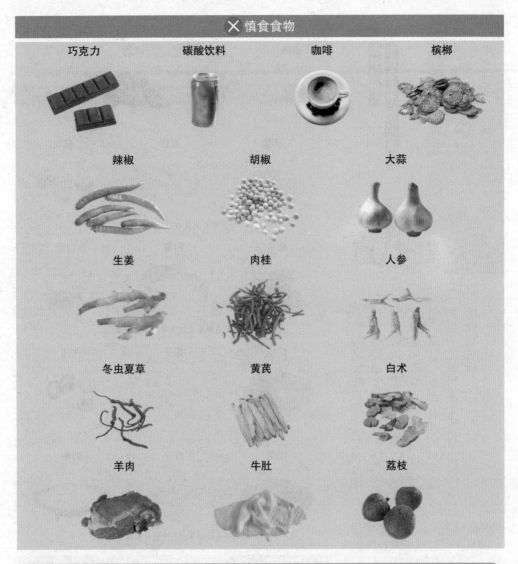

巧克力　　　碳酸饮料　　　咖啡　　　槟榔

辣椒　　　胡椒　　　大蒜

生姜　　　肉桂　　　人参

冬虫夏草　　　黄芪　　　白术

羊肉　　　牛肚　　　荔枝

· 生活之宜 ·

①多眨眼，操作电脑、驾车、读书等长期用眼时，要多眨几下眼。

②注意用眼卫生，用眼1小时左右休息一会儿。

③工作和学习时尽量采用正确的姿势。

④多风的天气戴眼镜，游泳时带上护目镜，外出时戴上太阳镜。

· 生活之忌 ·

①眼镜直接接触吹风机、热烘机、电风扇。

②用手揉眼睛。

♻ 生活一点通

　　隐形眼镜的确能在很大程度上改善人的外貌，但它也给爱美的配戴者们带来了很多困扰，干眼症就是其中之一。长时间配戴隐形眼镜会使泪液分泌减少，因此戴隐形眼镜的人总会感觉眼睛干干的。

过敏性鼻炎

✚病症类型

季节性鼻炎

常年性变态反应性鼻炎

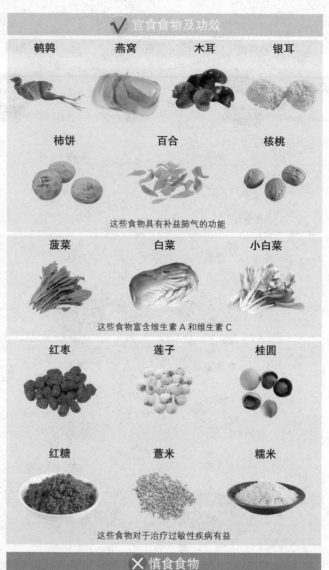

√ 宜食食物及功效

鹌鹑　　燕窝　　木耳　　银耳

柿饼　　百合　　核桃

这些食物具有补益肺气的功能

菠菜　　白菜　　小白菜

这些食物富含维生素 A 和维生素 C

红枣　　莲子　　桂圆

红糖　　薏米　　糯米

这些食物对于治疗过敏性疾病有益

临床表现

眼睛发红发痒、流泪，鼻痒、鼻涕多且为清水涕，感染时为脓涕；鼻腔不通气，耳闷；打喷嚏；眼眶下黑眼圈；经口呼吸；嗅觉下降或者消失；头昏、头痛，儿童可由于揉鼻子出现过敏性敬礼征。

·病症简介·

过敏性鼻炎又称为变应性鼻炎，是一种鼻黏膜的变应性疾病，可引起多种并发症。

·致病原因·

①遗传造成的过敏体质。过敏体质与基因有关系，家族中有哮喘、荨麻疹或药物过敏者易患此症。②接触过敏原。可通过呼吸将花粉、尘螨、动物皮屑等吸入鼻腔，也可能是由消化道进入人体而引起鼻部症状。③患有哮喘病，有哮喘或过敏性鼻炎家族史的小儿患过敏性鼻炎的概率要高于其他人。

✕ 慎食食物

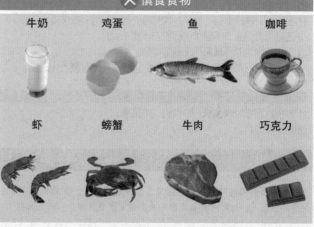

牛奶　　鸡蛋　　鱼　　咖啡

虾　　螃蟹　　牛肉　　巧克力

✕ 慎食食物

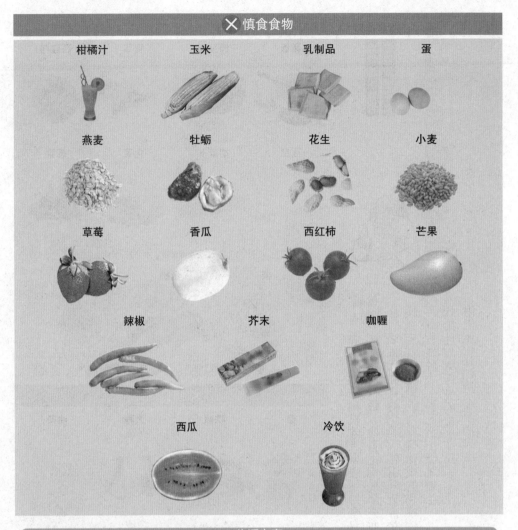

柑橘汁　　玉米　　乳制品　　蛋

燕麦　　牡蛎　　花生　　小麦

草莓　　香瓜　　西红柿　　芒果

辣椒　　芥末　　咖喱

西瓜　　冷饮

· 生活之宜 ·

①经常进行温冷交替浴、足浴、鼻洗涤和干布摩擦。
②远离宠物和发霉的衣物，彻底杀灭蟑螂等害虫。
③保持生活环境干燥通风。

· 生活之忌 ·

①房间和阳台上放置经常需要浇水的喜阴植物，滋生霉菌。
②过多使用血管收缩性滴鼻剂。
③吸入二手烟或出入空气污浊的地方。

♻ 生活一点通

如何区别过敏性鼻炎与感冒

①打喷嚏次数，感冒不会连续性打喷嚏，如果连续打，就可能是过敏性鼻炎。
②鼻痒，感冒会有鼻塞，但不会很痒，如果鼻腔与咽喉部，甚至眼睛、面颊部位都有瘙痒，就可能是过敏性鼻炎。

扁桃体炎

+病症类型

急性扁桃体炎
慢性扁桃体炎

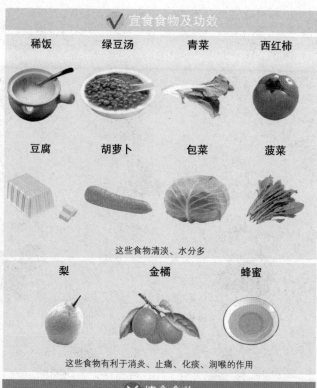

√ 宜食食物及功效

稀饭	绿豆汤	青菜	西红柿

豆腐	胡萝卜	包菜	菠菜

这些食物清淡、水分多

梨	金橘	蜂蜜

这些食物有利于消炎、止痛、化痰、润喉的作用

× 慎食食物

姜	辣椒	大蒜	油条

临床表现

急性充血性扁桃体炎多表现为全身和局部症状均较轻。检查见扁桃体充血、肿胀，表面无脓性渗出物，常有邻近部位的黏膜炎症。慢性肥大性扁桃体炎的扁桃体呈现不同程度肿大，淋巴组织显著增生，而慢性纤维性扁桃体炎的扁桃体积缩小、质硬，淋巴组织往往萎缩至消失。

·病症简介·

扁桃体炎即为扁桃体发炎。此病可引起耳、鼻以及心、肾、关节等局部或全身的并发症。该病的致病原以溶血性链球菌为主。

·致病原因·

病原体通过飞沫、直接接触等途径传入，平时隐藏在扁桃体小窝内，当人体因劳累、受凉或其他原因而致抵抗力减弱时，病原体迅速繁殖而引起发病。

·生活之宜·

①养成良好的生活习惯，保证充足的睡眠时间。
②除去室内潮湿空气，随天气变化及时增减衣服。
③坚持锻炼身体，提高机体抗病能力。

·生活之忌·

①过度劳累。
②吸烟、饮酒。
③挑食、暴饮暴食。

♻ 生活一点通

如何预防扁桃体炎复发

①有明显的咽痛症状时及时就医，以防扩散感染。
②如果反复发作，最好在炎症消退后进行手术治疗。

口腔溃疡

+ 病症类型

轻型口腔溃疡
重型口腔溃疡
疱疹样溃疡

临床表现

口腔的唇、颊、软腭或齿龈等处的黏膜多见，发生单个或者多个大小不等的圆形或椭圆形溃疡，表面覆盖灰白或黄色假膜，中央凹陷，边界清楚，周围黏膜红而微肿，溃疡局部灼痛明显。

· 病症简介 ·

口腔溃疡是发生在口腔黏膜上的表浅性溃疡，大小可从米粒至黄豆大小，呈圆形或卵圆形，溃疡面为凹型，周围充血。

· 致病原因 ·

口腔溃疡的致病原因尚不明确，局部创伤、精神紧张、食物、药物、激素水平改变及维生素或微量元素缺乏均可能导致该症。系统性疾病、遗传、免疫及微生物在其发生、发展中可能起重要作用。

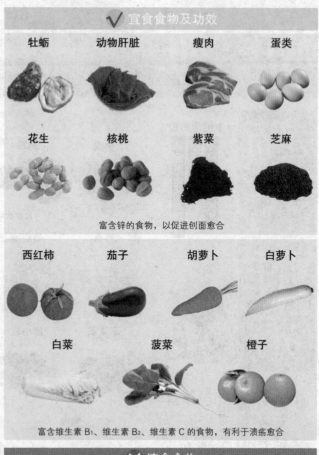

√ 宜食食物及功效

| 牡蛎 | 动物肝脏 | 瘦肉 | 蛋类 |
| 花生 | 核桃 | 紫菜 | 芝麻 |

富含锌的食物，以促进创面愈合

| 西红柿 | 茄子 | 胡萝卜 | 白萝卜 |
| 白菜 | | 菠菜 | 橙子 |

富含维生素 B_1、维生素 B_2、维生素 C 的食物，有利于溃疡愈合

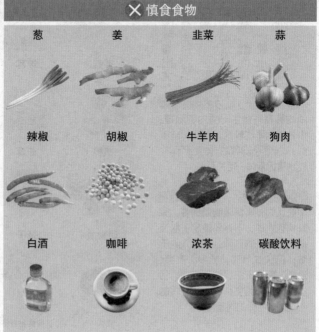

✗ 慎食食物

葱	姜	韭菜	蒜
辣椒	胡椒	牛羊肉	狗肉
白酒	咖啡	浓茶	碳酸饮料

癌　症

癌症具有扩散性的特点，部分疾病有潜伏期，甚至长达3年。癌症一般难以治愈，病程越久，治愈的可能性越低。通过积极的预防保健工作，能有效预防多种癌症。在治疗过程中，做好膳食调理能为患者减轻身心上的痛苦。

颅内肿瘤

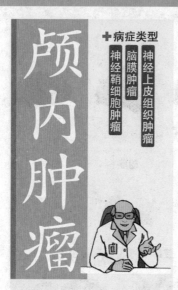

＋病症类型

神经上皮组织肿瘤
脑膜肿瘤
神经鞘细胞肿瘤

临床表现

头痛是颅内肿瘤出现最早和最多的症状，见于82%至90%的病人，程度较剧烈，开始为阵发性，早晨和晚间出现，继而加重而为持续性，一般止痛剂无效，脱水剂治疗效果明显。

·病症简介·

颅内肿瘤系指生于颅内的脑瘤。小儿发病率比较高，发病年龄以5～8岁居多。肿瘤的类型与年龄、性别等因素有一定关系。

·致病原因·

中医认为，本病属脑髓病变，究其病因病理，不外邪毒蕴于脑及精血不融于脑两种，毒邪入脑不散，日久成气滞、血瘀、痰凝、湿阻，瘀而不去，结而成瘤。各类颅内肿瘤因生长部位和性质的不同而有不同的病理特点。

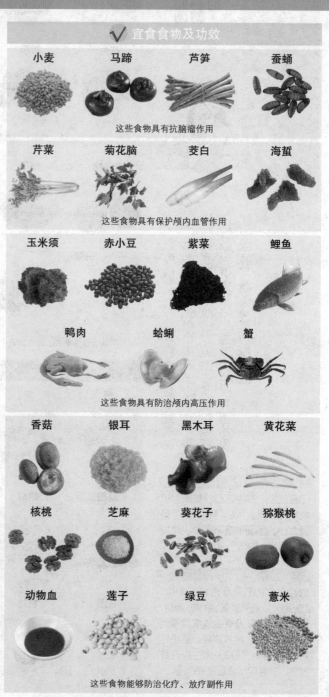

✔ 宜食食物及功效

| 小麦 | 马蹄 | 芦笋 | 蚕蛹 |

这些食物具有抗脑肿瘤作用

| 芹菜 | 菊花脑 | 茭白 | 海蜇 |

这些食物具有保护颅内血管作用

| 玉米须 | 赤小豆 | 紫菜 | 鲤鱼 |
| 鸭肉 | 蛤蜊 | 蟹 |

这些食物具有防治颅内高压作用

香菇	银耳	黑木耳	黄花菜
核桃	芝麻	葵花子	猕猴桃
动物血	莲子	绿豆	薏米

这些食物能够防治化疗、放疗副作用

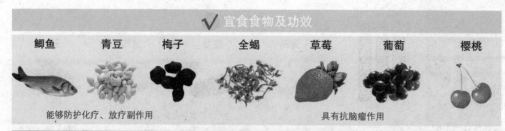

✔ 宜食食物及功效

| 鲫鱼 | 青豆 | 梅子 | 全蝎 | 草莓 | 葡萄 | 樱桃 |

能够防护化疗、放疗副作用　　　　　　　　具有抗脑瘤作用

✖ 慎食食物

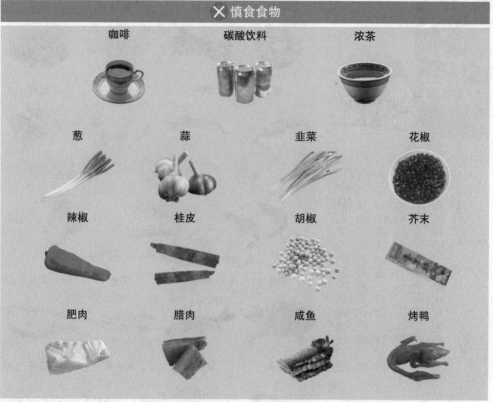

咖啡　　　碳酸饮料　　　浓茶

葱　　　蒜　　　韭菜　　　花椒

辣椒　　　桂皮　　　胡椒　　　芥末

肥肉　　　腊肉　　　咸鱼　　　烤鸭

· 生活之宜 ·

①心态保持乐观，积极配合治疗。
②限制饮水量。
③调整体位，将床头适当抬高，以利颅内静脉回流。

· 生活之忌 ·

①吸烟喝酒。
②情绪消极，悲观抑郁。

♻ 生活一点通

　　手术切除肿瘤是颅内肿瘤的最基本治疗方法，但切除并不能彻底根治，必须配合化疗、放疗、免疫治疗、中医治疗、热能治疗等疗法，部分病人能获得长期缓解。手术切除肿瘤的原则是：凡良性肿瘤应力争全切除以达到治愈的效果；凡恶性肿瘤或位于重要功能区的良性肿瘤，应根据病人情况和技术条件予以大部切除或部分切除，以达到减压的目的。

乳腺癌

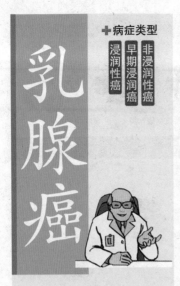

＋病症类型

非浸润性癌
早期浸润癌
浸润性癌

临床表现

早期常无明显的临床症状，或仅表现为轻微的乳房疼痛，性质多为钝痛或隐痛，少数为针刺样痛，常呈间歇性且局限于病变处，疼痛不随月经周期而变化。至晚期，癌肿侵犯神经时则疼痛较剧烈，可放射到同侧肩、臂部。

· 病症简介 ·

乳腺癌是乳腺导管上皮细胞在各种内外致癌因素作用下，细胞失去正常特性而增生，以致超过自我修复限度而发生癌变的疾病。

· 致病原因 ·

①年龄：在女性中，发病率随着年龄的增长而上升。②遗传因素。③其他乳房疾病。④月经初潮年龄。⑤绝经年龄。⑥第一次怀孕年龄。⑦绝经后补充雌激素：在更年期长期服用雌激素可能增加患乳腺癌的危险性。⑧口服避孕药。⑨长期过量饮酒。

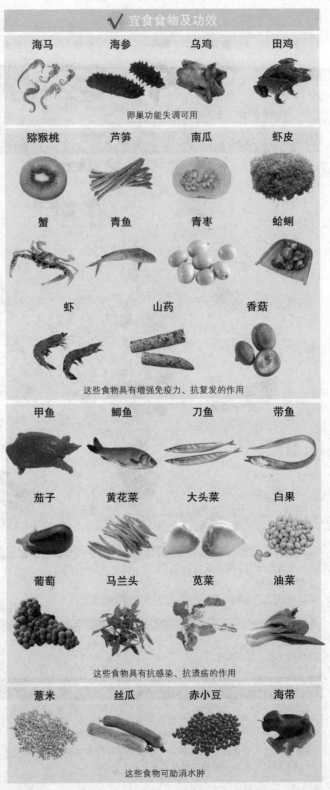

✔宜食食物及功效

| 海马 | 海参 | 乌鸡 | 田鸡 |

卵巢功能失调可用

猕猴桃	芦笋	南瓜	虾皮
蟹	青鱼	青枣	蛤蜊
虾	山药	香菇	

这些食物具有增强免疫力、抗复发的作用

甲鱼	鲫鱼	刀鱼	带鱼
茄子	黄花菜	大头菜	白果
葡萄	马兰头	苋菜	油菜

这些食物具有抗感染、抗溃疡的作用

| 薏米 | 丝瓜 | 赤小豆 | 海带 |

这些食物可助消水肿

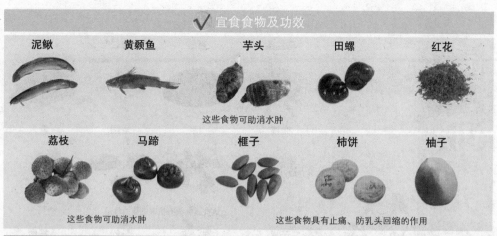

✔ 宜食食物及功效

| 泥鳅 | 黄颡鱼 | 芋头 | 田螺 | 红花 |

这些食物可助消水肿

| 荔枝 | 马蹄 | 榧子 | 柿饼 | 柚子 |

这些食物可助消水肿　　　　这些食物具有止痛、防乳头回缩的作用

✘ 慎食食物

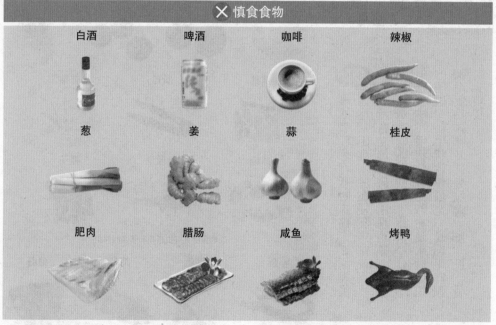

白酒	啤酒	咖啡	辣椒
葱	姜	蒜	桂皮
肥肉	腊肠	咸鱼	烤鸭

·生活之宜·

①经常按摩乳房。
②穿稳固的胸罩。

·生活之忌·

①暴饮暴食。
②吸烟喝酒。
③营养过剩导致肥胖。

♻ 生活一点通

　　据美国疾病检测中心统计指出，乳腺癌的早期治愈率可高达97%，进展期后治愈率却只有40%左右，病期更是影响乳腺癌预后最主要的因素。乳腺癌发现得越早，治疗效果越好。早期发现，可能手术单一治疗就解决问题了，不必再应用副作用很大的化疗、放疗、内分泌治疗，发现越晚，治疗便越困难。

　　有一项研究发现，只要母亲曾经哺乳，不管哺乳多久或是期间多长，都能够达到降低发生乳腺癌的概率，原因尚不明。

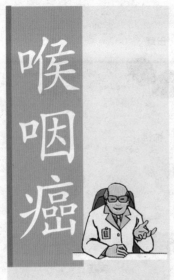

喉咽癌

早期表现为吞咽时疼痛，逐渐发展为吞咽困难；肿瘤侵犯声室或因水肿导致发音功能障碍，出现声嘶；因咽下组织水肿或僵硬固定，食物误入气管，引起呛咳；甲状软骨受肿瘤及水肿组织的压迫，使甲状软骨增宽；晚期可向颈部淋巴结转移及远处纵隔、肺、肝、骨髓等转移。

·病症简介·

喉咽癌包括咽后壁、梨状窦、环状软骨后及会厌皱襞等部位的癌症，病理检查大多为鳞状细胞癌。占头颈部恶性肿瘤的前列，以 50 ～ 60 岁多见。

·致病原因·

病因仍不清楚，可能与长期大量吸烟和饮酒等慢性刺激有关。在国外，96％的喉咽癌患者有吸烟史，93％有饮酒史。女性患者可能与绝经期内分泌功能紊乱有关。

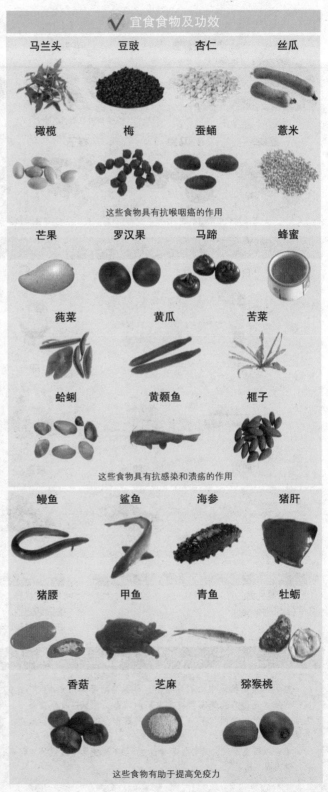

✔ **宜食食物及功效**

| 马兰头 | 豆豉 | 杏仁 | 丝瓜 |
| 橄榄 | 梅 | 蚕蛹 | 薏米 |

这些食物具有抗喉咽癌的作用

芒果	罗汉果	马蹄	蜂蜜
莼菜	黄瓜	苦菜	
蛤蜊	黄颡鱼	榧子	

这些食物具有抗感染和溃疡的作用

鳗鱼	鲨鱼	海参	猪肝
猪腰	甲鱼	青鱼	牡蛎
香菇	芝麻	猕猴桃	

这些食物有助于提高免疫力

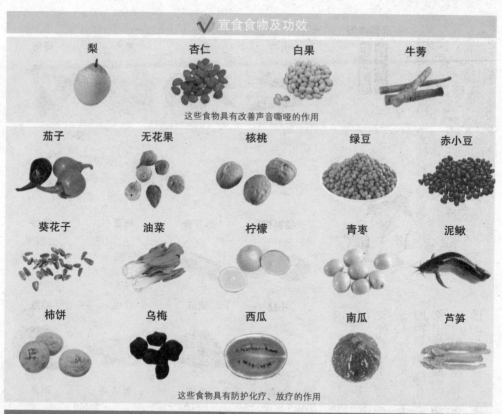

✔ 宜食食物及功效

| 梨 | 杏仁 | 白果 | 牛蒡 |

这些食物具有改善声音嘶哑的作用

茄子	无花果	核桃	绿豆	赤小豆
葵花子	油菜	柠檬	青枣	泥鳅
柿饼	乌梅	西瓜	南瓜	芦笋

这些食物具有防护化疗、放疗的作用

✗ 慎食食物

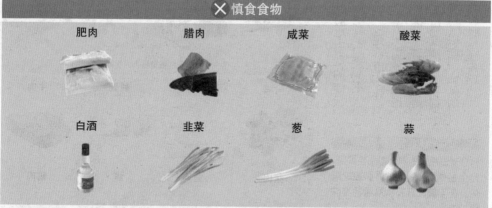

| 肥肉 | 腊肉 | 咸菜 | 酸菜 |
| 白酒 | 韭菜 | 葱 | 蒜 |

♻ 生活一点通

喉咽癌治疗原则

①心理护理。做好病人及家属的安慰、解释工作，关心、体贴病人，满足其合理需求，使病人以良好的心理状态配合放、化疗治疗。

②介绍放、化疗有关知识和信息，嘱其坚持治疗，减少复发机会。

③生活调理。避免体力上的过劳，如重体力劳动、熬夜、过度的体育锻炼等，过劳可使机体的内环境失衡，抵抗力下降，促使癌症复发或转移。治疗期间应注意局部卫生，每日数次漱口，必要时行鼻咽腔冲洗。1年内避免拔牙。

＋病症类型

肠型胃癌
胃型胃癌

胃癌

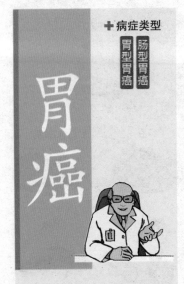

临床表现

胃脘疼痛是胃癌最早出现的症状，早期不明显，仅有上腹部不适、饱胀感或重压感。到一定程度，还有恶心、呕吐、呕血、便血、食欲减退、腹泻等症。晚期因肿瘤消耗及畏食等，病人极度消瘦。后期常出现恶液质，病人在上腹部能触及包块，压痛，肿物可活动也可固定，坚硬有时呈结节状。

· 病症简介 ·

胃癌是最常见的消化道恶性肿瘤，乃至名列人类所有恶性肿瘤之前列。在中国，其发病率居各类肿瘤的首位。

· 致病原因 ·

①个体因素，即体质因素，如血型因素，A型血发病率高；胃癌有家庭聚集性；精神因素；患有慢性萎缩性胃炎、胃溃疡、胃息肉等疾病。②环境因素，如化学性因素中的微量元素缺乏或过高；微生物污染因素。

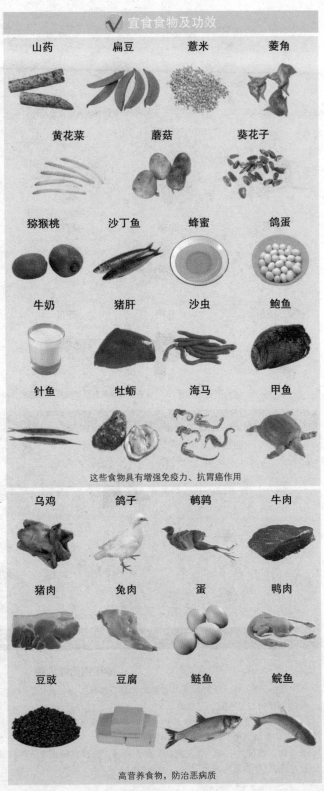

✓ 宜食食物及功效

山药	扁豆	薏米	菱角
黄花菜	蘑菇	葵花子	
猕猴桃	沙丁鱼	蜂蜜	鸽蛋
牛奶	猪肝	沙虫	鲍鱼
针鱼	牡蛎	海马	甲鱼

这些食物具有增强免疫力、抗胃癌作用

乌鸡	鸽子	鹌鹑	牛肉
猪肉	兔肉	蛋	鸭肉
豆豉	豆腐	鲢鱼	鲩鱼

高营养食物，防治恶病质

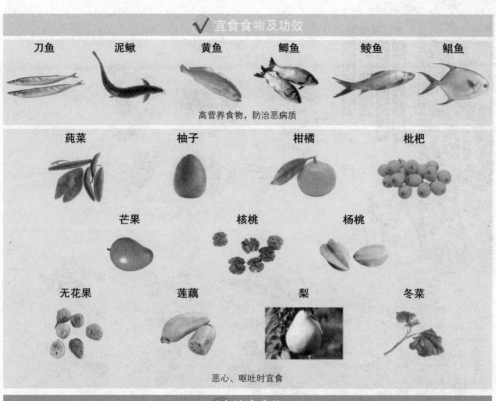

✔ 宜食食物及功效

| 刀鱼 | 泥鳅 | 黄鱼 | 鲫鱼 | 鲮鱼 | 鲳鱼 |

高营养食物，防治恶病质

莼菜　　柚子　　柑橘　　枇杷

芒果　　核桃　　杨桃

无花果　　莲藕　　梨　　冬菜

恶心、呕吐时宜食

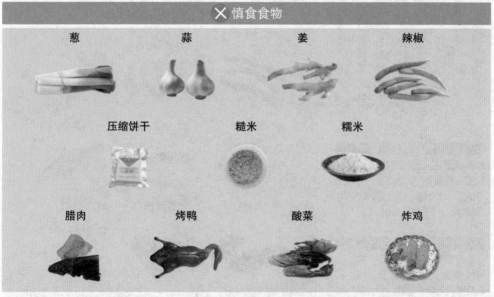

✘ 慎食食物

葱　　蒜　　姜　　辣椒

压缩饼干　　糙米　　糯米

腊肉　　烤鸭　　酸菜　　炸鸡

♻ 生活一点通

容易患胃癌的人群

①长期工作在含有大量烟尘、石棉和镍的环境。

②常吃腌渍蔬菜或烟熏肉和鱼等食物。

大肠癌

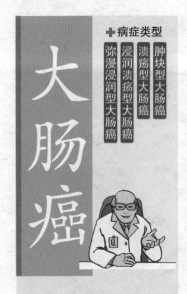

＋病症类型

弥漫浸润型大肠癌
浸润溃疡型大肠癌
溃疡型大肠癌
肿块型大肠癌

临床表现

①患者在排便时感觉到肛门深处疼痛，或有异常感，或觉得排便困难，经常有残便感，且频频产生便意等。②病久则出现慢性不完全性机械性肠梗阻的表现。③晚期会出现腹部包块、贫血、发热、全身无力、消瘦等症状。到后期会引起局部侵袭，出现骶部疼痛。

·病症简介·

大肠癌是常见恶性肿瘤之一，发病部位有直肠、乙状结肠、盲肠、升结肠、降结肠、横结肠。随着年龄的增长，发病率有所增高。

·致病原因·

①饮食因素，如高脂肪饮食、低纤维饮食；摄入酒精多；维生素A及微量元素缺乏等。②大肠的某些良性病变，如慢性溃疡性结肠炎、大肠腺瘤、血吸虫病等。③遗传因素，如家族性腺瘤性息肉病、遗传性非息肉病性结直肠癌等。

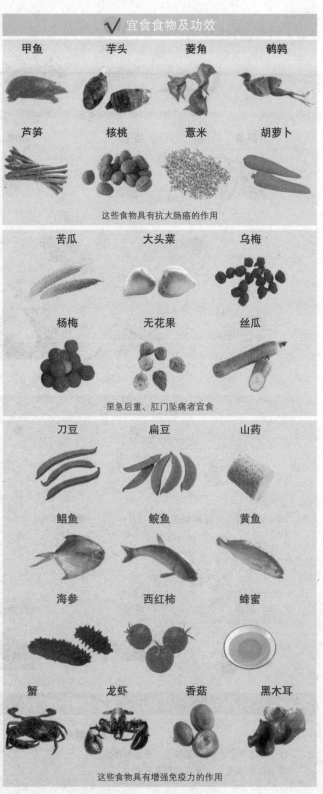

✔宜食食物及功效

甲鱼　芋头　菱角　鹌鹑

芦笋　核桃　薏米　胡萝卜

这些食物具有抗大肠癌的作用

苦瓜　大头菜　乌梅

杨梅　无花果　丝瓜

里急后重、肛门坠痛者宜食

刀豆　扁豆　山药

鲳鱼　鲩鱼　黄鱼

海参　西红柿　蜂蜜

蟹　龙虾　香菇　黑木耳

这些食物具有增强免疫力的作用

✔ 宜食食物及功效

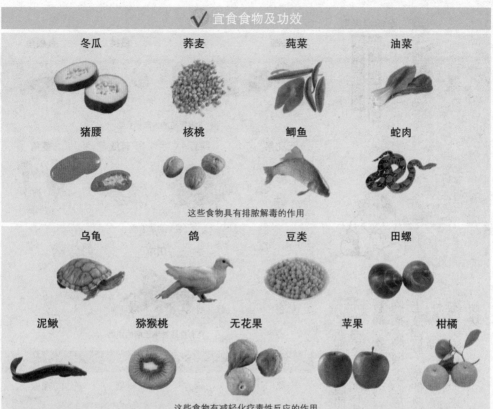

| 冬瓜 | 荞麦 | 莼菜 | 油菜 |
| 猪腰 | 核桃 | 鲫鱼 | 蛇肉 |

这些食物具有排脓解毒的作用

| 乌龟 | 鸽 | 豆类 | 田螺 |
| 泥鳅 | 猕猴桃 | 无花果 | 苹果 | 柑橘 |

这些食物有减轻化疗毒性反应的作用

✘ 慎食食物

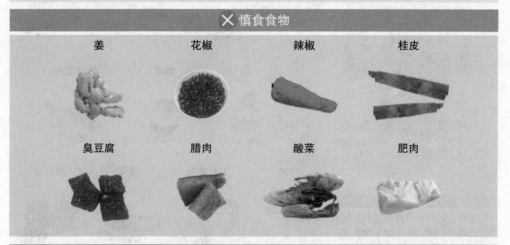

| 姜 | 花椒 | 辣椒 | 桂皮 |
| 臭豆腐 | 腊肉 | 酸菜 | 肥肉 |

♻ 生活一点通

　　高脂肪、高蛋白、低纤维素的所谓西方饮食被认为与直肠癌发生有关。而现代人的饮食结构最为典型的就是高热量、高脂肪、高蛋白、低纤维素，即"三高一低"。这样的饮食结构大大增加了患病概率，因此，一定要注意合理膳食，谨防疾病。

　　大肠癌患者一定要保持积极乐观的情绪，注意锻炼膀胱功能，进行适当体育锻炼。切忌悲观、抑郁、急躁易怒。

恶性淋巴瘤

+病症类型
霍奇金淋巴瘤
非霍奇金淋巴瘤

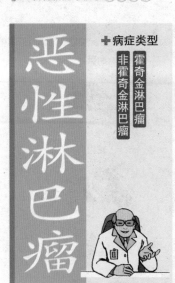

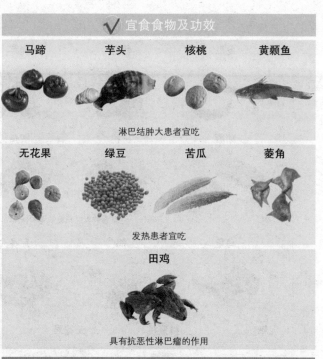

| 马蹄 | 芋头 | 核桃 | 黄颡鱼 |

淋巴结肿大患者宜吃

| 无花果 | 绿豆 | 苦瓜 | 菱角 |

发热患者宜吃

田鸡

具有抗恶性淋巴瘤的作用

✗慎食食物

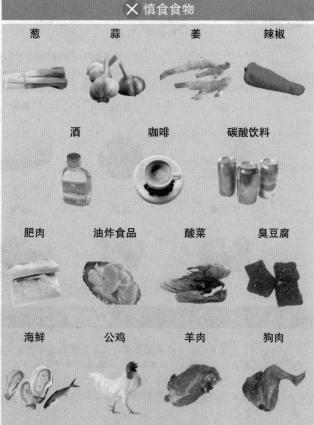

| 葱 | 蒜 | 姜 | 辣椒 |

| 酒 | 咖啡 | 碳酸饮料 |

| 肥肉 | 油炸食品 | 酸菜 | 臭豆腐 |

| 海鲜 | 公鸡 | 羊肉 | 狗肉 |

临床表现

恶性淋巴瘤的早期信号和常见症状为：浅表淋巴结肿大，发热，盗汗，乏力，消瘦；腹痛、腹部包块；鼻出血、咽痛、咽部异物感；胸痛、胸闷、上腔静脉压迫症（头颈部充血肿胀、上肢浮肿、颈静脉怒张、呼吸困难）；皮肤恶性淋巴瘤开始为红斑，外形如牛皮癣，继而呈不规则斑块状，进而呈皮肤肿物，或呈蘑菇状硬块。

·病症简介·

恶性淋巴瘤与机体免疫系统功能状态密切相关，既不同于其他实体恶性淋巴肿瘤，也有别于血液肿瘤，其症状错综复杂。

·致病原因·

恶性淋巴瘤的发生与慢性感染、长期接触放射线、使用肾上腺激素、长期的情绪抑郁等有密切关系。

胰腺癌

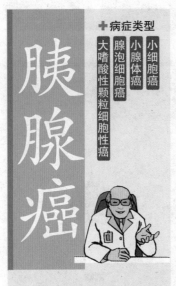

＋病症类型

大嗜酸性颗粒细胞性癌
腺泡细胞癌
小腺体癌
小细胞癌

临床表现

胰腺癌的临床表现与胰腺癌肿块的部位及侵犯范围有关。发生于胰头者，患者主要出现黄疸，多数情况下不伴腹痛；发生于胰体、尾者，常因放射至腰背部的腹痛和腹部肿块而就诊。其他临床表现还包括消瘦、恶心、呕吐、乏力，甚至恶病质。

·病症简介·

胰腺癌是一种临床表现隐匿、发病迅速、预后不良的消化系统恶性肿瘤疾病。近年来，胰腺癌的发病率逐年上升。

·致病原因·

目前公认吸烟是危险的致病因素，吸烟者患胰腺癌的概率是非吸烟者的1.5倍。接触化学物质多的人发病机会似乎较常人多。长期大量饮咖啡、饮酒，患有胆石症、肝硬化、糖尿病以及慢性胰腺炎等均与胰腺癌的发生有一定关系。

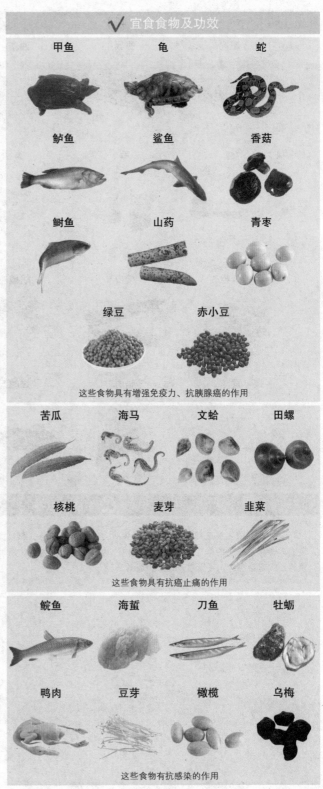

√ 宜食食物及功效

甲鱼　　龟　　蛇

鲈鱼　　鲨鱼　　香菇

鲥鱼　　山药　　青枣

绿豆　　赤小豆

这些食物具有增强免疫力、抗胰腺癌的作用

苦瓜　　海马　　文蛤　　田螺

核桃　　麦芽　　韭菜

这些食物具有抗癌止痛的作用

鲩鱼　　海蜇　　刀鱼　　牡蛎

鸭肉　　豆芽　　橄榄　　乌梅

这些食物有抗感染的作用

257

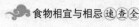

✕ 慎食食物

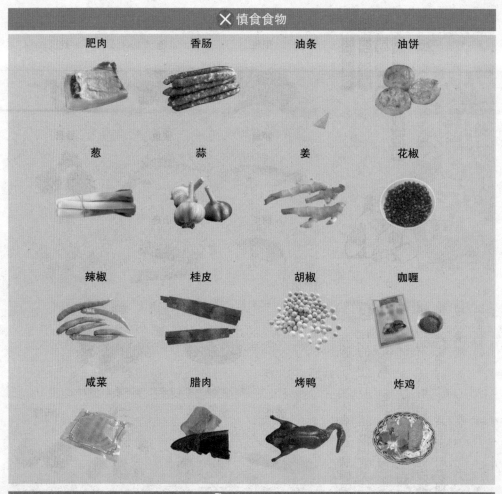

肥肉	香肠	油条	油饼
葱	蒜	姜	花椒
辣椒	桂皮	胡椒	咖喱
咸菜	腊肉	烤鸭	炸鸡

♻ 生活一点通

　　调动病人的主观能动性，正确对待疾病，保持乐观精神，积极配合各种治疗。评估病人焦虑程度及造成其焦虑、恐惧的原因，如出现植物神经功能紊乱，体内皮质脂酮浓度变化，要及时缓解病人紧张、烦躁、忧虑等情绪，可服用丹莲安神胶囊。

第三章
特定人群饮食
相宜与相忌

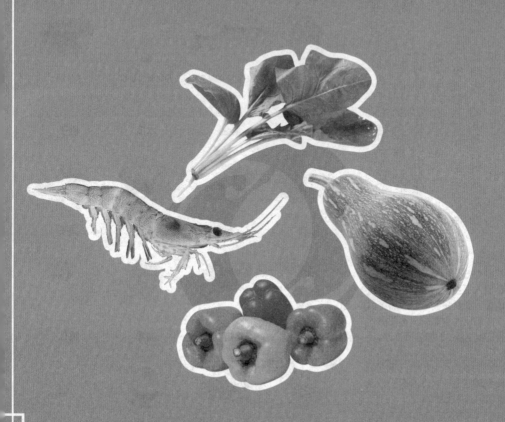

特定时期的人群

处于不同时期的人群，对饮食也有不同的需求。合理饮食就是要根据个人需求量身订制膳食方案。吃对食物，吃出好身体。

孕妇

温馨提示

①孕妇不宜长期吃土豆，因为土豆中含有生物碱，过多食用会影响胎儿正常发育。

②慎食热性调料，如小茴香、八角、花椒、胡椒等。

简介

处于怀孕期的妇女与一般的妇女不一样，其胎儿所需要的一切营养均由母体供给。

如果孕妇食物选择不当，营养不良或营养过剩，都会导致胎儿畸形。胎儿是否健康，怀孕期的饮食安排尤为关键。

·宜食须知·

①要摄入优质蛋白，以增加营养。②要摄入适当碳水化合物，以提高能量。③要保证适当的热量供应，以满足代谢需求。④要摄入适当的维生素，以增强抵抗力。

·忌食须知·

不喝刺激性的、冰冷的饮品，以免影响胎儿生长发育。

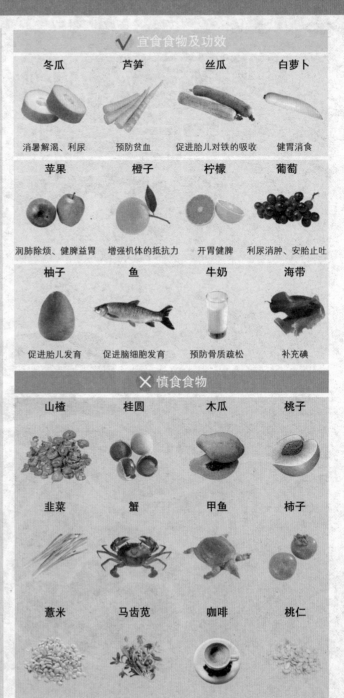

✓ 宜食食物及功效

冬瓜	芦笋	丝瓜	白萝卜
消暑解渴、利尿	预防贫血	促进胎儿对铁的吸收	健胃消食
苹果	橙子	柠檬	葡萄
润肺除烦、健脾益胃	增强机体的抵抗力	开胃健脾	利尿消肿、安胎止吐
柚子	鱼	牛奶	海带
促进胎儿发育	促进脑细胞发育	预防骨质疏松	补充碘

✗ 慎食食物

山楂	桂圆	木瓜	桃子
韭菜	蟹	甲鱼	柿子
薏米	马齿苋	咖啡	桃仁

产妇

孕妇产后，内外生殖器的血管多有损伤，若马上服用人参，会影响血管的愈合，导致流血不止，且人参属热性药物，服用过多会使产妇上火或引起婴儿食热。因此，人参应在产后七天，伤口基本愈合时服用。

简介

分娩后为补充营养和有充足的奶水，一般都重视产后的饮食滋补。其实大补特补既浪费又有损健康。滋补过量容易导致肥胖，肥胖会使体内糖和脂肪代谢失调，引发各种疾病。因此产妇要注意日常生活中的饮食搭配。

·宜食须知·

①食物种类应齐全、多样化，不要偏食。②要补充足够的优质蛋白，以保证婴儿的生长发育。

·忌食须知·

①不可大补特补，滋补过量会导致产妇和婴儿的肥胖，且有损身体。②不可立即节食，否则有害身体。

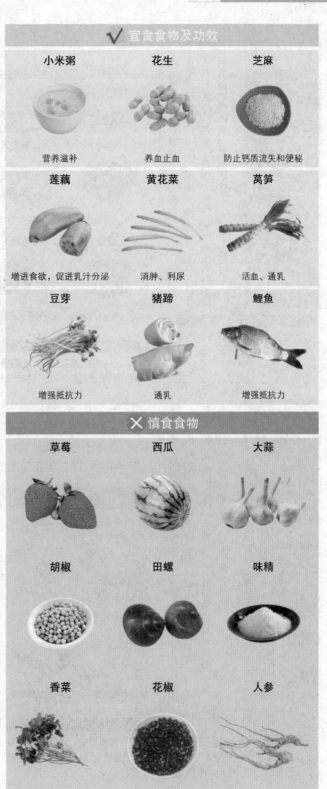

✔ 宜食食物及功效

小米粥	花生	芝麻
营养滋补	养血止血	防止钙质流失和便秘

莲藕	黄花菜	莴笋
增进食欲，促进乳汁分泌	消肿、利尿	活血、通乳

豆芽	猪蹄	鲤鱼
增强抵抗力	通乳	增强抵抗力

✕ 慎食食物

草莓	西瓜	大蒜
胡椒	田螺	味精
香菜	花椒	人参

准备受孕的人

💬温馨提示

准备受孕者不仅在饮食上要多加注意，其生活行为也会对胎儿造成一定的影响。因此，夫妻双方要养成良好的生活习惯，合理安排作息时间，平时加强锻炼以增强体质，忌吸烟饮酒，保持心情放松。

· 忌食须知 ·

①忌食非全熟的肉类，食用未熟肉类可引起弓形体病。②忌食未洗净的蔬菜。

简介 很多人为了优生，会在怀孕期间或是产期注意安排饮食，以加强营养，其实，双方孕前的准备对于孕妇和胎儿的健康也是至关重要的。因此，夫妻双方应在孕前做好身体和心理的准备。

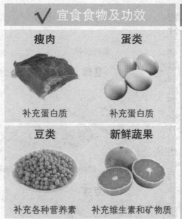
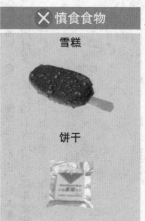

√ 宜食食物及功效		✕ 慎食食物
瘦肉	蛋类	雪糕
补充蛋白质	补充蛋白质	
豆类	新鲜蔬果	饼干
补充各种营养素	补充维生素和矿物质	

· 宜食须知 ·

①应多食富含优质蛋白、维生素、微量元素的食品。②宜服用叶酸，以降低胎儿脊柱裂和其他神经方面问题的发生率。

考试期的学生

💬温馨提示

由于考生平时学习紧张，大脑长期处于工作状态，因此，家长在孩子进餐之时，应给孩子创造一个轻松、和谐的环境，使孩子的身心都能得到较好的休息，进而更有效率地进行下一轮的学习。

· 宜食须知 ·

①多食用富含蛋白质和脂肪类的食物。②多食用碳水化合物类食物。

简介 参加考试的学生精神压力大，用脑过度，对能量和营养的需求都很高。过重的学习压力会造成学生们食欲不佳，抵抗力减弱，甚至发生疾病。因此，在这一特殊时期，要在学生的营养方面多下功夫。

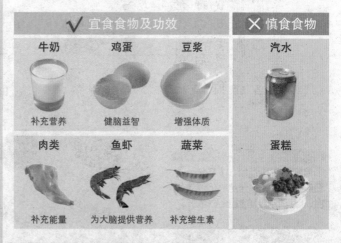

√ 宜食食物及功效			✕ 慎食食物
牛奶	鸡蛋	豆浆	汽水
补充营养	健脑益智	增强体质	
肉类	鱼虾	蔬菜	蛋糕
补充能量	为大脑提供营养	补充维生素	

· 忌食须知 ·

①不宜食冷食。过量食用冷食会影响人体对食物营养的吸收。②不宜喝饮料。饮料含有较多糖精，会影响消化和食欲，从而增加肠胃负担。

生理期的女性

💬温馨提示

女性生理期的不适，可通过饮食来调整。若月经常提早来的人，应减少肉类的食用，多食富含维生素 C 的食物。若月经迟迟不来，应少吃或不吃冷食，多吃肉。经期前两天，应多食用补血的食品。

· 忌食须知 ·

①不要吃生冷瓜果及冷饮等性寒的食品。②忌食酒及辛辣食物。③忌食浓茶、咖啡等饮料。

简介 青春期少女一般在 12 ~ 14 岁时开始出现月经，直到 50 岁左右。月经一般都会按月而行，每个月的行经期也就是月经期。青春期少女因为有着这一明显的生理特征，在饮食上更应特别注意。

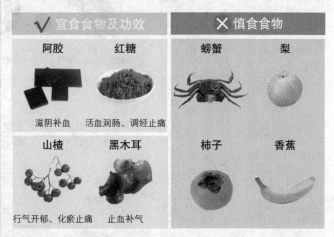

✔ 宜食食物及功效		✘ 慎食食物	
阿胶	红糖	螃蟹	梨
滋阴补血	活血润肠、调经止痛		
山楂	黑木耳	柿子	香蕉
行气开郁、化瘀止痛	止血补气		

· 宜食须知 ·

①多吃些性平且温、易消化、营养丰富的食物。②注意食用补气补血的食物，不要食用辛辣耗气的食物。

变声期的青少年

💬温馨提示

变声期的少年在进餐的时候应注意食物的充分咀嚼，切忌快速进食，以免食物中的硬颗粒对喉咙造成伤害。此外，细嚼慢咽还有利于肠胃的消化和吸收。

· 宜食须知 ·

①注意胶原蛋白和弹性蛋白的摄入，这是构成发音器官的重要营养物质。②多补充钙质，以促进甲状软骨的发育。

简介 变声期是指 14 ~ 16 岁的青少年因喉头、声带增长而伴随的声音嘶哑、音域狭窄、发音疲劳、局部充血水肿、分泌物增多从而导致说话、唱歌时的声音发生变化并持续半年至一年的时期。

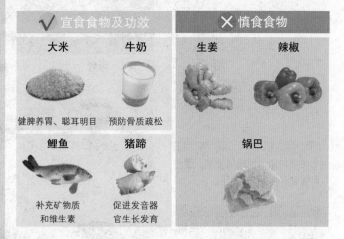

✔ 宜食食物及功效		✘ 慎食食物	
大米	牛奶	生姜	辣椒
健脾养胃、聪耳明目	预防骨质疏松		
鲤鱼	猪蹄	锅巴	
补充矿物质和维生素	促进发音器官生长发育		

· 忌食须知 ·

①少吃辛辣刺激性食物。②不食油炸类且干燥的食物，以避免对喉咙造成损伤。

更年期的妇女

温馨提示

更年期的女性应坚持运动和锻炼，减缓体力下降，使自己有充足的精力和体力投入到工作和生活中；要注意劳逸结合，工作、生活应有规律；定期做妇科检查，以达到早期防治疾病的目的。

简介

女性到了更年期，由于月经变化很大，身体激素影响会出现代谢紊乱、贫血、骨质疏松、高血压等症状。因此，更年期女性更应该注意饮食养生、营养调节，以预防和调治更年期女性生理功能变化。

· 宜食须知 ·

①多食用富含钙质的食品。②多食可滋阴、补血的食品。

· 忌食须知 ·

①不宜多食高糖、高脂的食物。②不宜多食咖啡、茶、可乐等饮料。③不宜多食辛辣食物。④不宜多食热性食物。⑤忌抽烟饮酒。

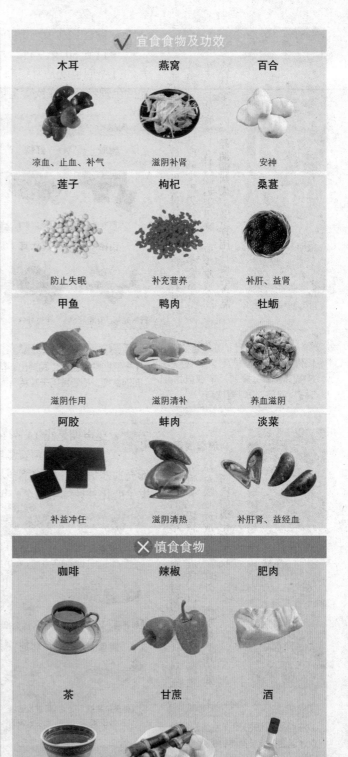

✔ 宜食食物及功效

木耳	燕窝	百合
凉血、止血、补气	滋阴补肾	安神

莲子	枸杞	桑葚
防止失眠	补充营养	补肝、益肾

甲鱼	鸭肉	牡蛎
滋阴作用	滋阴清补	养血滋阴

阿胶	蚌肉	淡菜
补益冲任	滋阴清热	补肝肾、益经血

✘ 慎食食物

咖啡	辣椒	肥肉
茶	甘蔗	酒

特定年龄的人群

从婴幼儿到老年人，不同年龄层人各有不同的身体状况，因而在日常饮食中应该依据不同的需求而进行合理搭配，尽量让食物营养能最大化吸收。

婴幼儿

🍃温馨提示

婴儿的新陈代谢旺盛，水的需求量比成人大，而且肾脏功能发育不成熟，排出体内的废物需要大量的水分参与。父母要注意随时给婴儿补充水分。

简介

婴幼儿在生长发育的重要时期，需要大量的营养物质，如果喂养得好，发育就好，少得病。同时，婴幼儿的肠胃尚未发育成熟，消化能力不强，咀嚼能力有限，所以要注意供给富有营养的食物。

·宜食须知·

①宜多吃谷类食品。②宜多摄取优质蛋白和钙。③宜多吃蔬菜、水果等，多补充维生素和微量元素。

·忌食须知·

①忌给婴幼儿多食富含铁的食品。②忌给婴幼儿喂低脂甚至脱脂的食物。③忌盲目给孩子补钙。④忌给婴幼儿食用过多甜食。

✔ 宜食食物及功效

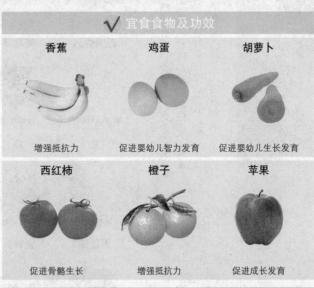

香蕉	鸡蛋	胡萝卜
增强抵抗力	促进婴幼儿智力发育	促进婴幼儿生长发育
西红柿	橙子	苹果
促进骨骼生长	增强抵抗力	促进成长发育

✘ 慎食食物

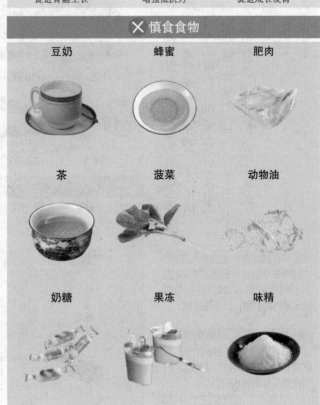

豆奶	蜂蜜	肥肉
茶	菠菜	动物油
奶糖	果冻	味精

儿童

温馨提示

父母应多给孩子补充谷类食物，因为谷类不仅能给人类提供大量的热量和蛋白质、碳水化合物及相当一部分矿物质，其 B 族维生素、不饱和脂肪酸都是大脑必需的营养成分。

简介

儿童正处于生长发育期，合理的营养对他们的生长发育和健康成长起着决定性的作用，同时也为他们具有高度的活动能力和良好的学习能力提供了物质基础。在这个时期，营养不良不但影响少年儿童生长发育，而且有碍于智力的发育和身心的健康。

·宜食须知·

①营养要全面，粗细搭配好。②摄入足够的蛋白质，以增加营养。③食用富含钙的食物，以强健骨骼。

·忌食须知·

①不可暴饮暴食，否则会增加肠胃负担。②不可食用过多糖，否则会使牙齿釉质脱矿。

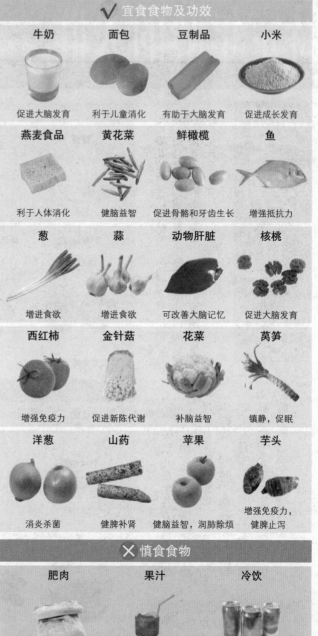

✔ 宜食食物及功效

牛奶	**面包**	**豆制品**	**小米**
促进大脑发育	利于儿童消化	有助于大脑发育	促进成长发育
燕麦食品	**黄花菜**	**鲜橄榄**	**鱼**
利于人体消化	健脑益智	促进骨骼和牙齿生长	增强抵抗力
葱	**蒜**	**动物肝脏**	**核桃**
增进食欲	增进食欲	可改善大脑记忆	促进大脑发育
西红柿	**金针菇**	**花菜**	**莴笋**
增强免疫力	促进新陈代谢	补脑益智	镇静，促眠
洋葱	**山药**	**苹果**	**芋头**
消炎杀菌	健脾补肾	健脑益智，润肺除烦	增强免疫力，健脾止泻

✘ 慎食食物

肥肉	**果汁**	**冷饮**
咸鱼	**浓茶**	**人参**

青少年

简介 青少年时期是生长发育的旺盛时期，加之活动量大，学习负担重，对能量和营养的需求都很大。因此，饮食宜富有营养，以满足生长发育的需要。

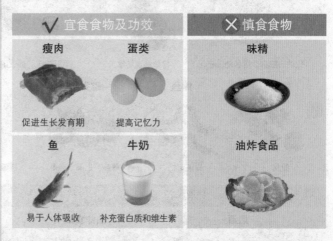

✔ 宜食食物及功效		✘ 慎食食物
瘦肉	蛋类	味精
促进生长发育期	提高记忆力	
鱼	牛奶	油炸食品
易于人体吸收	补充蛋白质和维生素	

· 宜食须知 ·

①注意摄入足够的优质蛋白，以保证发育的顺利进行。②要注意食用富含铁的食物，避免引起缺铁性贫血。③多食用富含钙的食物，以促进骨骼的成长。④多食维生素含量高的鲜蔬水果。⑤多吃谷类，保证充足的能量，青少年对热量的需要高于成人，且男性高于女性。

成年人

💬温馨提示

许多老年时期的疾病正是因为成年时期不注意饮食和生活作息而落下病根造成的。因此，成年人不仅要在饮食方面多下功夫，更要注意平时多做运动及合理安排休息，以保持身心良好的状态。

· 宜食须知 ·

① 摄入足够的优质蛋白和碳水化合物，保证能量的正常供应。②多食维生素含量高的鲜蔬水果。③多吃谷类，做到粗细搭配。

简介 成年人是指已过生长发育期，身体和心理都进入生命中状态最好的时期。这个阶段的人活动量大，精神压力和负担较重。合理的饮食不仅可以满足其对能量和营养的需求，而且也可作为一个饮食疗法，对其身心的健康发展有着很大的作用。

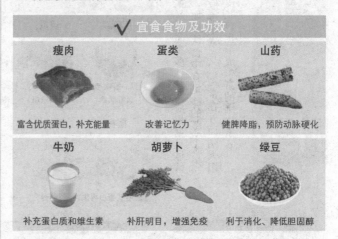

✔ 宜食食物及功效		
瘦肉	蛋类	山药
富含优质蛋白，补充能量	改善记忆力	健脾降脂，预防动脉硬化
牛奶	胡萝卜	绿豆
补充蛋白质和维生素	补肝明目，增强免疫	利于消化、降低胆固醇

· 忌食须知 ·

①忌不吃早餐。②忌过多食用肥肉和胆固醇过高的食物。③避免暴饮暴食。

✔ 宜食食物及功效

大豆	黑木耳	芹菜	南瓜
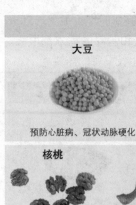			
预防心脏病、冠状动脉硬化	排除肠道堵塞	平肝降压、促进消化	清除体内的有害物质

核桃	鳝鱼	猕猴桃	橙子	番石榴
健脑	提高记忆力	解热、止渴、通淋	降低胆固醇和血脂	预防癌症

✘ 慎食食物

烟酒	油炸食品	肥肉

中年女性

💗温馨提示

女性服用维生素并非多多益善，应根据具体情况具体对待。如果饮食中有足够的蔬菜水果，可以不用加取维生素C，经常在外面晒太阳的人，可由皮肤转化形成丰富的维生素D。

简介 女性由于生理期的原因，身体各种状况较多，尤其到了更年期，身体激素影响会出现代谢紊乱、贫血和骨质疏松等症状。因此，饮食养生调节对女性来说，尤为重要。

✔ 宜食食物及功效			✘ 慎食食物
花菜	丝瓜	豌豆	雪糕
减少心脏病与中风发病率	保护皮肤、清除块斑	使皮肤柔润光滑	
樱桃	番石榴	桂圆	咖啡
促进血红蛋白再生	预防癌症	补益心脾、养血宁神	

· 忌食须知 ·

①忌食用过量甜食，以预防胆结石。②少食高脂肪、高胆固醇的食物。

· 宜食须知 ·

①宜补充维生素C，以延缓衰老。②宜多食富含维生素D的食物，以预防骨质疏松。③宜多食含有维生素E的食物，以抗衰老，防癌抗癌。

中年男性

💗温馨提示

许多中年男性为了工作或夜间娱乐而熬夜，长时间如此，势必会影响机体的生理功能。如果晚上感到头昏思睡不要硬撑，也不要用咖啡、浓茶去刺激神经，以免发生神经衰弱、高血压、冠心病等。

简介

中年男性是指40岁以后的男性，其身材一般较女性高大，故需要更多的热量。此外，男人的胆固醇代谢经常遭到破坏，易患心脏病、中风、心肌梗死和高血压等疾病，因此，要注意饮食的安排。

·宜食须知·

①摄入富含纤维的食物，以加强肠胃的蠕动，降低胆固醇。②宜食富含镁的食物，有助提高男性的生育能力。

·忌食须知·

①不食用动物性脂肪及胆固醇含量高的食物，避免胆固醇过高。②不吸烟、喝酒。③忌多食甜食，避免细胞老化速度加快。

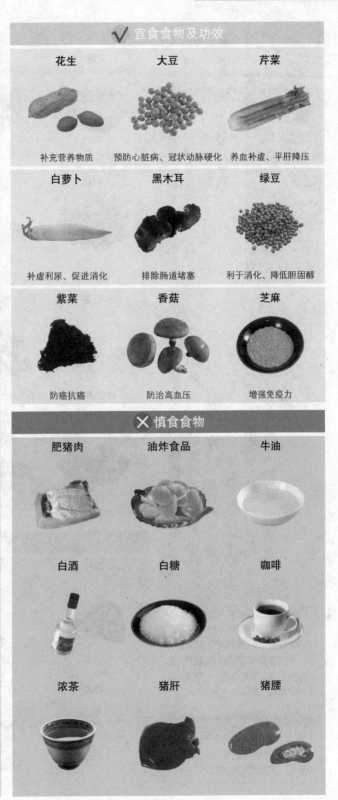

✔ 宜食食物及功效

花生	大豆	芹菜
补充营养物质	预防心脏病、冠状动脉硬化	养血补虚、平肝降压
白萝卜	黑木耳	绿豆
补虚利尿、促进消化	排除肠道堵塞	利于消化、降低胆固醇
紫菜	香菇	芝麻
防癌抗癌	防治高血压	增强免疫力

✘ 慎食食物

肥猪肉	油炸食品	牛油
白酒	白糖	咖啡
浓茶	猪肝	猪腰

老年人

老年人要保持每天多喝些水，即使不感到口渴也要喝。其标准为每天1000至1500毫升，而且在饭前半小时喝，更可以增加食欲，同时也有益于老年人的全身健康。

简介

人进入老年期，体内细胞的新陈代谢逐渐减弱，生理功能减退，消化系统的调节适应能力也在下降。一系列的生理变化，势必使老年人的营养需要也发生相应的变化。因此要相应地进行饮食方面的调整，才能合理、科学地让老人获取到足够的营养，维持身体健康。

· 宜食须知 ·

①多食具有健补脾胃、益气养血作用的食物。②应食用含有丰富蛋白质、维生素、矿物质的特色食物。③少食多餐，营养均衡，口味清淡。④多吃粗粮、蔬菜、水果。

· 忌食须知 ·

①老年人忌多食生冷之物。②老年人忌食高糖高盐食物。③忌食高脂肪、高胆固醇食物。

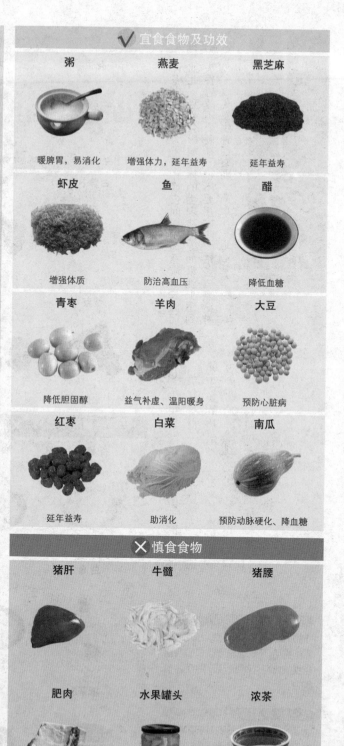

√ 宜食食物及功效

粥	燕麦	黑芝麻
暖脾胃，易消化	增强体力，延年益寿	延年益寿
虾皮	鱼	醋
增强体质	防治高血压	降低血糖
青枣	羊肉	大豆
降低胆固醇	益气补虚、温阳暖身	预防心脏病
红枣	白菜	南瓜
延年益寿	助消化	预防动脉硬化、降血糖

✗ 慎食食物

猪肝	牛髓	猪腰
肥肉	水果罐头	浓茶

特定职业的人群

不同环境中的人群对营养的需求也是不一样的。平衡营养要因人、因时制宜，适当加以调节。因此，我们应该根据自己的工作环境和性质来调节好自己的营养。

脑力劳动者

温馨提示

脑力劳动者在进食时，如果只吃精制的米面等主食，会破坏血液中的酸碱平衡，容易引起疲劳、健忘、焦躁。不宜饮食过饱，从事脑力劳动工作的人吃得过饱后，会使大脑活动节奏减慢，工作效率降低。

简介 脑力劳动者普遍有久坐于办公桌前的问题，造成四肢血液循环不良、静脉曲张或手脚酸麻等现象。也由于思维劳动强度较大，易患神经衰弱综合征。

宜食食物及功效

动物肝脏	胡萝卜	花生	核桃
增强免疫力	增强抵抗力	增强记忆	健脑

宜食须知

①宜多摄入富含维生素A、维生素C及B族维生素的食物。②宜多摄入富含糖类的食品。③宜多摄入富含优质蛋白质的食物。④宜多摄入富含不饱和脂肪酸的食物。⑤宜多摄入富含脑磷脂的食物。

体力劳动者

温馨提示

许多老年时期的疾病正是因为成年时期不注意饮食和生活作息而落下病根造成的。因此，成年人不仅要在饮食方面多下功夫，更要注意平时多做运动及合理安排休息，以保持身心良好的状态。

简介 体力劳动者多以肌肉、骨骼的活动为主，他们能量消耗多，需氧量高，物质代谢旺盛。劳动者还可能接触一些有害物质，所以要通过合理膳食，在一定程度上减少或消除这些有害物质对身体的影响。

宜食食物及功效

黑木耳	猪血	胡萝卜	猕猴桃
清理肠胃	易于毒素排出体外	防止呼吸道感染	解热、止渴、通淋

橙子	南瓜	木瓜	动物肝脏
降低胆固醇和血脂	清除体内的有害物质	护肝降血脂、抗炎抑菌	保护呼吸道

宜食须知

①宜加大饭量来获得较高的热量。②要科学地补充水分。③宜适当增加蛋白质的摄入。④宜补充充足的维生素和无机盐。

夜间工作者

温馨提示

夜间工作者除了要合理安排饮食外，还要重视身体锻炼。工作中如常感到无力，应到户外做做运动，可以增加体内血红蛋白的数量，提高机体抵抗力，还能提高大脑皮层的工作效率，增强心肺功能。

·忌食须知·

①忌为了提神，过量食用有刺激性的饮品。②忌多食甜食以补充能量，容易引起肥胖症。

简介 夜间工作者由于过着昼夜颠倒的生活，这对人体的生理和代谢功能都会产生一定的影响，有时会出现头晕、疲倦或者食欲不振的情况。因此，对于在夜间工作或长时间熬夜的人来说，在饮食上讲究是很有必要的。

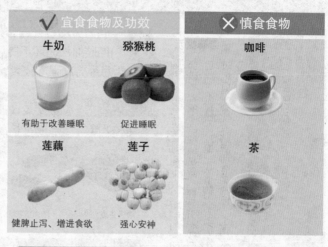

✔ 宜食食物及功效		✘ 慎食食物
牛奶	猕猴桃	咖啡
有助于改善睡眠	促进睡眠	
莲藕	莲子	茶
健脾止泻、增进食欲	强心安神	

·宜食须知·

①要注意补充维生素 A。②晚餐时多食用富含维生素 B 的食物，可有效保护神经组织、安定神经、舒缓焦虑。

高温工作者

温馨提示

高温环境下作业，人体大量出汗不仅造成体内水和钠的丢失，同时也造成钙、钾等丢失，当人体缺钾致红细胞内含钾量降低时，在高温环境下易发生中暑，所以饮食中应注意多种矿物质的补充。

简介 在高温环境下，人的体温调节、水盐代谢、血液循环等功能都会受到一定程度的影响，高温作业会使蛋白质代谢增强，从而引起腰酸背痛、头晕目眩、体弱多病、代谢功能衰退等症状。

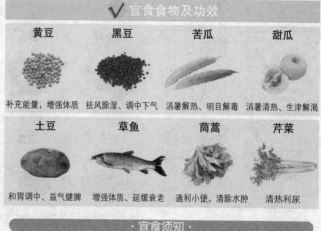

✔ 宜食食物及功效			
黄豆	黑豆	苦瓜	甜瓜
补充能量，增强体质	祛风除湿、调中下气	消暑解热、明目解毒	消暑清热、生津解渴
土豆	草鱼	茼蒿	芹菜
和胃调中、益气健脾	增强体质、延缓衰老	通利小便，清除水肿	清热利尿

·宜食须知·

①应多补充蛋白质。高温作业会使蛋白质分解代谢增加，若蛋白质长期不足，则可能会造成负氮平衡。②注意补充多种矿物质，以维持正常的代谢活动。③应用富含维生素的食物，以维持正常的生理功能。④要注意水、盐的补充。

低温工作者

冬天是蔬菜的淡季，因此，往往冬季过后，人体会出现维生素不足，如缺乏维生素C。因此，人们可适当吃些薯类，如红薯、土豆等。它们均富含维生素C、维生素B，还有维生素A。

简介 在低温环境中，体热散失加速，基础代谢率增高。此外，低温会使甲状腺素的分泌增加，使物质的氧化过程加速，机体的散热和产热能力都明显增加。因此，低温工作者应在饮食上多加注意。

· 宜食须知 ·

①注意补足热量，提高蛋白质的摄入量。②增加维生素的摄入量。③补充矿物质。寒冷的天气迫使机体消耗钙、钠来加强产热功能，因此，要多补充钙和钠。④调味时可适当增加食盐量，这样可以使机体产热功能加强。

✔ 宜食食物及功效

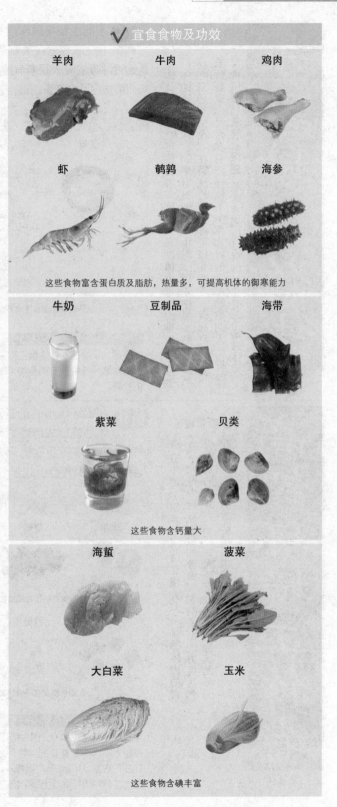

羊肉　牛肉　鸡肉

虾　鹌鹑　海参

这些食物富含蛋白质及脂肪，热量多，可提高机体的御寒能力

牛奶　豆制品　海带

紫菜　贝类

这些食物含钙量大

海蜇　菠菜

大白菜　玉米

这些食物含碘丰富

汞环境工作者

中医认为，绿豆可解百毒，可有效帮助体内毒物的排泄，促进机体的正常代谢。如遇有机磷农药中毒、铅汞中毒、酒精中毒或吃错药等情况，在医院抢救前都可以先灌下一碗绿豆汤进行紧急处理，经常在有毒环境下工作或接触有毒物质的人，应经常食用绿豆来解毒保健。经常食用绿豆可以补充营养，增强体力。

简介 汞的主要接触作业有汞矿开采和冶炼，电器制造，化工，仪器仪表制造，军火及医药等。汞中毒主要是通过呼吸道吸入汞蒸气或化合物气溶胶，汞进入血液后，与血清蛋白及血红蛋白结合，蓄积在体肉，引起脏器病变。

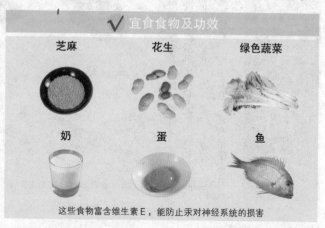

✔ 宜食食物及功效

| 芝麻 | 花生 | 绿色蔬菜 |
| 奶 | 蛋 | 鱼 |

这些食物富含维生素E，能防止汞对神经系统的损害

·宜食须知·

①要摄入足够的动物性蛋白和豆制品，以减轻体内汞的毒性。②多食富含硒与维生素E的食物，以减轻汞的中毒症状。③少食脂肪高的食物。

高铅环境工作者

高铅环境工作者可通过食用大蒜来排除体内的毒素，大蒜中含有大量的辣素，它的杀菌能力可达到青霉素的十分之一，其大蒜素可与铅结合成无毒的化合物，能有效防治铅中毒。

简介 高铅环境指的是铅及其化合物大量存在并可对人体功能造成危害的环境，例如印刷、油漆、陶瓷、玻璃、冶金等行业，铅元素可通过消化道和呼吸道进入人体，过量积蓄会引起慢性或急性中毒。

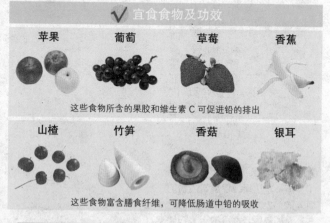

✔ 宜食食物及功效

| 苹果 | 葡萄 | 草莓 | 香蕉 |

这些食物所含的果胶和维生素C可促进铅的排出

| 山楂 | 竹笋 | 香菇 | 银耳 |

这些食物富含膳食纤维，可降低肠道中铅的吸收

·宜食须知·

①及时补充维生素C。因为铅可促进维生素C的消耗，因此，要注意摄入富含维生素C的食物。②供给足够的蛋白质。优质蛋白可降低血铅浓度，从而降低中毒概率。③多食含有果胶、膳食纤维的食物，这些营养物质可降低肠道中铅的吸收。

第四章
四季养生
饮食宜忌

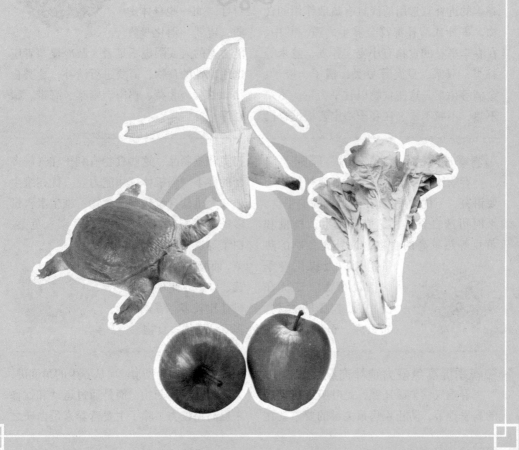

春 季

春天，万物生长，万象更新，《黄帝内经·素问》中写道：
"春三月，此谓发陈，天地俱生，万物以荣"。春季生物生
机盎然，人应随季节调养生气，使机体与外界统一

春季养生饮食宜忌

春季养生饮食之宜

⊙春季宜坚持平补或清补原则

春季是各种流行病多发的季节，所以饮食的调节显得尤为重要。中医学认为，春季的进补宜选用清淡且有疏散作用的食物，平补或清补都符合养生之道。其中，在春季平补的食物有小麦、荞麦、薏米等谷类，豆浆、豆腐等豆类，橘子、橙子、金橘等果类，这些食物以甘平为主，不寒不热，不腻不燥。在春季一定要根据自己的体质进行平补或清补。不同体质的人，在选取食物时该有针对性，如一些身体虚弱、胃弱、消化吸收能力差的人或阴虚不足者、肢冷畏寒者应选用凉性的食物，需要进行清补，这类食物如甘蔗、荠菜、鸭肉、紫菜、海带、绿豆等。

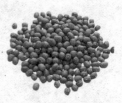

⊙春季饮食宜讲究"三优"原则

春季饮食除了讲究平补和清补外，还要讲究"三优"。一优在热量较高的主食，平时可选食谷类、芝麻、花生、核桃和黄豆等热量高的食物，以补充冬季的热量消耗以及提供春季的活动所需。二优在蛋白质丰富的食物，如鱼肉、畜肉、鸡肉、奶类和豆制品，这些食物有利于在气候多变的春季增强机体抗病能力。三优在维生素和无机盐含量较多的食物，维生素含量多的食物有西红柿、韭菜、芹菜、苋菜、白菜等这样的新鲜蔬菜，而海带等海产品，黄、红色水果中含无机盐比较多。春季应多吃"三优"食物。

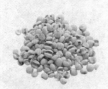

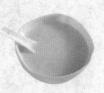

⊙春季提高免疫力宜补充维生素

春季气候乍暖还寒，是呼吸道传染病的高发季节，防止疾病最关键的要素就在于提高身体的免疫力。而从养生的角度讲，关键不在服用药物，而是通过运动和饮食来提高免疫力。除了主要营养素蛋白质之

外，维生素是提高免疫力的首选。如维生素C就能制造干扰素（能破坏病毒、保护白血球），在感冒时，可用维生素C来增强免疫力。再如维生素E能增强抗体免疫力，清除过滤性病毒、细菌和癌细胞，维持白血球的稳定。而如果人体缺乏β-胡萝卜素，就会严重削弱身体对病菌的抵抗力。叶酸、维生素B$_{12}$、烟碱酸和人体免疫力也是密切相关的，春季提高免疫力必须保证营养素的充足。

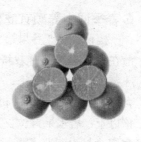

⊙春季饮食宜适当吃点甜食

人体饮食要五味调和，才能身强体健。在春天，从养生的角度讲，应该适当增加甜味食物的摄入，这对身体健康是很有好处的。古代养生著作《摄生消息论》里就曾指出："当春之时，食味宜减酸益甘，以养脾气。"春季饮食应以养肝为先，多吃甜食有利于加强肝、脾、胃的功能。春季应当进食的甜味食物主要有红糖、蜂蜜、花菜、胡萝卜等。同时，春季不能吃过多的酸味食物，更不能过食大辛大热如羊肉、狗肉等食物，否则耗气伤阴。

⊙春季助阳活血宜吃韭菜

韭菜又名起阳菜、长生韭、扁菜等，性温，味甘辛。据研究，韭菜叶内含有蛋白质、矿物质、粗纤维和硫化物等，具有降低血脂的作用，对高血脂和冠心病人有益。不过，韭菜最为人称道的还是它的温肾壮阳作用。韭菜有"春香，夏辣，秋苦，冬甜"之说，以春韭为最好。春天气候冷暖不一，需要保养阳气，而韭菜又是性温之物，最宜养人体阳气。韭菜无论是叶、根，还是种子，都可以入药。正是它的性味，也决定了夏天应该少食韭菜。

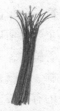

⊙春季养血明目宜多吃荠菜

荠菜又叫护生草、地米菜、香荠、鸡心菜等，属于十字花科，是一种营养丰富，极具药效的野菜。其性味平和，气清香，无毒，诸无所忌。荠菜的幼茎叶可供食用，富含蛋白质、胡萝卜素和多种维生素，还含有钙、磷、铁及大量粗纤维等成分，其营养价值高比一般的家种蔬菜高，值得一提的是胡萝卜素含量和胡萝卜相当，维生素C的含量比西红柿还要高。荠菜气味清香甘甜、味道鲜美，全草可入药。荠菜对高血压、尿血、鼻出血等病症有较好的防治作用，还能健脾、利水、止血、清热及明目。《现代实用中药》里说："止血，治肺出血，子宫出血，流产出血，月经过多，头痛，目痛或视网膜出血。"因此，荠菜被称为野菜中的上品。荠菜食用烹制方法很多，可拌、可炒、可烩、可做汤，还可做馅包饺子。如荠菜炒鸡片、荠菜烩豆腐、荠菜肉丝汤、荠菜春饼、荠菜馄饨等，都是春日餐桌上不可多得的野蔬佳肴。

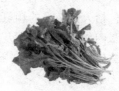

⊙春季调中养颜宜吃樱桃

樱桃素有"春果第一枝"的美誉，目前在中国各地都有栽培。樱桃果实肉厚，味美多汁，色泽鲜艳，营养丰富，其铁的含量尤为突出，超过柑橘、梨和苹果20倍以上，居水果首位，其维生素、矿物质和钾含量也很高。樱桃性温，味甘微酸，具有补中益气、调中益颜、健脾开胃的功效。春天食用樱桃可发汗、益气、祛风及透疹。樱桃不仅能调中止泄，亦可养颜美

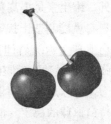

容，能使皮肤嫩白光滑，面色红润。对于烧伤、烫伤、冬日皮肤干燥皲裂均有奇效，如果用樱桃挤水涂搽患处，能使疼痛立止，防止起泡化脓。新鲜的樱桃如外涂还能治疗汗斑等病。不过需要注意，樱桃多食了会使人上火，身体阴虚火旺、鼻出血等症及患热病者应忌食或少食。

⊙春季化痰养肺宜吃枇杷

枇杷又叫卢橘，因果形状似琵琶而得名，与樱桃、梅子并称为"三友"。枇杷除了含有一般水果中的维生素等营养素之外，胡萝卜素的含量丰富，在水果中高居第三位。而且，其含糖的种类相当丰富，主要由葡萄糖、果糖和蔗糖组成。枇杷清香鲜甜，果味甘酸，性平，具有润燥、清肺、止咳、和胃、降逆之功效。其中所含的有机酸，能刺激消化腺分泌，对增进食欲、帮助消化吸收、止渴解暑有一定的作用；所含的苦杏仁苷，能够润肺止咳、祛

痰，治疗各种咳嗽，用于肺痿咳嗽、胸闷多痰。除果实外，枇杷叶及核也是常用的中药材：枇杷叶中含有以橙花叔醇和金合欢醇为主要成分的挥发油类，是有效的镇咳祛痰药，具有清肺胃热、降气化痰的功能，多用于治疗肺热干咳、胃痛、流鼻血、胃热呕秽；枇杷核则多用于治疗疝气、消除水肿。如此看来，在气候多变、

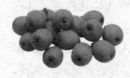

万物复苏的春季，枇杷对我们人体的医疗保健作用的确不容小视。

⊙春季消食化痰宜食春笋

阳春三月，细雨绵绵，气温渐暖，春笋旺发，因其肉质鲜嫩，洁白如玉，清香纯正，营养丰富，在宴席上配肉类烹炒，常作为山珍佳肴，故在民间有"蔬中第一品"的美誉。春笋含有充足的水分、丰富的植物蛋白、脂肪、糖类和维生素以及钙、磷、铁等矿物质，所含氨基酸高达16～18种，包括人体必需的赖氨酸、色氨酸、苏氨酸、苯丙氨酸、谷氨酸及胱氨酸等营养素。春笋作为佳蔬，可烧、炒、煮、炖、焖、煨，

还可以和多种食物相配，既可以和肉、禽类及海鲜等荤料合烹，也可辅以食用菌、叶菜类等素菜。中医临床研究认为，春笋味甘性寒，具有"利九窍，通血脉，化痰涎，消食胀"等功效，中国历代中医常用春笋治病保健：鲜春笋煮熟切片，以麻油、盐、姜、醋拌食，对热痰咳喘有良好的辅助治疗作用；用春笋煮粥、拌食，有解酒作用；春笋具有吸附脂肪、促进食物发酵、消化和排泄的功能，所以常食春笋对肥胖者、血脂较高者都大有裨益。

春季养生饮食之忌

⊙春季忌多食温热、辛辣食物

春季因为胃肠积滞较为严重，肝脏处于劣势状态，饮食方面忌多食温热、辛辣食物。中医认为"春日宜省酸增甘，以养脾气"，春季阳气升发，而辛辣发散为阳气，会加重体内的阳气上升、肝功能偏亢，人容易上火伤肝，而此时的胃部也处于虚弱状态。如果食用温热、辛辣的食物，必定有损胃气。所以春天宜多吃点甜味食物，以轻松疏散之品为主，这样既能吸收丰富营养，又具有发散作用，忌多吃温热、辛辣食物。适合春季食用的食物很多，主要有谷物、豆类、蛋类、食用菌和海产品等。

⊙春季孕妇忌食用荠菜

春季的荠菜能养血明目，但是孕妇在春季却是不能吃荠菜的。实验表明，荠菜的提取物醇有类似催产素的，可以让子宫收缩。如果孕妇食用荠菜，很容易导致妊娠下血或胎动不安，甚至流产。

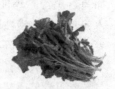

⊙春季食用菠菜忌去根

菠菜以其营养丰富、味道鲜美而成为春季餐桌上受欢迎的时令蔬菜之一。菠菜含有丰富的维生素和矿物质，如叶酸、钾和维生素D、维生素E等。但人们在择菠菜时，往往喜欢把根丢掉，原因就在于根太老，其实这是错误的。菠菜根除含有纤维素、维生素和矿物质外，大量的糖分营养都集中在菠菜的根部。如果把菠菜根配以洋生姜使用，可以控制或预防糖尿病的发生；把菠菜根在水中略烫之后，用芝麻油拌食，有利于肠胃，可治疗高血压和便秘等病症。不过为了求得最佳口感，菠菜根应该在菠菜抽薹开花之前食用。另外，儿童不宜多食菠菜根。菠菜（根）中过多的草酸进入人体后，能和体内的锌、钙结合成难以被吸收的物质排出体外，而锌和钙这两种矿物质的缺乏对儿童的生长发育，尤其骨骼、牙齿的发育极不利，严重的还会导致软骨病。

⊙春季中风患者忌吃鲚鱼

春季是食鱼的旺季。鱼的营养丰富，而且所含的脂肪低，肉质细嫩，味道鲜美。其中著名的经济鱼类——鲚鱼，就是难得的美味。鲚鱼，又名刀鱼、凤尾鱼，全身银白色，体型狭长而薄，颇似尖刀，故称刀鱼，早在2000多年前就已为席上珍馐。每年3月中旬春暖花开的时候，刀鱼便从大海溯江而上到淡水中来产卵，这就是农谚所说"刀鱼来踏青"。吃刀鱼主要吃的是一个"味"字。鲚鱼，在清明前质量和味道最佳。这个季节的鲚鱼，刺软、肉细，节后鱼刺逐渐变硬，吃起来口味相对较差。所以，清明节前的鲚鱼，备受人们的喜爱。但是，值得提醒的是，中风患者忌多食鲚鱼。中风多因肝经火热或痰火所致，中医强调忌食温热味厚之品。鲚鱼温热且味甘，易生痰湿，多食能引动痰火，中风患者多食鲚鱼，必会加重病情。所以，春季中风患者忌多食鲚鱼。

⊙春季进补忌直接食用采集的花粉

花粉在春季是一种时令进补佳品，对人体健康非常重要。不过如果直接食用从植物上采集的花粉，不但达不到健身的目的，还会导致某些疾病。对人体有益的花粉，多数是虫媒花，而自然中易于采集的花粉，多数是风媒花。其实，从营养价值看，风媒花一般是没有什么营养价值的，其外层坚固，未经处理不易被人体吸收，而同时，风媒花上还常沾有各种可以使人致病的微生物。

⊙春季忌多吃鸡肉和春笋

春天是"百草发芽，百病发作"的季节，在饮食上，不宜食用"发"的食品，如笋、鸡等。鸡能动风助肝火，引起肝木偏亢，导致慢性肝炎及高血压等病的复发。春季正是冬笋、春笋相继上市的时节，笋味鲜美，人多喜食。但它性寒，滑利耗气，常见食笋引起咳嗽，春天可多食些润肝养肺的食品，如荠菜、菠菜、山药等。

另外，特别要注意，儿童更不能多吃春笋。春笋中含有大量的草酸，草酸很容易与人体内的钙结合成草酸钙，从而影响人体对钙的吸收。儿童正是骨骼发育的年龄，如果体内缺钙，很容易造成骨骼畸形，导致儿童出现佝偻病。此外，春笋还可以影响儿童对矿物质锌的吸收，儿童缺锌，就会发育迟缓，智能低下。

⊙春季忌无节制食香椿

香椿营养丰富，味道鲜美，深受大家的喜爱。但不可无节制食用，尤其是患痢疾或有慢性皮肤病、淋巴结核、恶性肿瘤的人更应少食。这是因为香椿性平而偏凉，苦降行散，且为大发之物，需温中补虚或患有上述疾病的人食用香椿后会加重病情。唐孟诜："动风，多食令人神昏，血气微。"《随息居饮食谱》云："多食壅气动风，有宿疾者勿食。"所以，不能因为自己喜欢吃香椿，就完全忽视自己的身体状态而不节制地食用。

另外，香椿为发物，多食易诱使痼疾复发，所以慢性疾病患者应少食或不食。

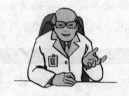

春季疾病预防

⊙上呼吸道感染

春季是上呼吸道感染的多发时节。上呼吸道感染，俗称"伤风"，普通感冒起病较急，早期症状有咽部干痒或灼热感、喷嚏、鼻塞。

✚ 健康提示

①多吃水果：食梨、甘蔗、草莓、紫葡萄等深色水果，它们富含抗氧化剂，可以对抗造成免疫细胞破坏和免疫功能降低的自由基。

②补充维生素C和维生素E：它们有抗感染功效，并可减轻呼吸道充血和水肿。

③体育锻炼：适度运动可以使血液中白细胞介素增多，进而增强免疫细胞的活性，消灭病原体，达到提高人体免疫力的目的。

④充足睡眠：人在睡眠时，机体其他脏器处于休眠状态，而免疫系统处于活跃状态，白血球增多、肝脏功能增强，从而将侵入体内的细菌、病毒消灭。

⊙手足口病

手足口病是由肠道病毒引起的传染病，多发生于5岁以下的婴幼儿，可引起发热和手、足、口腔等部位的皮疹、溃疡，个别患者可引起心肌炎、肺水肿、无菌性脑膜脑炎等并发症。其实，只要养成良好的卫生习惯就能有效地预防手足口病的发生，不必对此过度紧张。

✚ 健康提示

①要讲究环境、食品卫生和个人卫生。不喝生水、不吃生冷食物，饭前便后洗手。

②保持室内空气流通，尽量不要带婴幼儿去人群密集场所。

③注意婴幼儿的营养、休息，避免日光曝晒，防止过度疲劳，降低机体抵抗力。

④托幼机构等儿童集体生活、学习的场所，要做好晨间体检，发现有发热、皮疹的孩子，要立即要求家长带小孩去医院就诊，同时报告相关部门。

⊙流行性感冒

流行性感冒是流感病毒引起的急性呼吸道感染，也是一种传染性强、传播速度快的疾病。春、冬两季发病率较高，其主要通过空气中的飞沫、人与人之间的接触或与被污染物品的接触传播。典型的临床症状是：急起高热、全身疼痛、显著乏力和轻度呼吸道症状。

┼健康提示

①开窗睡眠，但窗子不能开太大，而居室内空气要新鲜、流通。

② 在室内放置一些薄荷油或用米醋熏房间，以净化室内空气。

③尽量少吃大鱼大肉，多吃能够防止呼吸道感染的红皮萝卜。

④感冒治疗应以辛凉解表、清热解毒为基本原则。感冒初期，可用感冒清冲剂、板蓝根冲剂等。症状较重者须去医院就医。

⑤用推拿法来防治感冒，如按揉足三里穴。足三里穴位于外膝眼下3寸(四指宽)、胫骨外侧约一横指处。推拿时，拇指重按同侧足三里穴，其余4指置于小腿后面与之相对，加重按压力量，直到局部酸胀为止；而后，再按揉另一侧足三里穴。

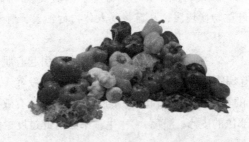

夏季是阳气最盛的季节，气候炎热而生机旺盛。夏季养生重在精神调摄，保持愉快而稳定的情绪，切忌大悲大喜，以免以热助热。心静人自凉，可达到养生的目的。

夏季养生饮食宜忌

夏季养生饮食之宜

⊙夏季饮食宜以素淡为主

夏季的饮食应以素淡为主。在主食上，应该多吃清凉可口、容易消化的食物，经常喝点粥也是不错的选择。而在菜肴搭配时，要以素为贵。选择新鲜、清淡的各种时令蔬菜，如瓜类、白菜类、菌类等都能带给我们一"夏"清凉。当然，除了蔬菜，夏季也是水果当道的季节。水果不仅可以

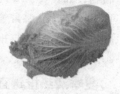

直接生吃，还能用来做各种饮品，既好吃，又解暑。不过，在追求清淡的同时，可不能忽视了蛋白质的摄入，还得以素为主，以荤为辅。另外，在烹饪菜肴时，应该多吃些醋、大蒜和生姜等调味品。

⊙夏季饮食宜适当吃酸味食物

夏天气候炎热，人体流汗较多，最容易丢失津液，这时如果能及时补充一些酸味食物，对补充人体养分和降温润燥有很大的好处。如果是单吃酸味食物，可供选择的食物有西红柿、乌梅、山楂、芒果、葡萄、柠檬等果品，它们

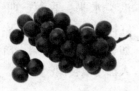

的酸味能够敛汗、止泻、祛湿，既可以生津止渴、健脾开胃，又能够预防因为流汗过多而耗气伤阴。如果忍受不了过多的酸味，那可以在夏天的菜肴中加点同样是酸味的醋，醋除了可以防止胃肠道疾病外，还能够消毒杀菌，夏天吃醋，好处多多。另外，还可在菜肴中稍多加点盐，这样可以补充人体因出汗而失去的盐分，避免人体虚脱。

⊙夏季清心润肺宜吃百合

百合是重要的保健食品和常用中药。因其鳞茎瓣片紧抱，"数十片相摞"，状如白莲花，因此取名为"百合"。百合性平，味甘微苦，含有淀粉、脂肪、蛋白质和一些维生素成分。除此之外，还含有一些特殊的有效成分，如生物素、秋水仙碱等多种生物碱和营养物质，其中的秋水仙碱能

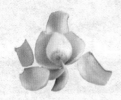

抗肿瘤。更重要的是，百合中的硒、铜等微量元素能抗氧化、促进维生素 C 吸收，可显著抑制黄曲霉素的致突变作用，临床上常用于白血病、肺癌、鼻咽癌等疾病的辅助治疗，有助于增强体质，抑制肿瘤细胞的生长，缓解放疗反应。百合具有良好的滋补作用，能补中益气、润肺止咳，对防治结核病等大有好处，特别是对病后体弱、神经衰弱等病症者大有裨益。支气管不好的人食用百合，有助病情改善，因为百合可以润燥。常食有润肺、清心、调中之效，可止咳、止血、开胃、安神。当然，百合作干粉用作煮食功在滋补营养，而作鲜品有镇咳之效。在夏季，百合可以用来煮粥，还能熬汤，更能用作药物，是老少皆宜的食物。

⊙夏季防中暑宜多吃含钾食物

一个长期缺钾的人，在高温下容易中暑。所以，夏季要尽量多吃些含钾丰富的食物，如黄豆、绿豆、蚕豆、豌豆、香蕉、西瓜、菠菜、海带等。临床上发现，中暑病人不同程度地呈现出低钾现象，而且也

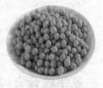

有实验表明，缺钾的动物在热环境中多数会死亡，而不缺钾的动物情况要好很多。此外，夏季除了多吃些含钾食物外，还可以喝些含钾饮料，特别是高温作业人员。

⊙夏季清热排毒宜吃富水蔬菜

所谓富水蔬菜，即指含水量极高的蔬菜，比如白菜、瓜类等，其中首推瓜类蔬菜。在瓜类蔬菜中所富含的水是具有多种营养成分的水，不仅天然、干净，还富含营养，具有生物活性。而且瓜类蔬菜抗污力强，聚集的污染物较少，特别是重金属和硝酸盐污染更少，所含矿物质的特点是高钾、低钠，对人体健康十分有利。在燥热烦渴的夏季，瓜类蔬菜受欢迎更在于它们的排毒和清热功效。

⊙夏季食用水果宜分寒热体质

体质不同，适宜食用的水果就不同，在炎热的夏季尤其需要注意。对于虚寒体质的人，其代谢慢，热量少，很少口渴，基本上比较畏寒，在吃水果时，应该选择温热性的食物，如荔枝、板栗、核桃、樱桃、石榴等；而热性体质的人代谢旺盛，常会

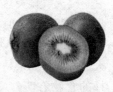

口干舌燥、易烦躁、便秘，在吃水果时就要多吃寒性食物，如瓜类水果、香蕉、西红柿、柚子、猕猴桃等。而平和类的水果，如葡萄、芒果、梨、白果等，不同体质的人都可以食用。

⊙夏季提高免疫力宜吃凉拌菜

夏季天热，人体火气也大，容易食欲不振，凉拌菜成了夏令时菜，特别是一些当季蔬菜，既可以避免人们未虚而补，又可以提高人体免疫力。营养学研究也证明，生吃蔬菜能够最大限度地保存菜里面的营养，因为蔬菜中一些人类必需的生物活性物质在遇到 55℃以上温度时，内部性质就

会发生变化，丧失其食疗功能。此外，蔬菜中还含有干扰素诱生剂，它具有抑制人体细胞癌变和抗病毒感染的作用。但这种物质不耐高温，只有生食蔬菜才能发挥其作用。

比如凉拌海带丝、萝卜丝、鱼腥草等，特别是凉拌芦笋丝对人体特别有利。芦笋抗病能力很强，能抗肿瘤、疲劳、寒冷，还能调节免疫功能。但要注意，并不是所有的蔬菜都可以用来做凉拌菜，含淀粉

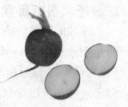

的蔬菜如土豆、芋头、山药等必须熟吃，否则其中的淀粉粒不破裂，人体无法消化；一些豆类，如云豆、毛豆等含有有毒蛋白质，生吃很容易引起食物中毒。另外，含草酸较多的蔬菜如菠菜等，在凉拌前一定要用开水焯一下，以除去其中大部分的草酸。

⊙夏季祛除暑热宜多食鸭肉

夏季高温、湿热，人体在这一季节易出现燥热上火、暑湿困脾、津液损伤等状况，故宜食性凉且营养丰富的食物，而鸭子是暑热期间最好的选择。鸭子为水上动物，性凉味甘，含有多种营养成分，据营养学家分析，每

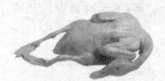

100 克鸭肉中除水分外，含蛋白质 16.5 克，脂肪 7.5 克，碳水化合物 0.1 克，灰分 0.9 克，钙 11 毫克，还含有铁、磷等多种微量元素。夏季多食鸭子，能滋补五脏之阴，清虚痨之热，和脏腑之道，既能补充夏季因天热厌食所缺的机体所需，又能祛除暑热，民间流传"大暑老鸭胜补药"的说法，可见夏季多食鸭子的做法在中国早有推广。

⊙夏季保护肠道宜吃杀菌蔬菜

夏季是肠道疾病多发季节，所以，饮食除了讲究备料的卫生外，还要注意多吃些杀菌蔬菜，对肠道疾病的防治大有好处。杀菌蔬菜有大葱、蒜苗、生葱等，不管是

做凉拌菜还是食物配料，总离不开它们。因为这些杀菌蔬菜含有丰富的广谱杀菌素，能杀灭或抑制真菌和病毒等有害物质。

⊙夏季补虚祛湿宜多食黄鳝

鳝鱼分布很广，不仅能食用，而且其全身都可入药，为夏季养生的佳品。鳝鱼肉质柔嫩鲜美，营养丰富，含蛋白质、脂肪，还含有钙、铁、磷等微量元素，是一种高蛋白低脂肪的补品，因此，民间向来就有"夏令黄鳝赛人参"之说。中医认为鳝鱼性温味甘，归肝、脾、肾经，有补虚损、强筋骨、祛风湿的作用，能够治疗劳伤、产后体虚、

痔疮疥疮、直肠息肉等，对于久病后气血不足、脏腑虚损、体瘦疲乏者，鳝鱼都可以作辅助治疗之用。据研究，鳝鱼中的"黄鳝鱼素"具有显著的降血糖和恢复正常调节血糖的生理功能的作用，是治疗糖尿病的有效药物。另外，鳝鱼还有祛风活血、温肾壮阳的功效，常用作治疗颜面神经麻痹所致的面瘫、口眼歪斜、慢性化脓性中耳炎等。

⊙夏季消暑解毒宜多食绿豆

绿豆的营养价值很高，其中含量最多的是碳水化合物，其次有蛋白质、脂肪、磷脂、钙等。绿豆能消暑止渴、清热解毒、利水消肿，所以绿豆汤在夏天是一款不可多得的饮品。除了平时脾胃虚寒易泻的人不能饮用外，其余的人都能食用。特别适宜食物中毒、药草中毒、金石中毒、农药中毒、煤气中毒和磷化锌中毒时应急食用。经常在有毒环境下工作或接触有毒物质的

人，应经常食用绿豆来解毒保健。当然，热毒引起的皮肤感染时，或者是高血压、水肿、红眼病者也能食用绿豆。绿豆

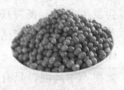

入药，可谓全身是宝。绿豆粉解药毒、治疮肿、疗烫伤；绿豆皮解热毒、与菊花同做枕用，可降血压、明头目；绿豆花可解酒毒；绿豆煮汁或绿豆叶绞汁和醋少许服，可治呕吐下泻。

⊙夏季解热消暑宜饮绿茶

夏天骄阳高温，溽暑蒸人，出汗多，人体内津液消耗大，此时宜饮龙井、毛峰、碧螺春等绿茶。绿茶味略苦，性寒，具有消热、消暑、解毒、去火、降燥、止渴、生津、强心提神的功能。绿茶中不论是绿叶还是绿汤，清鲜爽口，滋味甘

香并略带苦寒味，富含维生素、氨基酸、矿物质等营养成分，饮之既有消

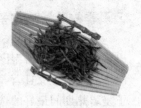

暑解热之功，有益于各机体对"热"毒的及时清理，又具增添营养之效。

夏季养生饮食之忌

⊙夏季忌多吃寒凉食物

在夏季，天气炎热，人体也常常火气十足，应该选吃一些能够祛湿清热的食物，比如扁豆能健脾祛湿，莲叶能消暑清热，葛粉能促进微血管循环，预防高血压，还能降火。夏季人的消化功能较弱，在饮食方面，过多吃寒凉食物，易诱发肠胃痉挛，

引起腹痛、腹泻。所以，饮食需根据人的体质而定。虽然夏天的寒凉食物对人体好处不

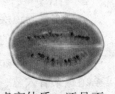

小，但是如果有些人是虚寒体质，还是不要多吃西瓜、荠菜等寒凉食物为好，以免引起肠胃不适。

⊙夏季忌多食热性调料

热性调料，包括八角、小茴香、桂皮、花椒、白胡椒、五香粉等，用其烹饪的菜肴，味道香，口感好，不过，在夏季经

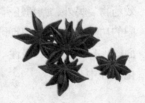

常食用对人体反而有害。有的热性调料本身就是辛辣、热性食物，经常食用会让人感到十分烦躁，而且还可导致人体火气上升，引起便秘、肠胀气、唇燥裂、口角炎等疾患。特别是一些慢性病如肝病、肺结核、动脉硬化等患者和消化能力不佳的儿童、孕妇等夏季更不能食用热性调料。

⊙夏季忌贪食冷饮

炎热的夏日，若适当吃些冷饮，确实能起到消热解暑的作用，但一定不可吃得过量。因为食入太多的冷饮会使胃肠血管突然收缩，胃液分泌大为减少，消化功能降低，从而引起食欲不振、消化不良、腹泻，甚至引起胃部痉挛，出现剧烈腹痛的症状。若剧烈运动后大量进食冷饮后果更

加严重。这是因为剧烈运动后，呼吸道、血管都会充血扩张，这时大量吃冷饮，会使血管收缩，血流减少，进而导致局部的抵抗力减低，使潜伏在口腔、各管道表面的细菌乘机而入，会引起咳嗽、腹泻等病症，严重时还能引起呼吸道感染或诱发扁桃炎。

⊙夏季忌多食坚果

所谓坚果，是指富含油脂的种子类食物。比如花生、核桃、松子、瓜子、杏仁、腰果和开心果等，都属于坚果。高热量高脂肪是坚果的特性，坚果含有的油脂多以不饱和脂肪酸为主，它富含亚油酸、亚麻酸。亚油酸、亚麻酸可 是 DHA 和 AA 的前体，有了它们，人体就可以合成 DHA

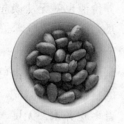

和 AA。但是坚果又属于脂肪类食物，含有的热量非常之高，比如 50 克瓜子仁含有的热量相当于一大碗米饭。所以在夏天，对于一般的人来说，30 克左右的坚果是比较适当的数量。坚果宜在冬天吃，而不是在夏季食用，特别是减肥者更不能多吃坚果。此外，坚果类食物油性大，儿童、老人和孕妇的消化功能弱，如果食用过多的坚果，就相当于吸收了超量的脂肪和油脂，会导致"败胃"，引起消化不良，甚至出现"脂肪泻"。

⊙夏季忌多食青蛙肉

夏季的青蛙一向是各大餐馆的抢手好菜，很多人喜欢吃青蛙肉，认为其味道鲜美，口感嫩滑，而实际上吃青蛙肉是不提倡的。且不说青蛙是益虫，它能够捕食对农作物有害的虫类，捕捉青蛙不利于农田生态环境的保护，单说吃青蛙本身就对人体有害。青蛙

肉中有孟氏裂断绦虫，这种白色线状的寄生虫，人食用之后会使局部组织遭到破坏，而且还有双目失明的可能。此外，夏季的农田一般都会使用农药化肥，导致以昆虫为食的青蛙体内也会误食而感染病毒。人食用这种带病毒的青蛙，当然会引起中毒。所以夏季还是不要吃青蛙为好。

⊙夏季防中毒忌食韭菜等性热食物

韭菜含有丰富的糖、蛋白质、维生素 A 原、B 族维生素、尼克酸和多种矿物质。它具有驱寒散瘀、增强体力、增进食欲的作用，是普通的健胃暖中和温肾助阳的食物。但是夏天宜少吃韭菜，一来韭菜的有机磷农药残留量在夏季相对较高。有机磷

农药大量进入人体以后会引起神经功能紊乱，中毒者出现多汗、语言失常等症状。所以，在夏季，即便食用韭菜，也要尽量用淡盐水浸泡半天以上。二来夏季本来气候炎热，人体普遍内燥外热，如果再食用性温味辛的韭

菜，无疑会让人体虚火上升，还会让人生 出一些疖疮。

⊙夏季防细菌忌饮冷牛奶

除了冷饮不能贪吃外，夏季也是不能饮冷牛奶的。由于夏季气温高，牛奶也就成了细菌难得的培养基，煮沸后的牛奶，在搁放几个小时后，细菌就会污染牛奶，还会在里面繁殖，人如果饮用了这样的牛奶，有的人小则是腹痛，大则可能引起肠道疾患。但如果饮用的是热牛奶，这样的问题就不存在了，因为热奶不仅杀灭了细菌，而且里面的蛋白质结构已发生变化，更利于人体对蛋白质的消化和吸收。

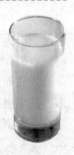

⊙夏季食用苦瓜忌选红黄色

苦瓜等苦味食物是夏天的食用佳品。但是在选择苦瓜时，最好是以表面有棱和瘤状突起、呈白绿色或青绿色、富有光泽

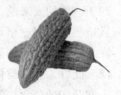

的为上品。如果苦瓜已经变成了红黄色，则表明苦瓜已成熟或者放置太久。此时，不仅缺少光泽，味道和口感都不如新鲜的苦瓜，炒出来的苦瓜简直是味同嚼木，营养价值也就无从谈起。所以，夏天食用苦瓜忌选择红黄色。

⊙夏季减肥者忌食用芥末

夏季流汗较多，人一般没有多少食欲，是减肥的最佳时节。但是，减肥者是不能吃芥末的。芥末是一种具有辛辣味的调味品，在烹饪食物时放点芥末，会让人胃口大开，因为芥末中含有一种化学物质，可以刺激胃黏膜而产生更多的胃酸，也刺激人的食欲。如果减肥者多吃芥末，无疑对减肥的作用不大，甚至还会刺激食欲而增加体重。

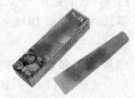

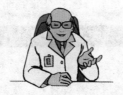

夏季疾病预防

⊙热感冒

天热流汗使我们消耗了大量的能量，加上夏天胃口比较差，没有足够的营养及时补充，使体内的抵抗力下降。另外，贪图凉爽，热得满头大汗时用冷水冲头或洗冷水澡，睡觉时对着电扇吹个不停，长时间开空调，这些都可能引起夏季感冒的发生。

✚ 健康提示

高温会消耗大量的体液，注意多喝白开水，饮水要少量多次，一般每次以300～500毫升为宜。必要时可以喝点淡盐开水。另外，睡眠对治疗夏季感冒也颇有帮助，起码要保证8小时的睡眠时间，晚上洗个温水澡可以帮助入眠。此外，膳食一定要合理，多吃青菜、西红柿、黄瓜等维生素含量高的食物；多吃瘦肉，增加蛋白质。

⊙中暑

中暑是夏季常见病、多发病之一，那么在夏季如何预防中暑呢？首先，外出时要做好防护工作，如打遮阳伞、戴遮阳帽、戴太阳镜，最好涂抹防晒霜；准备充足的水、饮料和防暑降温药品，如十滴水、仁丹、风油精等，以备应急之用；衣服尽量选用棉、麻、丝类的织物，应少穿化纤品类服装；老年人、孕妇、慢性疾病患者，特别是有心血管疾病的人，在高温季节要尽可能地减少外出活动。

✚ 健康提示

如发现自己和其他人有先兆中暑和轻症中暑表现时，首要做的事情是迅速撤离高温环境，选择阴凉通风的地方休息；并多饮用一些含盐分的清凉饮料。也可在额部、颈部涂抹清凉油、风油精等，或服用人丹、十滴水、藿香正气水等中药。如果出现血压降低、虚脱时应立即平卧，及时上医院静脉滴注盐水。对于重症中暑者除了立即把中暑者从高温环境中转移至阴凉通风处外，还应该迅速将其送至医院，同时采取综合措施进行救治。

⊙细菌性痢疾

肠道疾病是夏季的高发病，而细菌性痢疾是最常见的肠道传染病，它除了与苍蝇繁殖活动有关外，还和天热人们喜欢吃生冷食品引起肠胃功能紊乱有关。

＋健康提示

当天的食物不要放在第二天再吃，天热很容易变质，细菌容易生长；打开的水果，如西瓜等要尽量吃完，不然用保鲜膜封好，放到冰箱保存，但是时间也不要超过24小时。

⊙空调病

空调房间与室外的温差较大，如果人们经常进出空调房间，就会引起咳嗽、头痛、流涕等感冒的症状。

＋健康提示

有汗时进空调房，切记先换掉湿衣，擦干汗水；经常开窗换气，开机1～3小时后关机，然后打开窗户通气；室内外温差不可超过7℃，否则出汗后入室，将加重体温调节中枢负担。

⊙腹泻、肠道不适

夏季气温高，吃东西不注意容易引起肠道不适乃至腹泻的发生，此时大家应注意夏季讲究卫生，饭前洗手、餐具清洗消毒、不吃隔夜的饭菜、不吃蚊虫叮爬过的食物。

⊙食物中毒

多吃"杀菌"蔬菜。夏季气温高，病原菌滋生蔓延快，是人类疾病尤其是肠道传染病多发季节，这时多吃些"杀菌"蔬菜，可预防疾病。这类蔬菜包括：大蒜、洋葱、大葱、蒜苗等，这类蔬菜含有丰富的植物广谱杀菌素，对各种病原菌有灭杀和抑制作用。

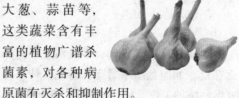

⊙沙眼

沙眼是由沙眼衣原体引起的慢性传染性疾病，属病毒感染。患沙眼后，眼睛发痒，好像眼睛里面有沙子，眼泪增多，眼睑结膜充血，眼皮上出现高低不平的疙瘩。这些疙瘩，有的颜色发红，针尖大小，像砂粒样，称为"乳突"。因此，夏季游泳之前一定要做好眼部保护措施，游泳前后，上一些眼药水。每次游泳把眼内的水空出后，用清水冲洗一下眼睛。用自己的专用毛巾，不要与他人混用。

⊙牙周炎

当出现牙龈出血、红肿、牙齿松动移位、咀嚼无力时，表明牙周炎已经存在。夏季昼长夜短，人们睡眠不足、食欲不振，身体抵抗力下降，为牙周炎的进一步发展甚至急性发作提供了有利条件。一旦出现上述症状应及时就医。更重要的是预防为主，具有良好的口腔卫生习惯，定期做口腔检查。

⊙牙疼

夏天人们都喜食冷饮，强烈的冷刺激可使较严重的龋齿发生疼痛，此时再不治疗就有可能引发牙髓病、根尖周病、颌骨炎症等一系列并发症。同时，吃过多的冷饮可加重各种原因引起的牙本质敏感，因此应及时治疗龋齿。

⊙汗斑

夏季人体的体表温度会上升，尤其是男性的汗腺非常发达，如果不注意，很容易发生汗斑。不要误认为只有出汗者才会患汗斑，如果身体的抵抗能力下降，同样会患汗斑。在夏日，建议不要穿太紧身的衣服，私密部位的清洗更需细致；加强体育锻炼，夜生活不要太多，保证充足睡眠；出现皮肤及身体不适时，不要擅自用药，应咨询专业人士。

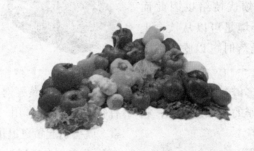

秋季气候变燥，人体也会发生一些"秋燥"反应。此时，饮食调补越发重要。但补充营养的同时也要防止摄入过多热能，导致身体不适，应合理安排，做到膳食平衡。

秋季养生饮食宜忌

秋季养生饮食之宜

⊙秋季饮食养生宜"多酸少辛"

秋天要多吃些滋阴润燥的食物，避免燥邪伤害。因为肺主辛味，肝主酸味，辛味能胜酸，所以多增加酸性食物，以加强肝脏功能。从食物属性讲，少吃辛，多吃酸食有助生津止渴，但也不能过量。至于脾胃保健，多吃些易消化的食物。

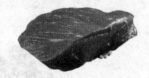

⊙秋季去烦忧宜用饮食调理

秋季天气干燥，气温不稳定，人的心理容易引起一些凄凉、苦闷之感。所谓"离人心上秋"，消极和烦忧情绪也因此而生。其实这种烦忧心境是可以从饮食上加以调理的。情绪低落时可以吃些健脑活血、兴奋神经系统、改善血液循环的食物，如核桃、鱼类、鸡蛋、瘦肉和豆制品等，还有羊肉、巧克力等也有助于消除人的抑郁情绪。

⊙秋季保护眼睛宜多吃柑橘类水果

柑橘类水果在秋季的上市量最大，它们不仅酸甜可口，营养丰富，还具有较高的药用价值。柑橘类水果的最大优点就在于其中含有叶黄素，叶黄素对视网膜中的"黄斑"有很好的保护作用，如果人体缺乏叶黄素，就会引起黄斑退化和视力模糊。因此，在秋天吃一点柑橘类水果对保护眼睛有好处。不过，还是少食多量，不可一次性吃太多。

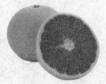

⊙秋季抗癌润肠宜多食苹果

秋天是一个硕果累累的季节。苹果在众多水果中，其产量和营养都居其首位。苹果主要含碳水化合物，其还含有鞣酸、有机酸、果胶、纤维素、B族维生素、维生素C及微量元素，如铁、钙、磷、钾等。苹果的保健作用是多方面的，其果酸可保护皮肤，并有助于治疗痤疮和老年斑，还可降低血压，是高血压患者的最佳选择，其所含的鞣酸、有机酸、果胶和纤维既能止泻，又能润肠通便。更可贵的是，苹果具有预防癌症的特殊作用。

⊙秋季饮食养生宜重于养阴

经过一夏的烘烤，人体预存的能量消耗得差不多了，加上秋季天气干燥阴冷，人体内的水分相对减少，若摄水量太少，加上爱吃烧烤、麻辣烫等，均会有损体内的"阴分"。如果不注意体内"阴分"的调节和补充，便会引起心血管、肠胃消化系统疾病的发生。所以要多吃些既有清热作用又可滋阴润燥的食物，如野菊花、梨、甘蔗、蜂蜜、银耳等，这些食物能补养阴

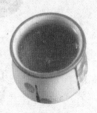

肺，可防止机体在阴虚的基础上受燥邪的影响，使机体慢慢转向内敛、积蓄的阶段。

⊙秋季饮食养生宜补充核黄素

秋季寒冷干燥，有的人不仅整天感到脸庞紧绷，甚至嘴唇会出现干裂等现象。其主要原因是缺少核黄素。核黄素也叫做维生素 B_2，缺乏核黄素会影响生物氧化，还会得舌炎、眼结膜炎、角膜炎及脂溢性皮炎等疾

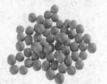

患。当气温下降，空气较干燥时，容易诱发或加重核黄素的缺乏症状。食物中以动物肝、肾、心等含核黄素量较高，其次是奶及其制品，禽蛋类、豆类及其制品，谷类，一般蔬菜也含有少量的核黄素。如黄豆中含有丰富的维生素 B_2，黄豆生芽后其含量又可增加 2 ~ 4 倍。食用豆芽时，核黄素每人每天的摄入量应不低于 0.5 毫克。

⊙秋季饮食宜讲究凉润

秋季进补宜平补，这是根据秋季气候凉爽、阴阳相对平衡而提出的一种进补法则。所谓平补，就是选用寒温之性不明显的平性滋补品。另外，秋季阴阳虽相对平衡，但燥是秋季的主气，肺易被燥所伤，进补时还应当注意润补，即养阴、生津、润肺，采取平补与润补相结合的方法，以达到养阴润肺的目的。补肺润燥，要多食用芝麻、蜂蜜、水果等柔软、含水分较多的甘润食物。食物或药物补养肺阴，防止因机体在肺阴虚的基础上，再受燥邪影响产生疾病。例如，晨饮淡盐水，晚饮蜂蜜水，既是补水分、防便秘的好方法，又是秋季养生抗衰的重要内容。此外，在蔬菜中应多食萝卜、胡萝卜、豆腐，果类中可以吃甘蔗、柿子、香蕉、橄榄、菠萝等。在整体上，要平衡摄取膳食，增加副食种类。还要适当多

吃些有助于改善脏器功能、增强身体抵抗力的食物。

⊙秋季补脾健肾宜多食板栗

板栗，俗称栗子，是中国特产，素有"干果之王"的美誉。栗子的营养丰富，不像核桃、榛子、杏仁等坚果那样富含油脂，它的淀粉很高，果实中含糖和淀粉高达 70.1%，蛋白质为 7%。此外，还含有

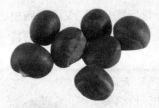

脂肪、钙、磷、铁和多种维生素，特别是B族维生素、维生素C和胡萝卜素的含量比一般干果都高。其中维生素B₁、维生素B₂含量尤其丰富，维生素B₂的含量至少是大米的4倍，每100克还含有24毫克维生素C，这都是粮食所不能比拟的。栗子的药用价值亦很高，能养胃健脾、壮腰补肾、活血止血。此外，栗子味甘性温，无毒，能补脾健肾，适用于脾胃虚寒引起的慢性腹泻，肾虚所致的腰酸膝软、腰肢不遂、小便频繁以及金疮、折伤肿痛等症。栗子富含较多的膳食纤维，只要加工烹调中没有加入白糖，糖尿病人也可适量品尝它。因而，在秋季，肾虚者不妨多吃板栗。栗子的营养保健价值虽然很高，但也需要食用得法。栗子不能一次大量吃，吃多了容易胀肚，每天只需吃6～7粒，坚持下去就能达到很好的滋补效果。选购栗子的时候不要一味追求果肉的色泽洁白或金黄，金黄色的果肉有可能是经过化学处理的栗子。

秋季养生饮食之忌

⊙秋季养生忌乱进补

度过了暑热难挨的盛夏，进入秋季后如何正确地养生呢？关键在于秋季不能乱进补。一忌无病进补。无病进补，既增加开支，又害自身。如过量服用鱼肝油可引起中毒，长期服用葡萄糖会引起发胖。二忌慕名进补。认为价格越高的药物越能补益身体，如果滥服会导致过度兴奋、烦躁激动、血压升高及鼻孔流血。三忌虚实不分。中医的治疗原则是

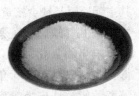

虚者补之，不是虚证病人就不宜用补药。对症服药才能补益身体，否则效果适得其反。四忌多多益善。任何补药服用过量都有害。

⊙秋季防寄生虫忌生食鲜藕

秋季正是食藕的好时节，有句俗话"秋季好食藕"就可说明。生藕鲜嫩脆甜，性寒味甘，能凉血、止血、散瘀。但要注意，秋季是疾病的高发季节，尤其是寄生虫，而秋藕就是水生寄生虫的佳所，如姜片虫。若食用生藕，姜片虫可寄生在人体小肠中，其卵遇水就会发育成毛蚴，慢慢发展成囊蚴，囊蚴从小肠吸收营养后，发育至成虫，成虫附在肠黏膜上，会造成肠损伤和溃疡，使人发生腹痛、腹泻、消化不良，若小孩食入的话症状更严重，不仅会出现面部浮肿，还会影响小孩的身体发育和智力，所以，秋季应忌生食鲜藕。

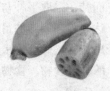

⊙秋季防感染忌生食花生

秋季是收获花生的季节，生花生也受到一些人的宠爱，不过，生吃花生却容易给他们留下健康隐患。且不说花生在生长的过程中可能被鼠类等污染过，吃污染过的

花生易患流行性出血热，单说花生的表皮，也容易被寄生虫卵污染，生吃易感染寄生虫病。而且，花生本身的脂肪含量就高，生吃过多，还会导致消化不良或腹泻等病症。

⊙秋季防止中毒忌生食银杏

银杏味香可口，每年入秋银杏果熟，常炒熟上市，食之中毒者常有发生。经药理实验表明，银杏外种皮含有毒成分白果酸、氰化白果酸、氰化白果亚酸、白果醇等成分，能损害人

的中枢神经系统。生食和多食银杏会引起中毒。其潜伏期最长者达14小时，最短者仅1小时。初为呕吐、腹痛泄泻、头昏头痛、继而发热，危重者可见神志昏迷、口吐白沫、呼吸困难、齿紧唇紫，可因呼吸麻痹而死亡。因此，不要生食银杏，入药、炒食时，也要注意防止中毒。

⊙秋季补品忌与鞣酸类水果同食

补品里一般富含蛋白质和钙等矿物质，特别是食补里面的鱼、虾、海参、羊肉等荤食中钙和蛋白质的分量较多，但是这些补品是不能与鞣酸类水果同时进食的。鞣酸类水果主要包括柿子、葡萄、山楂、青果等，如果与补品同食，不仅会降

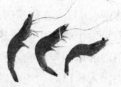

低补品中蛋白质和钙等矿物质的吸收率，甚至还可能与蛋白质等结合成一种不易被人体消化的名叫鞣酸蛋白质的物质，然后和钙一起刺激肠胃，导致人体消化不良，甚至发生过敏反应。

⊙秋季预防柿石忌贪食柿子

柿子营养丰富，其主要成分有糖、蛋白质、脂肪、淀粉、果胶和多种维生素及微量元素，有补虚、健胃、润肺、清热、止渴、解酒毒之功效，更是美容佳品。柿子是秋季的时令水果，营养价值和药用价值都不可小视。但要注意，秋天的柿子不可贪食，因为柿子中含单

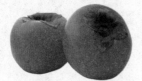

宁物质，而单宁有强烈的收敛作用，遇酸后可凝集成块，与蛋白质结合产生沉淀，特别是空腹食鲜柿子，当胃液游离酸浓度较高时，就会凝结成块，并随着胃蠕动的机械作用，聚集成"柿石"，若"柿石"与食物残渣相积聚，就会越积越大，越滚越硬，使人产生胃痛、恶心、呕吐、厌食的症状，严重者会引起消化道出血、胃穿孔、肠梗阻等。所以，柿子一天最多只能吃2个。

⊙秋季出游忌食不卫生食物

天高气爽的秋季是出游的大好时节。然而，在尽享出游快乐的同时，还要注意饮食的卫生和新鲜。若忽略饮食卫生，极可能会导致人体感染传染病，影响健康或出游后的工作、学习。秋季出游，要准备一定数量的食品。选购烧熟煮透的热食品，少吃冷盆、卤菜，不吃生食的海鲜等水产品。对上桌的菜肴先检查一下其色、香、味，确认属于正常再动口。卤菜类食品最好当天购买，如前一天购买放在冰箱内，出门前也应加热后再带走。购买食品时应注意其生产日期和保质期，对于定型包装食品，购买前要查看生产日期和保质期，不买过

期食品。如果是透明的包装食品，再仔细看其是否有正常的色泽及有无发霉或生虫，以免误食过期或变质食物，装食品最好用消过毒的专用容器，也可用清洁干净的塑料保鲜袋。秋季出游饮水忌就地取水，一些水景区常见有野外的水源，泉水也清彻透明，一些游人总好饮之。看似清澈透明、流经途中的泉水，实质上很容易被病菌、病毒或其他有毒物质污染，万万喝不得，否则易染上病毒性肝炎、肠炎等疾病。所以，即使是出游也最好是自带充足的饮水，或者喝烧开的水及已消毒的包装水及饮料。另外，千万不要购买小摊小贩手中不知品牌的饮水及用色素、香精、糖精配制的颜色水。如果不注意饮水卫生，可能导致回家时不是"乘兴而归"，而是带病而归了。

⊙秋季预防中毒忌食蜂蜜

经常有媒体报道，秋季食用采制的生蜂蜜（养蜂人在蜂房旁现采现卖的"生蜜"）容易发生蜂蜜中毒。这是为什么呢？蜂蜜中毒的原因与植物花蜜中所含的毒成分有关。入秋以后，绝大部分无毒植物花期已过，有毒植物正是开花季节。此时蜜蜂若采集有毒植物的花粉酿成蜜，多会混进有毒物质——生物碱。人们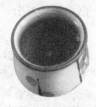吃了这种含有毒素又未进行加工处理的生蜜，一般会出现以下几种症状：过敏、气喘、皮肤出现斑疹或头晕、头痛、恶心、呕吐、腹泻、腹痛，也可能造成人的精神烦躁、易怒，还会影响睡眠。

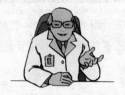

秋季疾病预防

⊙腹泻

其主要原因为贪吃或是乱吃东西兼受凉的缘故，且秋季病菌繁殖快，食物易腐败，致使胃肠功能紊乱引发腹泻。预防：不乱吃，不暴饮暴食，以温、软、淡、素、鲜为宜，夜间睡觉时被褥要盖好，防止腹部受凉。

⊙关节炎

进入秋季，暑湿蒸腾尤在，同时寒意袭人，极易发生外寒内湿的关节痛症。注意防寒保暖，尤其是大汗后不宜立即接触冷水或用冷水洗澡；有关节炎病症史者，应积极预防治疗。

⊙肺炎秋燥症

因温度降低而出现的秋燥易危害人体肺部，应积极加强锻炼，增强功能，预防肺炎的发生。少吃辛辣，多吃养阴润肺的食物，如梨、萝卜等，以增强肺部的水分。

⊙过敏性鼻炎

秋季亦是过敏性鼻炎的好发季节，如出现频繁打喷嚏、流清涕、鼻塞、鼻咽部黏膜发痒等症，可能您患上了此病。预防：在已知过敏源的情况下，应尽量避免接触，未知过敏源的患者应查清过敏源后"敬而远之"，同时在日常生活中，温差较大时应注意保暖。

⊙伤风感冒

进入秋季，天气不但逐渐转凉，而且一日之间气温冷热的变化都比较大，成人和儿童都容易伤风感冒。平时，人的各器官部位存在着不同的病毒和细菌。在鼻、咽、喉气管内有鼻病毒、副流感病毒、流感病毒、埃可病毒、柯萨奇病毒等单独或共同寄存，这些病毒和细菌在平时，是不能侵入健康机体内致病的。因为正常人的黏膜完整无损，黏膜中纤毛，不停地向一个方面摆动，把黏液带着细菌病毒排出体外。细菌与病毒一旦侵入了黏膜繁殖，就会造成鼻堵、流涕、喷嚏、咽痛，接着就会出现发热等一系列症状，感冒就这样发生了。因此，秋季一定要注意防寒　保暖。

流感是高发的呼吸道传染病，而预防流感除了加强营养和锻炼，注意个人和环境卫生，提高机体免疫力外，在流感流行高峰前1~2个月注射流感疫苗是目前公认的既安全有效又经济的预防方法。

⊙皮肤感染

秋季，皮肤易被蚊虫叮咬，出现红肿且奇痒，搔抓后可继发细菌感染，出现脓疱疮（疹）等。所以，被蚊虫叮咬之后切不可抓搔，可涂抹风油精、清凉油消肿止痒。

⊙哮喘发作

秋季空气干燥，冷热空气交替频繁，昼夜温差大，有哮喘病史的人对大气的温度、湿度等变化极为敏感，适应能力弱，极易因上呼吸道感染而诱发支气管哮喘。有哮喘病史的人应尽量避免与致敏物质接触。其次，要随气温的变化，及时增添衣服、被褥，防止受凉。还要注意加强营养，坚持锻炼，增强体质。

①首先要做到生活起居有规律，防止着凉感冒，同时要避免过度疲劳，尽量不要接触尘埃与烟雾。

②平时要经常晒枕头、床褥、被单和床垫，每周最好用热水将枕套、内衣、床单浸泡清洗一次。

③要经常打扫室内卫生，始终保持室内清洁干燥，减少尘螨的滋生。

④对花粉过敏的人在野外或公园活动时，应佩戴口罩，以防花粉吸入。居室周围花草多时，可在门窗上挂一块湿布窗帘，把风吹进去的花粉粘住，防止飘入室内被人吸入。

⊙心血管疾病

秋天是心血管病的多发季节，因天气转凉，皮肤和皮下组织血管收缩，心脏血管负担加大，会导致血压增高。寒冷还会引起冠状动脉痉挛，直接影响心脏本身血液的供应，诱发心绞痛或心肌梗死。因此，在秋天，心血管病人应坚持服用治疗冠心病或高血压的药物，定期做心电检查和测血压，积极预防感冒等可诱发心血管加重的疾病。

⊙抑郁

秋季草枯叶落，花木凋零，到处是一派肃杀景象，人会触景生情，出现凄凉、忧郁、悲愁等伤感情绪。如再遇上不称心的事，极易导致心情抑郁。在日常生活中，要处处注意培养自己的乐观情绪，以理智的眼光看待自然界的变化，或走亲访友，登高赏景，令人心旷神怡；或静练气功，收敛心神，保持内心宁静。

⊙秋燥症

许多人秋天会发生口、鼻及皮肤干燥症，也称为"秋燥"。秋燥不仅使人不舒服，而且还是许多感染性疾病的诱因，如感冒、痈肿、鼻炎等。因此，秋天必养阴防燥。在饮食方面，应多饮开水、淡茶、豆浆。在起居方面，要符合秋季养阴的原则，合理安排生活节奏，早睡早起，使机体津液充足，精力充沛。

⊙胃病复发

每到秋季，人体受到冷空气的刺激，血液中的组胺酸增多，胃酸分泌增加，胃肠发生痉挛性收缩，自身的抵抗力和对气候适应性下降所致。此外，由于气候转凉，人们的食欲随之旺盛，使胃肠功能的负担加重，导致胃病的复发。此类病人除了注意保暖之外，应当进行体育锻炼，改善胃肠道的血液循环，减少发病机会，注意膳食合理，少吃多餐，定时定量，戒烟禁酒，以增强胃肠的适应力。

⊙肺结核

肺结核是结核杆菌侵入肺部并引起肺部病变的呼吸道疾病，是唯一具有传染性的结核病。秋季户外活动多，容易在不知情的情况下与传染性结核病人有过近距离接触引起感染。提醒人们，当出现脸红、低烧、乏力、盗汗、咳嗽、吐痰等情况时，应提高警惕。

⊙秋雨病

秋雨天，气压低，湿度大，易对人的血压、血沉、尿量等产生影响，使有些人出现沮丧、抑郁情绪。应加强人体对环境的适应能力，根据天气采取适当的预防措施。

⊙气管炎

慢性气管炎对气候变化较敏感，加之深秋季草枯叶落，空气中过敏物较多，易诱发气管炎。应避免与过敏因素接触，注意改善居室环境，保持空气流通。

冬　季

冬季气候寒冷，寒气凝滞收引，人体气机、血运不畅，从而导致许多旧病复发或加重，所以冬季养生要注意防寒。服用补药补品，有利于吸收储存，对身体健康有利。

冬季养生饮食宜忌

冬季养生饮食之宜

⊙冬季饮食养生宜坚持"三要"

根据冬季的季节特点，冬季饮食宜坚持"三要"。一要御寒。人怕冷与其体内缺乏矿物质有关，因此，在注重热量时，冬季还应补充矿物质。二要保温。保温要强调热能的供给，宜食肉类、蛋类、鱼类及豆制品等。三要防燥。冬季干燥，人们常有鼻干、舌燥、皮肤干裂等症状，因此，在饮食中补充能有效保湿和缓解干裂的维生素 B_2 和维生素 C 十分有必要。维生素 B_2 多存于动物的肝、蛋和乳酪中，维生素 C 多存于新鲜蔬菜和水果中。

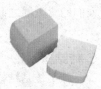

⊙冬季避免肥胖宜科学饮食

冬季人体运动少，能量消耗也少，在和其他三季摄入同样食物的情况下，冬季的能量更容易化为脂肪储存在人体内。现代医学研究认为，避免肥胖，关键在于控制和平衡饮食。人体中能促进脂肪堆积的胰岛素在早晨含量最少，而傍晚最高，因此我们可以在上午多吃一点，同时，要严格控制晚餐的进食量。另外，还要多吃新鲜蔬菜和水果，增加维生素的摄入量，主食也要尽量粗杂一点。

⊙冬季护肤养颜宜补充维生素

冬季干冷的天气对皮肤无疑是种巨大的考验，皮肤也因此常出现干涩、粗糙、皱纹等。为了在冬日更好地护肤，宜在饮食中适当补充各种维生素。如维生素 A，在韭菜、菠菜、萝卜、南瓜和动物肝脏中含量较多，能够防止皮肤干涩、粗糙；B族维生素，在动物肝肾、豆类、花生中含量较多，可以平展皱纹，防止脂溢性皮炎和酒渣鼻等皮肤病的发生。特别是维生素C，它是一种活性很强的物质，参与机体的生理氧化还原过程，是机体代谢不可缺少的，而且具有抗感染的作用。要知道呼吸道感染（冬季更常见）可增加血液凝集，从而导致

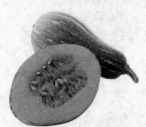

心肌梗死或脑卒中发生。维生素 C 在蔬菜和水果中几乎都可见它的身影，充足的维生素 C 能有效防止皮肤发生出血性紫癜。富含维生素 C 的食品，能有助于防止心肌梗死、脑卒中的发生，特别是在冬季。因此，为了提高人体抵御寒冷的能力，预防

心肌梗死和卒中等病的发生，冬季应多食鲜枣、柚子、柿子、柑橘等含维生素 C 量丰富的水果及绿叶蔬菜。另外，中老年人在冬季还应多吃含蛋白质较高的食品，如豆类、瘦肉、鲜鱼、蛋类、奶等，以增加热量，增强免疫力。

⊙冬季提神健脑宜补充铁质

冬季的气候会让我们变得异常慵懒。如何改善慵懒状况，让我们的思想、精神依然充满活力？专家认为人体需要补充铁。铁质是产生人体能量的主要介质，它担负着向人体器官和肌肉输送氧气的重要任务。人体内缺乏铁质就会导致贫血，使人感到头晕、乏力。虽然猪肝和瘦肉是铁

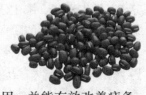

质的最佳来源，但经常吃一些红豆、黑豆或黄豆，也能起到补充铁质的作用，并能有效改善疲惫、无力的状况。当然，菠菜、麦片、香蕉、草莓、金枪鱼和脱脂酸奶都是不错的食物选择。

⊙冬季饮食养生宜补阳气

冬季天寒地冷，饮食也应该以补阳为主，多吃些增强机体御寒能力的饮食，如羊肉、狗肉、牛肉、乌龟、鹿肉、荔枝、海带、牡蛎等，还应吃些富含糖、蛋白质、脂肪、维生素和无机盐的食物，如海产品、鱼肉

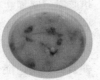

类、家禽类食物。当然，冬季也流行煲汤、熬粥。很多人喜欢喝姜枣汤，这对身体御寒能力的提高、免疫力的增强都是很有好处的。此外，还应喝些虾米粥、牛肉粥、狗肉红枣汤、海带汤，等等。总之，冬季的饮食除了考虑个体不同情况外，主要目的应放在补阳御寒上。只有这样，才能在饮食上帮助人们御寒。

⊙冬季防感冒宜多吃红色食品

冬天的低温天气，使过惯了温暖日子的人们受尽了众多疾病的困扰。特别是感冒和支气管炎喜欢侵袭缺少锻炼的中青年人。因此，在冬季预防感冒或反复感冒已经成为很多人共同的话题。一些营养专家

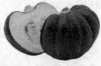

建议冬季应多吃南瓜、洋葱、山楂、红辣椒、胡萝卜和西红柿等红颜色的食品，其中所含的 β-胡萝卜素可防治感冒。此外，每天喝一杯酸奶、喝一碗鸡汤也能有效预防流感。

⊙冬季养生宜适当补充零食

冬季人体热量低，胃肠功能不济，单纯依赖正餐获取的营养往往有失周全，适当补充些零食会有益健康。咀嚼零食可以让我们的脸部肌肉增加运动，避免冬季常

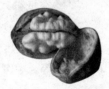

见的肥胖脸，还可以增添唾液，给口腔洗澡。最主要的是能为我们提供营养，如葡萄干、巧克力、糖果等，为补充热量的

良好供源。坚果中的核桃，补钙又益智、健脑。栗子可护肾、暖胃。山楂有助于消化油脂、降低血脂，增添胃蛋白酶活性，

推动胃肠蠕动活力，防治"食滞"，促进消化。不过，补充零食时可千万不能忽视正餐。

⊙冬季补充营养宜吃荞麦

荞麦在所有谷类中被称为最有营养的食物，富含淀粉、蛋白质、氨基酸、维生素P、维生素B_1、维生素B_2、芦丁、镁、总黄酮，而且含有的膳食纤维是一般精制大米的10倍，含有人体必需的氨基酸占92%。人们都喜欢食用荞麦，尤其是日本，自从荞麦从唐朝由中国传入后，荞麦食品便风行日本诸岛，光吃法就达到100多种。至今日本仍然把荞麦列为保健食品。入冬后，常常吃些荞麦食品更有益于健康。荞麦中所含热量虽高，但不会引起发胖，是冬季不可多得的养生食品。冬季是脑出血和消化性溃疡出血的高发期，

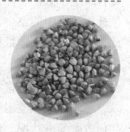

由于荞麦含有丰富的维生素P，对血管系统有保护作用，可以增强血管壁的弹性、韧度和致密性。高血压、冠心病等易受气候变化的影响，荞麦中含大量的黄酮类化合物，尤其富含芦丁，能促进细胞增生和防止血细胞的凝集，还有降血脂、扩张冠状动脉、增强冠状动脉血流量等作用。荞麦含有丰富的镁，能促进人体纤维蛋白溶解，使血管扩张，抑制凝血块的形成，具有抗栓塞的作用，也有利于降低血清胆固醇。

⊙冬季清肺润喉宜多吃橄榄

橄榄又名青果，是一种硬质肉果。初尝橄榄味道酸涩，久嚼后方觉满口清香，回味无穷。土耳其人将橄榄、石榴和无花果并称为"天堂之果"。橄榄果肉含有丰富的营养素，食用新鲜橄榄有益人体健康，特别是其含钙较多，对儿童骨骼发育有帮助。新鲜橄榄还可解煤气中毒、酒精中毒和鱼蟹之毒。中国隆冬腊月气候异常干燥，橄榄中含有大量鞣酸、挥发油、香树脂醇等，具有滋润咽喉、抗炎消肿的作用，常吃橄榄可以清肺润喉。中医素来称橄榄为

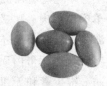

"肺胃之果"，其对于肺热咳嗽、咯血也颇有益处。另外，橄榄味道甘酸，含有大量水分及多种营养物质，能有效补充人体的体液及营养成分，具有生津止渴之效。对于干冷的冬季，橄榄也能派上用场。冬季是吃火锅的好季节，火锅一般与酒相伴，如果发生醉酒现象，橄榄能帮助解除酒毒，并可安神定志。这与橄榄中含有大量碳水化合物、维生素、鞣酸、挥发油及微量元素等有关。

⊙冬季宜适当吃点甘寒之食

冬季在抵御寒气的同时，也要注意，散寒助阳的温性食物往往含热量偏高，食用后体内容易积热，常吃会导致肺火旺盛、口干舌燥等。中医认为，可选择一些甘寒

食品来压住燥气。在冬天，可选择的甘寒食物比较多。比如，可在进补的热性食物中添加点甘草、茯苓等凉性药材来减少热性，避免进补后体质过于燥热。平时的饮食中，也可以选择凉性食物，如龟肉、鳖

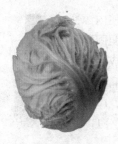

肉、兔肉、鸭肉、鹅肉、鸡肉、鸡蛋、海带、海参、蜂蜜、芝麻、银耳、莲子、百合、白萝卜、大白菜、芹菜、菠菜、冬笋、香蕉、梨、苹果等。冬季很多人喜欢炖牛肉，最好在其中加点萝卜。民间有"冬吃萝卜夏吃姜，不用医生开药方"的说法。这是因为，萝卜味辛甘、性平，有下气、消积、化痰的功效，它和温燥的牛肉可以调剂平衡，不仅补气，还能消食。

⊙冬季饮红茶宜适当补锌

冬日饮红茶对人体健康很有好处。不过，还要注意，在饮红茶时需要适当补充锌。因为红茶中含有能使人体内锌减少的成分，长期或过多饮红茶，会导致人体缺锌。缺锌会影响 RNA 和 DNA 的形成，它们是人体每个细胞必含的物质，对蛋白质和酵素的合成，有着重要的作用。缺锌还会导致人体抵抗疾病的能力减弱或者疾病恢复慢。含锌量多的食物品种并不少，如乳类、牡蛎、苹果、粗粮、海产品和动物肝脏等。蔬菜和坚果含锌量最丰富。

冬季养生饮食之忌

⊙冬季阴虚者忌食用偏温性食物

阴虚患者一般表现为心烦、易于激动、失眠心悸、舌红少苔等症状。补益食物一般分为偏寒性和偏温性两种。对于阳虚和气虚，食用偏温性食物并无坏事，但是对于阴虚、血虚者来说，如果食用羊肉、狗肉、桂圆、核桃等一类的偏温性食物，更容易助长火气，严重的还会引发口干舌燥、口疮面疮等情况。

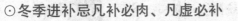

⊙冬季进补忌凡补必肉、凡虚必补

冬季进补效果最好，动物性肉类是补品中的首选，不仅营养丰富，味道也是鲜美可口。但是冬季人体代谢较其他季节缓慢，身体本来就容易聚集脂肪，凡补必肉的做法会严重考验人的消化功能，让肠胃不堪重负。进补非但不能食用高蛋白类和高脂肪类的肉类，反而应该尽量追求清淡的饮食，脂肪肝、血脂高、体重超重者尤其应该如此。只要不挑食，花样多，粗茶淡饭也是可以的。冬季进补忌凡虚必补，冬季是进补的最佳时节，而"虚则补之"是冬季药膳进补的基本原则。不过，"虚"分阴虚、阳虚和气虚、血虚等，不能凡虚必补。如果不能根据"虚"的具体情况而胡乱食用药膳，很容易火上加油或加重病情。所谓补，是在身体已经没有外邪的情况下，根据身体具体状况进行适宜的调理，如果是慢性病或急性病发作者，应该暂停原先吃的补品。另外，在消化道疾病发作的时候，一般是不提倡进补的，否则，会对肠胃产生更大的刺激影响。

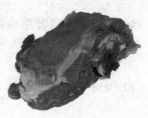

⊙冬季关节疼痛者忌饮酒

冬天气候寒冷，容易导致关节屈伸不利。一些患有关节炎的病人，这时候往往会病情加重，因此，他们认为喝酒是个很不错的保健方法，一则可以驱除寒冷，二则可以活血利关节。但长期饮酒可加速骨钙的丢失，导致脚软无力，关节不利，腰

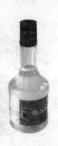

背疼痛；经常饮酒能促使内源性胆固醇的合成，使血浆胆固醇及甘油三酯浓度升高，造成动脉粥样硬化。因此，关节疼痛者在冬天，除了正常的治疗外，应摄入足够量的营养物质，充分日照，适当运动。

⊙冬季蔬菜忌"一洗而过"

天气转冷的冬季，市场上大棚里生产的蔬菜越来越多。许多人认为，大棚蔬菜干净，洗起来省事，于是常常"一洗而过"。其实天气寒冷，植物所进行的光合作用不能完全将农药吸收。多数进入大棚种植的植物对农药的需要量更大，农药残留量也会更大。植物在大棚中生长环境相对密集，使用农药的浓度会高于农田，农药的自然稀释很慢，未被分解的农药也会更多地残留在叶子和果实上。如果食用了农药残留较多的蔬菜，极易发生食物中毒。越是大棚里的蔬菜，越要仔细清洗。所以，冬天购买蔬菜水果要在正规的集贸市场或

超市，这些场所的蔬菜水果一般都经过农药残留检测，合格才能上市，不要认为田间地头和流动摊贩的水果蔬菜最新鲜而盲目购买，这些未上市的果蔬大多没有经过抽检，不能保证农药残留是否合格。此外，食用蔬菜时最好在水中充分清洗浸泡，食用水果时尽量削皮，葡萄等不好去皮的水果要经半小时浸泡后再食用。要用温水将蔬菜充分浸泡20分钟以上，并彻底冲洗3次。还可以用头一两次的淘米水洗菜，能有效减少蔬菜上的农药残留。像生菜等叶子卷曲的蔬菜要把叶子充分平整再洗，能够去皮的蔬菜尽量去皮食用。

⊙冬季忌盲目食用狗肉

狗肉是冬季人们的美味佳肴，内含丰富的蛋白质、脂肪、肌酸和铁、钙等微量元素，能补脾胃、强筋骨、益血脉。不过，吃狗肉一定要讲究卫生，否则对健康反而有害。狗肉中常寄生一种叫旋毛虫的寄生虫，人食用狗肉，这种寄生虫就会进入人体导致人感染旋毛虫病。往往会引起人们

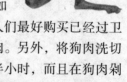

消化、呼吸和循环系统的多种疾病，严重时还会危及生命。如果要预防这种病，人们最好购买已经过卫生部门检疫过的狗肉。另外，将狗肉洗切后要放在水中煮约半小时，而且在狗肉剁好后，手还要用醋或肥皂水浸泡洗净，以防感染诸如狂犬病之类的病毒。

⊙冬季热淋患者忌食南瓜

中医认为，热淋为泌尿系统感染发炎所致，在饮食方面，应食寒凉清热通淋之物，忌食温热之物。南瓜属温热性食物，

热淋患者食用南瓜后，会导致小便更为艰涩，甚至滴沥灼热疼痛、小便下血等。这些症状都是尿道排毒不畅的表现。所以，冬季热淋患者忌食南瓜。

⊙冬季忌用喝酒、烫饮料来御寒

喝酒能促进体内血液循环，使全身发热。冬天气候寒冷，很多人都喜欢在冬天喝酒来御寒，产生了所谓"饮酒能抗寒"的理论。这种理论其实是生活中一些人的认识误区。喝酒却是能使人温暖，有发热的感觉，不过，此时饮酒只是麻痹了人对冷的感觉，而且这种热量仅仅是暂时的，等酒劲一过，人会更寒冷，并能使抗寒能力减弱或者发生意外，出现头痛、感冒甚至冻伤等症状。冬季御寒忌喝烫饮料，冬

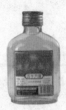

天的天气会让人不由自主想拥有温暖的东西，对于饮料，很多人似乎认为温度越高越好，其实人是不能喝太烫的饮料的。因为饮用温度过高的饮料，会造成广泛的皮肤黏膜损伤。蛋白质会在43℃开始变性，胃肠道黏液在温度达60℃时会产生不可逆的降解，在47℃以上时，血细胞、培养细胞和移植器官会全部死亡。因此，冬季经常饮用过热的饮料，对身体器官是有害无益的。

⊙冬季肉类忌与茶水相混食

有的人在吃肉食或海味等高蛋白的食物时或之后，都喜欢喝茶，以为能促进消化。其实，茶饮中含大量的鞣酸和这些高蛋白结合，会产生具有收敛性的鞣酸蛋白质，使肠胃蠕动减慢，延长身体粪便在肠

道里的滞留时间，既容易形成便秘，还增加有毒和致癌物质被人体吸收的可能性。所以在吃肉食和海味后不宜饮茶，吃的时候更不应喝浓茶，在冬季吃狗肉或羊肉更应如此。

⊙冬季感冒忌随便进补

感冒是冬季的常见病，如果是轻度感冒，可以多喝水，让体内的毒随体液排出来，从一定程度上解表散寒、和胃补中，从而减轻感冒症状。但如果已经发展到了重感冒，还伴有发热头痛，这时最好不要进补，否则可能外邪不清，既耽误感冒的治疗，又得不到进补的效果。

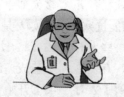

冬季疾病预防

⊙慢性支气管炎

慢性支气管炎一般是由感染、长期吸烟等因素引起的。一般来说,老人、吸烟者、患有慢性病和免疫力低的人（如患有冠心病、高血压、糖尿病、肺结核、肿瘤等),在冬天里都容易发作。慢性支气管炎容易发展成肺气肿,严重的甚至会发展成肺心病。这是因为在秋冬换季时,如果受凉,抵抗力又差,就会引起慢性支气管炎的急性发作,严重的甚至病情会持续 1～2 个月,有的直到天气转暖时才会缓解,而且病情也容易反复。

✚健康提示

①要在生活起居上多注意,饮食要适度,少吃辛辣的食物,多吃蔬菜和富含维生素C的水果。

②要注意保暖,别着凉,对于慢性支气管炎的高危人群来说,"秋冻"不可取。

③居室要注意通风换气,早晨起来或者白天阳光比较好时最好通风半小时左右,因为室内空气污染也会引发或加重病情。

④要加强锻炼,但锻炼时要注意不能大口呼吸,最好是口鼻交替呼吸。另外,已经患有慢性支气管炎的病人可以和医生学做呼吸操。

⑤还可以打肺炎疫苗、流感疫苗来降低慢性支气管炎的发作概率 。

⊙鼻出血

鼻出血是鼻黏膜小血管尤其是鼻中隔前下方动静脉血管网破裂引起的。冬季气候寒冷干燥,鼻黏膜容易结痂,人们常用手挖鼻孔导致出血;感冒和鼻炎也容易引起鼻出血,因此要克服挖鼻孔的坏习惯,同时加强体育锻炼,提高身体免疫力,不要紧闭门窗或蒙头入睡,除了白天要开启门窗让空气对流外,晚上还应开小气窗通风。

⊙青光眼

这是一种多发生在老年人身上的致盲眼病,多在冬季最冷的月份发作。其症状是眼痛、眼胀、视力减退,并伴有头痛、恶心等症状。专家建议,平时一定要保持稳定的情绪,避免精神紧张。

⊙口角炎

俗称"烂嘴角"。口角皮肤和黏膜交界处潮红、脱屑、糜烂、皲裂、出血、疼痛。冬季空气干燥,嘴唇发干,莫用舌头舔。唾液在干燥空气下立刻蒸发,从而越舔越干,导致嘴唇、口角干裂,口腔中的细菌乘机侵入口角,引发炎症。另外,冬季进食新鲜蔬菜减少,造成维生素 B_2 缺乏而诱发口角炎。

⊙冻疮

冻疮常发生在手、脚、耳等部位,严重的可能起水泡,甚至溃烂。冻疮预防应从秋末冬初开始,提早保暖,可在皮肤上涂些油脂,以减少皮肤散热;要增加手脚的活动量,加速血液循环,鞋子穿得不宜过紧。

⊙流脑和腮腺炎

流行性脑脊髓膜炎,简称为"流脑",此病以学龄儿童发病较多。发病多见于年底 12 月至新年 3～4 月,原因是脑膜炎双球菌,经呼吸道进入血液而后随血至颅内,引起脑膜出现一系列临床症状,开始发热,随后头痛,继而出现喷射性呕吐。而腮腺炎也是初冬 2 岁以上儿童常发生的传染病,症状是发高烧达 39℃以上,腮腺肿大和疼痛,怕进酸食。腮腺肿胀一般以耳垂为中心,向前、后、下发展状如梨形,皮肤发亮但不发红,咀嚼时疼痛,有的男性还会出现睾丸肿大。流脑、腮腺炎都是冬季传染病,搞好环境卫生,保持室内空气清新,勤饮水,保证充足的睡眠,以及发病时治疗和注意隔离是十分重要的。

⊙高血压、冠心病及中风

冬季天气寒冷,身体受低温刺激,可使交感神经兴奋,皮肤毛细血管收缩,特别是脑小动脉血管收缩,可造成血压升高而易发生中风,重者可发生脑溢血、脑梗塞或脑梗死。还会引起冠状动脉收缩,发生心肌缺血缺氧,而寒冷的刺激可使肾上腺素等儿茶酚胺类物质分泌增加,血液黏稠度增高,易导致血栓形成而阻塞冠状动脉,引起冠心病加重。再加上中老年人对外界适应性差,特别容易诱发心绞痛、心肌梗死、中风,甚至可导致猝死。因此,中老年人尤其是已有高血压病的人应定期测量血压,要长期、规律、不间断地进行降压治疗,按时服用降压药,使血压稳定在正常范围。

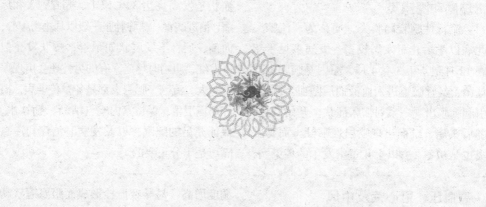